La fuente de la longevidad

La fuente de la longevidad

Un novedoso programa alimenticio
que captura la ciencia de los
alimentos naturales y pone freno
a los padecimientos crónicos para
que vivas más y mejor

John Mackey
Doctora Alona Pulde
Doctor Matthew Lederman

Traducción:
María Laura Paz Abasolo

Grijalbo*vital*

La fuente de la longevidad

*Un novedoso programa alimenticio que captura la ciencia de los alimentos naturales
y pone freno a los padecimientos crónicos para que vivas más y mejor*

Título original: *The Whole Foods Diet: The Lifesaving
Plan for Health and Longevity*

Primera edición: febrero, 2019

D. R. © 2018, John Mackey, Alona Pulde y Matthew Lederman

D. R. © 2019, derechos de edición mundiales en lengua castellana:
Penguin Random House Grupo Editorial, S. A. de C. V.
Blvd. Miguel de Cervantes Saavedra núm. 301, 1er piso,
colonia Granada, delegación Miguel Hidalgo, C. P. 11520,
Ciudad de México

www.megustaleer.mx

D. R. © 2018, María Laura Paz Abasolo, por la traducción

ISBN: 978-607-316-939-4

Impreso en México – *Printed in Mexico*

El papel utilizado para la impresión de este libro ha sido fabricado a partir de madera procedente de bosques y plantaciones gestionadas con los más altos estándares ambientales, garantizando una explotación de los recursos sostenible con el medio ambiente y beneficiosa para las personas.

Penguin
Random House
Grupo Editorial

Elogios de *La fuente de la longevidad*

"*La fuente de la longevidad* presenta pruebas sólidas y cautivantes de las múltiples ventajas que tienen los alimentos naturales, saludables —sobre todo las verduras—, a lo largo de la promoción de la salud humana, el trato ético a los animales y la protección del medio ambiente. El mensaje no sólo es correcto, sino maravillosamente completo y satisfactorio, comentando la ciencia, el sentido común y la experiencia personal, extendiéndose más allá del qué, hasta los porqués y las formas en que puedes volver tuya esta dieta. ¡Cualquiera que tenga hambre de buenos consejos prácticos sobre la comida debería devorarlo!"

DOCTOR DAVID KATZ,
director y fundador del Centro de Investigación y Prevención Yale-Griffin

*
**

"*La fuente de la longevidad* es un comparativo único y muy esperado de todos los programas populares que te recomiendan comer menos productos animales y más granos enteros, verduras y frutas. Al hacer a un lado las confusiones creadas por pequeñas diferencias entre los expertos en dietas, adquirirás la claridad necesaria para tomar decisiones que te lleven a recuperar tu salud perdida y tu apariencia. Lee este libro antes de buscar cualquier otra recomendación sobre qué comer."

DOCTOR JOHN MCDOUGALL,
autor de *The Starch Solution*, cofundador del Programa McDougall

*
**

"*La fuente de la longevidad* es un libro contundente y directo, pero no dogmatiza ni regaña de ninguna manera. Después de leerlo tuve la mente llena de la clase de datos correctos y mi estómago listo para la clase correcta de alimentos que puedan revitalizarme y nutrirme. Aun con mi larga experiencia con estos problemas, aprendí mucho y siento como si tuviera un nuevo plan de acción."

WAYNE PACELLE,
presidente y director general de la Sociedad Humana de Estados Unidos

*
**

"Muchas personas quieren mejorar su dieta y tomar ventaja del poder que los alimentos naturales pueden darles, pero no saben por dónde empezar. ¡Éste es el principio! *La fuente de la longevidad* explica cómo usar los alimentos para mejorar tu salud y te muestra pasos sencillos para facilitar la transición."

DOCTOR NEAL D. BARNARD,
miembro del Colegio Americano de Cardiología,
profesor asociado de medicina de la Escuela de Medicina
de la Universidad George Washington,
presidente del Comité de Médicos de Washington, D. C.

⁎

"Como médico especializado en la pérdida de peso, puedo decirte que la mayoría de las enfermedades que tratamos en la medicina occidental tiene su origen en lo que comemos. Todavía me sorprende que algo tan simple —lo que deberíamos meter en nuestra boca— se haya vuelto tan complejo. Mis pacientes están completamente confundidos y la industria así lo quiere. *La fuente de la longevidad* es la guía perfecta para simplificar la pregunta milenaria: ¿qué deberíamos comer para estar sanos? John Mackey, fundador y director general del Whole Foods Market (Mercado de Alimentos Naturales), está a la vanguardia de las opciones de alimentos saludables para la gente. Se vinculó con dos médicos especializados en utilizar la alimentación como medicina. Su conocimiento conjunto crea las explicaciones realistas que hacen que la ciencia nutricional parezca obvia en lugar de confusa. Comentan y descartan las dietas de moda, y al final ofrecen una guía excelente para crear un estilo de vida sano. Éste es un libro básico para los médicos y el público."

DOCTOR GARTH DAVIS,
director médico de cirugía bariátrica en el hospital Memorial
Hermann Memorial City, profesor adjunto de cirugía en la Universidad
de Texas, en Houston, y autor de *Proteinaholic*

⁎

"¡Me encantó todo el libro! John, Matt y Alona crearon un programa hacia el éxito que es simple, interesante ¡y delicioso! Sigue este mapa hacia tu salud y regálate la vida que te mereces."

RIP ESSELSTYN,
autor de *The Engine 2 Diet*

⁎

"En *La fuente de la longevidad*, el trío Mackey, Pulde y Lederman examinó detalladamente la multitud de planes de alimentación del siglo XXI y, a través de su investigación y análisis, creó una opción consciente y balanceada que le ofrece al público la oportunidad de tener una salud óptima."

DOCTOR CALDWELL B. ESSELSTYN, JR.,
autor de *Prevent and Reverse Heart Disease*

⁎

"Hoy en día más personas en realidad creen que es más fácil hacer sus declaraciones de impuestos por su cuenta que elegir alimentos saludables. Así de confundidos estamos sobre la alimentación saludable. Sin embargo, como deja muy claro este maravilloso nuevo libro, *La fuente de la longevidad*, hay un consenso contundente entre profesionales neutrales de la salud sobre qué alimentos te enferman y qué alimentos dan bienestar. No me sorprendería que *La fuente de la longevidad* se volviera el texto concluyente sobre qué comer para tener una vida larga, sana y sin enfermedades. Es así de bueno."

*
**

"¡Qué gran libro! ¿Cómo podría alguien leer este libro y no reconocer la lógica, la claridad y el consenso científico nutricional que lleva hacia lineamientos claros e irrefutables para una salud óptima?"

*
**

"*La fuente de la longevidad* captura el espíritu de un grandioso nuevo movimiento, una revolución total de la gente que utiliza la sabiduría de la buena ciencia y el poder de los alimentos nutritivos para recuperar su salud, revertir la enfermedad y tener una larga vida. ¡Lee este maravilloso e informativo libro, y siente la inspiración para unirte a ellos!"

*
**

"John Mackey es uno de los grandes visionarios de la alimentación en nuestro tiempo. Desde la fundación del Mercado de Alimentos Naturales hace 37 años hasta *La fuente de la longevidad* hoy, indiscutiblemente ha hecho más que cualquier otro para llevar a Estados Unidos hacia un estilo de vida más sano, más humano y basado en plantas. Prepárate, porque este libro puede ser el principio del viaje que cambiará el resto de tu vida para bien."

Para todos los que comen sanamente

Índice

PARTE II

El estilo de vida de los alimentos naturales

PARTE III

El plan de 28 días de alimentos naturales

Prólogo

Es un placer escribir este prólogo para *La fuente de la longevidad*. Durante mucho tiempo he admirado el liderazgo visionario de John Mackey con el Mercado de Alimentos Naturales, incluso antes de que fuéramos amigos. Ahora, junto con los doctores Pulde y Lederman, creó una guía interesante y completa para comer sanamente.

Ésta es la era del estilo de vida como medicina, es decir, de cambiar la dieta y el estilo de vida para tratar e incluso revertir el avance de muchas de las enfermedades crónicas más comunes, así como ayudar a prevenirlas. Estos cambios incluyen:

- Una dieta de alimentos naturales vegetales (naturalmente bajos en grasa y carbohidratos refinados), como los descritos en este libro
- Técnicas de manejo de estrés (incluyendo yoga y meditación)
- Ejercicio moderado (como caminar)
- Comunidad y apoyo social (amor e intimidad)

En pocas palabras, come bien, estrésate menos, muévete más, ama más. Sólo eso.

Uno lo ve en todas partes: después de 40 años de investigación en esta área, hay un encuentro de fuerzas que finalmente la convierten en la idea correcta en el momento correcto:

- Las limitaciones de la medicina de vanguardia y del poder del estilo de vida como medicina se están registrando cada vez más:

- La información de pruebas controladas al azar ha demostrado que las angioplastias y los *stents* son inefectivos en la mayoría de los pacientes con enfermedad cardiaca estable, mientras que mis colegas y yo hemos realizado estudios controlados al azar demostrando que los cambios integrales en el estilo de vida pueden revertir la progresión de incluso una enfermedad cardiaca coronaria severa, sin medicamentos ni cirugía. Hubo una reversión todavía mayor después de cinco años que después de un año, y 2.5 veces menos eventos cardiacos.

- La información de pruebas controladas al azar ha registrado que la cirugía y la radiación no prolongan la vida después de 10 años en hombres con cáncer de próstata en sus primeras etapas, mientras que mis colegas y yo hicimos un estudio controlado al azar mostrando que cambios generales en el estilo de vida pueden desacelerar, detener o incluso revertir la progresión del cáncer de próstata temprano, sin medicamentos ni cirugía. (Hay un subgrupo relativamente pequeño de hombres que tienen formas particularmente agresivas de cáncer de próstata y se beneficiaron de la cirugía o la radiación, pero la mayoría son mucho más propensos a morir *con* cáncer de próstata que *de* cáncer de próstata.) Asimismo, la cirugía y la radiación pueden mutilar a los hombres de forma significativa, muchas veces provocando impotencia e incontinencia, a un costo económico y personal muy alto.

- Nuestros genes son una predisposición, pero nuestra genética no suele ser nuestro destino. También encontramos que cambiar el estilo de vida en realidad altera tus genes: estos cambios en el estilo de vida apagan (inhiben) cientos de oncogenes que promueven el cáncer de próstata, de mama y de colon en sólo tres meses. En un estudio reciente de hombres y mujeres con alto riesgo genético de enfermedad cardiaca, un estilo de vida favorable se asoció con una disminución de casi 50% del riesgo relativo de enfermedad arterial coronaria, contrario a un estilo de vida desfavorable. Un buen estilo de vida contrarresta la mala genética.

- Nuestra última investigación descubrió que estos cambios en la dieta y el estilo de vida pueden incluso alargar los telómeros, las terminaciones de nuestros cromosomas que controlan el envejecimiento. Realizamos un estudio con la doctora Elizabeth Blackburn, quien recibió el Premio Nobel de medicina por su labor pionera con los telómeros. Conforme se achican nuestros telómeros, nuestra vida se acorta también y el riesgo de muerte prematura por una gran variedad de enfermedades aumenta en concordancia. Descubrimos que estos cambios integrales en el estilo de vida alargan los telómeros, empezando entonces a revertir el envejecimiento a un nivel celular.

* La información de los estudios controlados al azar demuestra que disminuir la glucosa con medicamentos no reduce la mortalidad prematura o los eventos cardiovasculares, pero disminuir la glucosa con dieta y un buen estilo de vida es mejor que los medicamentos tanto para prevenir como para tratar la diabetes tipo 2.
* A partir de estos hallazgos, Medicare empezó a ofrecer cobertura por nuestro programa médico de estilo de vida para revertir la enfermedad cardiaca y la mayoría de las compañías de seguros comerciales hicieron lo mismo. Cambiar los rembolsos modifica la práctica médica e incluso la educación médica, haciendo que sea sustentable para los médicos aconsejar a sus pacientes sobre cambios en la dieta y el estilo de vida como los que se describen en este libro.
* En 2015 el doctor Kim Williams (presidente del Colegio Americano de Cardiología, CAC) se enteró de que su propio nivel de colesterol era muy alto. En lugar de elegir toda una vida de medicamentos para reducir el colesterol, revisó la literatura para ver qué alternativas había, encontró nuestra investigación y siguió nuestro programa de estilo de vida como medicina, incluyendo la dieta natural vegetal. Su colesterol LDL cayó hasta 50% sin medicamentos. A principios de este año el doctor Williams convocó el primer seminario del CAC sobre estilo de vida en sus sesiones científicas anuales. Asistieron cientos de cardiólogos.
* En enero de 2017 Anne Ornish y yo dimos los primeros talleres de tres horas sobre el estilo de vida como medicina en la reunión anual del Foro Económico Mundial, en Davos.

Muchas personas tienden a pensar en los avances en medicina como algo caro de alta tecnología, como un nuevo medicamento o un procedimiento con láser o quirúrgico. Muchas veces nos cuesta trabajo creer que algo tan simple como los cambios completos en el estilo de vida pueden hacer una diferencia tan poderosa en nuestra vida, pero sucede.

En nuestra investigación hemos utilizado medidas científicas de alta tecnología, caras, de vanguardia, para demostrar el poder de estas simples intervenciones, baratas y sin tecnología. Estos estudios controlados al azar y otras pruebas se publicaron en revistas médicas y científicas revisadas por otros colegas.

La fuente de la longevidad captura este movimiento creciente, agrupando en un solo libro la riqueza de evidencia sobre el poder de una dieta de alimentos naturales vegetales. Por ejemplo, un nuevo estudio descubrió que la proteína animal aumenta dramáticamente el riesgo de muerte prematura, independientemente de la grasa y los carbohidratos. Más allá de los debates ideológicos que hay en el mundo de la dieta y la nutrición, y eliminando los mitos que muchas veces promueven los grupos de interés, las dietas de moda y los medios, *La fuente de la longevidad* expone el argumento contundente de que comer bien no es tan confuso como parece.

El libro contiene las voces sensatas de médicos, investigadores, científicos y pacientes, todos testigos del poder de comer una dieta natural vegetal, y ofrece una inmensa riqueza de lineamientos prácticos para hacer la transición hacia un estilo de vida más sano.

Y lo que es bueno para ti es bueno para tu planeta. Lo que es sustentable personalmente es sustentable globalmente.

Al adentrarnos en una dieta natural vegetal no sólo hacemos una diferencia en nuestra vida, sino en la vida de muchos en el mundo. Eso les da a nuestras decisiones alimentarias un significado que nos sobrepasa, y si es significativo, es sustentable.

Muchas personas se sorprenden al saber que la industria agropecuaria genera más calentamiento global por los gases de efecto invernadero que todas las formas de transportación juntas. Más de la mitad del grano de Estados Unidos y casi 40% del grano en el mundo se entrega al ganado, en lugar de que los humanos lo consuman directamente. En Estados Unidos se mantienen más de ocho mil millones de animales, los cuales comen casi siete veces tanto grano como consume directamente la población entera del país.

Consumir una dieta basada en carne requiere alrededor de 10 veces la energía que toma una dieta vegetal. Producir un kilogramo de carne de res fresca requiere alrededor de 13 kilogramos de grano y 30 kilogramos de forraje. Esta cantidad de grano y forraje necesita un total de 43 000 litros de agua.

Entonces, hasta donde elijamos comer una dieta vegetal, liberamos tremendas cantidades de recursos que pueden beneficiar a muchos otros, así como a nosotros mismos. Tenemos suficiente comida en el mundo para alimentar a todos si la gente eligiera elementos más bajos de la cadena alimenticia. Esto me parece muy inspirador y motivante. Cuando actuamos con más compasión, ayudamos a nuestro corazón también.

Y los únicos efectos secundarios son buenos.

DOCTOR DEAN ORNISH, fundador y presidente del Preventive Medicine Research Institute, profesor clínico de medicina de la Universidad de California en San Francisco, autor de *The Spectrum* y *Dr. Dean Ornish's Program for Reversing Heart Disease*, www.ornish.com

Introducción

John Mackey

- ❖ **Desayuno:** Cocoa Puffs con leche o huevos con tocino; jugo de naranja de un concentrado congelado.
- ❖ **Comida:** Hamburguesa sencilla con mostaza y mayonesa, papas fritas y una malteada de chocolate o un refresco.
- ❖ **Cena:** Pollo frito, estofado o macarrones con queso, papas, leche, postre.

Mi dieta de niño no era precisamente un sueño nutricional. Pero tampoco eran extrañas mis elecciones. Crecí en Houston, Texas, en las décadas de 1950 y 1960, comí la dieta estándar de Estados Unidos de ese momento, aunque una versión particularmente estrecha de ella. Ni siquiera comía pizza, lo que me parece extraño ahora que recuerdo. Por supuesto no comía verduras (con excepción de papas), y honestamente, no entendía por qué alguien lo haría. Quizá lo que me ayudaba era que comía algunas frutas dulces, como plátanos, manzanas, naranjas y uvas, lo que hacía que mi dieta deficiente tuviera una dosis de fibra, vitaminas, minerales y antioxidantes.

No culpo a mis padres; no conocían otra dieta. Era el tiempo de cenar viendo la televisión y de la comida rápida, cuando Estados Unidos empezaba a abrazar sin reservas las ventajas de la tecnología moderna, con poca conciencia de los costos ocultos que tenía. Por fortuna, la conciencia colectiva sobre la dieta y la salud ha evolucionado desde entonces, y tenemos muchas más oportunidades hoy en día para tomar decisiones informadas sobre qué comer y con qué alimentar a nuestra familia. Eso hace que sea todavía más impactante que un gran porcentaje de la población aún coma una dieta muy similar nutricionalmente al menú de mi niñez. Por ejemplo, 96% de las personas no alcanzan el consumo mínimo recomendado diariamente por el Departamento de Agricultura de Estados Unidos de 2.5 a 3 tazas de verduras[1] (lo que, en mi opinión, es bajo). La dieta estándar de Estados Unidos consiste en alrededor de 54% de alimentos altamente procesados, 32% de productos animales y sólo un mísero 14% de frutas, verduras, leguminosas y granos enteros.[2] Cuando consideras que las papas fritas entran en ese 14%, esto se pone peor. Y está teniendo un efecto nocivo en nuestra salud: 69% de los adultos tienen sobrepeso y 36% son obesos,[3] y esto lleva a una epidemia de enfermedades crónicas.

Si tienes este libro en tus manos probablemente ya estás consciente de estos problemas. Estas estadísticas no sólo son cifras para ti; pueden incluirte o a un ser querido. Voy a suponer que no vives de pollo frito y refresco, que ya estás intentando tomar decisiones conscientes sobre tu nutrición y la de tu familia; sin embargo, quizá ya descubriste también lo difícil que puede ser saber cuáles son las decisiones correctas. Sí, tenemos mucha más información hoy en día de la que mi madre tenía al servir comida congelada frente a la televisión, pero no siempre sabemos cómo encontrarle sentido. En sólo unas décadas pasamos de una total carencia de información a una sobrecarga de información, con miles de libros y páginas web, y legiones de expertos recién entrenados diciéndonos qué deberíamos comer y qué no.

A pesar de las estadísticas tan alarmantes, soy optimista sobre el potencial de cambio en las personas en particular y en nuestra cultura en general. Como lo veo todos los días en el Mercado de Alimentos Naturales, la conciencia del consumidor —el motor de cambio más poderoso de todos— está cambiando para abrazar alimentos más sustentables, más éticos y más orgánicos. En mi tiempo de vida, aunque sin duda la salud ha empeorado, el *potencial de salud* ha aumentado. Con la maravillosa selección de frutas y verduras frescas y otro puñado de alimentos vegetales disponibles todo el año, tenemos el potencial de ser los seres humanos más saludables que hayan vivido en este planeta. Además del conocimiento nutricional disponible hoy en día, *si actuamos acorde a él*, es razonable querer vivir hasta los 100 años y evitar ser presas de la enfermedad cardiaca, el cáncer, la diabetes y otras condiciones crónicas. La generación de mis padres no podía decir eso. No tenía acceso al conocimiento o a las opciones que ahora tenemos.

Mi meta con este libro es empoderarte —con información, opciones e inspiración— para alcanzar tu mayor potencial de salud. Si eso no te inspira, quizá deberías tomarte un momento para preguntarte por qué. Muchas veces escucho a la gente decir: "¡Yo no quiero vivir hasta los 100 años!", pero a lo que temen realmente es a envejecer y enfermarse. No les preocupa el tiempo de vida, sino el tiempo de su *salud*. Cuando les pregunto: "¿No te gustaría vivir hasta 100 años si estuvieras sano, activo y libre de enfermedades?", contestan: "¡Por supuesto!" Y no creo que esto tenga que ser un sueño imposible para la mayoría de nosotros. Sí, hay factores genéticos y medioambientales que no podemos controlar, y a cualquiera le puede pasar un accidente. Pero sí tenemos más control sobre nuestra salud que nunca antes, y si nos enfocamos en ese enorme potencial, quizá podamos ser capaces de estar bien hasta cumplir 100 años. La clave para lograrlo, como explicaré en este libro, es una dieta natural vegetal.

Mi salud

¿Cómo es que ese niño que nunca tocó una verdura terminó fundando la empresa más grande de alimentos naturales en Estados Unidos y escribiendo un libro sobre alimentos naturales vegetales? Mi relación con la comida, como muchas cosas en mi vida, progresó a través de una serie de epifanías. La primera fue a los 23 años, cuando entré en una cooperativa vegetariana. Fue un paso radical para mí porque, mientras que mis horizontes alimentarios se habían expandido un poco desde que me fui de casa, todavía no había abrazado la idea de comer nada verde, y por supuesto no era vegetariano. Sin embargo, mis intereses contraculturales crecientes me convencieron de que conocería gente interesante en la cooperativa.

Decir que fue una buena sorpresa es poco. Descubrí que había todo un mundo de comida fascinante y deliciosa. No sólo aprendí a comer, sino a amar las verduras, y me volví el opuesto del niño quisquilloso de mi infancia: alguien que se deleitaba probando nuevos alimentos y experimentando con la increíble diversidad de la gastronomía internacional.

También empecé a leer sobre alimentos naturales y pronto se convirtieron en mi pasión. Encontré el sentido de mi vida, aunque no lo sabía en ese momento. Pronto me volví el comprador de alimentos de nuestra pequeña cooperativa (mi primera probada de la industria alimentaria). Poco después entré a trabajar en la tienda más grande de alimentos naturales en Austin, Good Food Company. Aprendí lo elemental de ventas y me agradó vender alimentos saludables a la gente. Un día se me ocurrió una idea: *podía hacer eso, podía tener mi propia tienda*. El negocio que eventualmente se volvería el Mercado de Alimentos Naturales nació sólo seis meses después.

Mi propio menú siguió evolucionando. Ya había cambiado a comer principalmente una dieta vegetal, pero gradualmente, a lo largo de un par de décadas, empecé a incluir alimentos animales ocasionalmente y más alimentos altamente procesados también. Mientras que todavía estaba más sano que la mayoría de mis amigos y familiares, mi peso empezó a subir lentamente y mis niveles, como el colesterol, la glucosa y la presión, también empezaron a empeorar con la edad. Ese declive lento se detuvo en 2003, cuando tomé una decisión clave: dejar de comer alimentos animales por completo. En mi caso, esta decisión era principalmente por motivos éticos (los cuales comparto en el capítulo 13), pero noté muy pronto que mi salud empezó a mejorar. Sin embargo, todavía comía muchos alimentos altamente procesados, como aceites, azúcar y harinas refinadas. Después de algunos años, la mejoría en mi salud se estancó.

Luego un amigo me dio una copia de un libro que dispararía otra epifanía para mí: *El estudio de China. Asombrosas implicaciones sobre la alimentación, la salud y la pérdida de peso a largo plazo*, de T. Colin Campbell y Thomas Campbell. Ese libro comenta lo que yo considero uno de los mejores estudios nutricionales que se han hecho (te diré más al respecto en el capítulo 3), el cual llegó a la revolucionaria conclusión de que una dieta natural vegetal tenía la capacidad de reducir enormemente o incluso eliminar enfermedades crónicas como enfermedad cardiaca, diabetes y cáncer.

Conforme modifiqué mi propia dieta para enfocarme en alimentos vegetales, vi una mejoría tremenda y perdí peso paulatinamente. De hecho, ahora peso lo mismo que a los 18 años y me siento mejor que cuando tenía 30. Mi colesterol total bajó de 199 a 135, mi colesterol LDL de 110 a 70 y mi presión sanguínea llegó a 110/75. Pronto me di cuenta de que muchos médicos y científicos respetados estaban llegando a conclusiones similares a las del estudio de China, pioneros del movimiento nutricional de alimentos naturales vegetales. Conocerás a muchos de estos "Héroes de los alimentos naturales" en las páginas de este libro.

De hecho, pronto quedó claro, conforme leía cada libro y estudio nutricional que pudiera encontrar, que hay un consenso impactante sobre la dieta óptima para la salud y la longevidad entre los científicos nutricionales. En pocas palabras, *come más alimentos naturales y menos alimentos procesados; come más plantas y menos productos animales.* Entonces, ¿por qué no lo sabe todo el mundo? Es una pregunta compleja. Hay industrias tremendamente poderosas que invierten en mantener a la gente comiendo una dieta que la deje enferma y gorda, y nosotros mismos nos hemos acostumbrado a nuestra "dosis" de alimentos altamente calóricos, muchas veces justificando nuestros hábitos con creencias incuestionables y convicciones que tienen muy poco fundamento científico. La buena noticia es que la información que necesitas está ahí, y conforme empiezas a considerarla, tus propias preferencias pueden cambiar y cambiarán. En las páginas siguientes espero poder ayudarte a ver más allá de la cortina de humo de la desinformación para que descubras por ti mismo que comer bien no es tan confuso como parece.

Por qué escribí este libro

Me parece espantoso que tantas personas estén obesas, crónicamente enfermas y muriéndose lentamente por los alimentos que comen. Estamos asediados por enfermedades que nos dejan con deudas enormes e innecesarias de asistencia médica. Invertimos nuestro dinero en investigaciones médicas, cuando en realidad ya se demostró que la mayoría de esas enfermedades pueden prevenirse. Imaginamos equívocamente que no tenemos el poder de protegernos de diagnósticos atemorizantes, como cáncer, diabetes y enfermedad cardiaca. El sistema médico ha hecho cosas realmente maravillosas en el último siglo, pero las enfermedades crónicas de hoy pueden prevenirse, e incluso revertirse, mucho más de lo que la mayoría de los médicos considera. Escribí este libro porque quería que muchas más personas supieran cuánto poder tienen verdaderamente sobre su salud.

También me sentí obligado a hacer lo que estuviera en mis manos para señalar lo bueno que el movimiento de alimentos naturales vegetales está emergiendo en nuestra cultura. El mundo de las dietas tiene una desafortunada tendencia hacia el tribalismo, y muchas veces podemos perdernos la concordancia general enfocándonos demasiado en las pequeñas diferencias. Esto lo veo muy seguido en la comunidad vegetal. Cada médico etiqueta su protocolo particular y se distingue de los demás: uno dice que comas más almidones y otro que comas más verduras; uno rechaza todos los aceites y los alimentos altos en grasa, y otro permite algunas nueces y semillas; uno insiste en que sea 100% vegetal y otro incorpora pequeñas cantidades de alimentos animales. Lo que me brinca al ver estas dietas, sin embargo, es que todas promueven los mismos patrones en general, y cuando se trata de nuestra salud, el patrón dietético general es lo que hace toda la diferencia. Si comprendes todo el espectro, hay espacio para variar en los detalles. Al señalar varias de estas distintas propuestas de alimentación natural vegetal en el libro, espero iluminar el consenso general que existe entre ellos, eliminando confusiones innecesarias y promoviendo la unidad entre varias tribus de dietas saludables.

Finalmente, quiero compartirte mi convicción de que el cambio en la dieta no tiene que incluir privación, limitación y pérdida de placer. Al contrario. Espero que este libro abra nuevos horizontes en tu consideración de lo que *puedes* comer y lo que la comida puede hacer por ti. Puedes elegir, por tus propios motivos, comer una dieta 100% vegetal, pero no creo que debas tomar esa decisión para vivir una vida larga y saludable. Lo que sí creo —y es una creencia sustentada por la mejor ciencia disponible— es que comer 90% o más alimentos vegetales y evitar los alimentos altamente procesados es la mejor decisión para la salud y la longevidad. Estos parámetros tienen una flexibilidad tremenda para crear una dieta que satisfaga tus necesidades, nutra tu cuerpo y deleite tus sentidos. Espero que este libro te ayude a ver las posibilidades que hay en tu plato.

Debo dejar claro que las recomendaciones de este libro están basadas en mis ideas y las de mis coautores, no del Mercado de Alimentos Naturales. Estoy tremendamente orgulloso del impacto que ha tenido mi empresa, tanto en aumentar la conciencia cultural de los alimentos como en ofrecer a millones de personas más opciones para poder tomar decisiones alimentarias saludables y sustentables. Pero seré el primero en decirte que yo no comería muchos de los productos que vendemos. La gente muchas veces me pregunta: "¿John, por qué vendes cosas que no comes?", y les recuerdo que no soy un dictador y no decido unilateralmente qué cosas se deben vender en el Mercado de Alimentos Naturales o lo que otras personas deban escoger. Como muchos negocios, el Mercado necesita vender lo que sus clientes quieren comprar o tendría que cerrar. Lo que puedo hacer es cumplir mi papel de ayudar a la gente a estar más informada para que pueda elegir sabiamente por sí misma.

La belleza de nuestra cultura moderna es que tenemos la bendición de una abundancia de opciones; lo que necesitamos son las herramientas y la información para ayudarnos a elegir entre ellas sabiamente. Justo para eso escribí este libro. Donde sea que te encuentres —en un supermercado, en la tienda de la esquina o en un tianguis; en un aeropuerto, en una fiesta o en el área de comida rápida de una plaza—, quiero que tengas la confianza de elegir los mejores alimentos disponibles para nutrir tu cuerpo.

Cómo utilizar este libro

El libro está dividido en tres partes. La primera se diseñó para instruir, desmitificar e informar. Espero que te sorprenda e impresione la enorme amplitud de investigaciones que sustenta el cambio a una dieta natural vegetal. El conocimiento es poder cuando sabes cómo interpretarlo y lo ves en su contexto. En esos capítulos presentaremos una síntesis de la mejor ciencia y también te ayudaré a comprender cómo distinguir la buena ciencia de la mala. Veremos de cerca cómo los cambios en la dieta y el estilo de vida han demostrado prevenir y revertir dos de las condiciones crónicas más comunes: la enfermedad cardiaca y la diabetes. Y te llevaremos a través de las tendencias dietéticas más populares de hoy, incluyendo la dieta mediterránea, las dietas bajas en carbohidratos y la dieta paleo, y mostraremos tanto sus fortalezas como sus peligros potenciales. Analizaremos sus declaraciones para que puedas tener una conversación informada con tu amigo paleo del gimnasio o con tu suegra preocupada porque cree que no comes suficiente proteína. Por fortuna, esos capítulos responderán tus preguntas, las que ya tengas y las que no se te habían ocurrido.

La segunda parte te dará apoyo práctico para hacer la transición hacia la dieta de alimentos naturales. Hablaremos sobre las opciones cotidianas de alimentos y te ofreceremos algunas herramientas simplificadas para elegir los alimentos más nutritivos. Nuestra lista de los ocho alimentos esenciales te ayudará a ser más hábil para comer. Compartiremos algunas ideas sobre las dimensiones internas de esta transición, como los retos psicológicos de cambiar tu dieta. Veremos situaciones reales que todos enfrentamos, desde hacer tu lista de compras hasta viajar o comer en restaurantes, y te compartiremos los mejores consejos que hemos aprendido. En esa sección también incluimos listas para ayudarte a comparar y equipar tu cocina.

Finalmente, en la tercera parte te invitamos a ¡probar el plan de 28 días de alimentos naturales! Encontrarás una agenda de comidas diarias como muestra y más de 40 recetas deliciosas, nutritivas y fáciles de preparar para guiarte a lo largo de tus cuatro semanas de nueva vida.

Te presento a mis coautores

Estoy feliz de que me acompañen en esta empresa dos de las personas más inspiracionales que he conocido en mi viaje de educación de la salud, la doctora Alona Pulde y el doctor Matthew Lederman. (Mientras que esta introducción y el último capítulo son míos, el resto del libro es un trabajo conjunto, vinculando nuestra experiencia colectiva, escrita en "nuestra" voz.) En 2011 vi uno de los mejores documentales sobre una alimentación natural vegetal, *Forks over Knives*, y me impactaron los dos jóvenes médicos que trabajaron con el narrador del documental, ayudándolo a cambiar su propia dieta y registrar su progreso. Dirigían una clínica de estilo de vida en Los Ángeles, donde ayudaban a personas a hacer cambios dramáticos en su salud y su felicidad cambiando lo que estaba en sus platos. Me dio gusto ver una nueva generación de profesionales de la medicina continuando el trabajo de tantos de mis héroes.

Pronto tuve la oportunidad de conocer a Matt y Alona en una conferencia dirigida por uno de esos héroes, el doctor John McDougall, a quien conocerás en el capítulo 7. Rápidamente nos unió nuestra pasión por la alimentación y la salud, y nació una sociedad que le daría vida a este libro y a muchas más cosas. Invité a Matt y Alona a crear una serie de programas que ayudaran a miembros del equipo del Mercado de Alimentos Naturales a mejorar su salud a través de una mejor nutrición. Esta serie incluye un programa basado en incentivos para inspirarte a tomar mejores decisiones alimentarias, así como una serie anual de "Inmersiones de salud" para enseñar y empoderar a miles de los miembros del equipo. Estoy muy orgulloso del trabajo que estamos haciendo y espero que este libro sirva para extender nuestro impacto más allá de los miembros de nuestro equipo, hasta millones más de personas preocupadas y conscientes de su salud.

En las páginas siguientes, Matt y Alona presentan tres décadas de experiencia conjunta de práctica médica en el mundo real con miles de personas como tú, y yo añado cuatro décadas de estudiar intensamente los alimentos y las dietas, y estar al frente de la revolución de alimentos naturales y orgánicos. A esto le añadimos la invaluable investigación y sabiduría de nuestros héroes en el campo, y nuestra pasión compartida por ayudar a la gente a sanar y mejorar con alimentos naturales. Te invitamos a unirte a nosotros, así como a decenas de miles de otras personas, a eliminar la confusión innecesaria y a volverte prueba viviente del potencial de salud humana.

PARTE I

Toda la verdad: lo que sabemos sobre dieta y salud

Capítulo 1

¿Comes naturalmente?

Definamos la dieta óptima

> La evidencia es abrumadora para este punto.
> Comes más plantas, comes menos
> de otras cosas, vives más.
>
> MARK BITTMAN, TED *talk*

Alimento. El término es casi sinónimo de vida. Pasamos más tiempo consiguiendo comida y comiendo, que en cualquier otra actividad necesaria para la vida, excepto respirar y dormir. Los alimentos son una de nuestras más grandes fuentes de placer, y es una que compartimos con quienes amamos. Comemos como familia, comunidad, tribu, nutriendo nuestro cuerpo al mismo tiempo que nutrimos nuestras relaciones. De hecho, cenar juntos libera oxitocina, la "hormona del amor" que estimula una mayor conectividad humana. Mientras que cada especie debe comer, la imaginación humana les ha dado a los simples actos de preparar y consumir alimentos todo un mundo de emociones y significado. La comida puede expresar amor, gratitud, compasión, creatividad e identidad. Históricamente, se ha convertido en cimiento de nuestra cultura: ha afianzado alianzas, capturado el carácter singular de la gente, distinguido eventos significativos. Los alimentos son celebración. Los alimentos son conexión. Los alimentos son vida.

Aun así, para millones de personas la comida es sinónimo de estrés, aumento de peso, neurosis, confusión e incluso enfermedad. Los estadounidenses de hoy tienen el potencial de ser las personas más sanas de toda la historia de la humanidad, pero somos casi lo opuesto. En Estados Unidos, 69% de la gente tiene sobrepeso y 36% es obesa,[1] cifras que han estado subiendo consistentemente durante los últimos 50 años;[2] 17% de los niños son obesos y 19% tienen una condición crónica relacionada con su alimentación.[3] Más de un millón de estadounidenses muere al año por enfermedad cardiaca y cáncer, condiciones ampliamente consideradas en la profesión médica como "enfermedades de estilo de vida". En otras palabras, su causa principal es la forma en que comemos y otros factores controlables. Es impresionante que 115 millones de estadounidenses sean diabéticos o prediabéticos.[4]

Un estudio reciente de la Organización para la Cooperación y el Desarrollo Económicos comparó a Estados Unidos con 33 países miembros sobre múltiples factores de salud, incluyendo los índices de mortalidad y de expectativa de vida de varias enfermedades, y Estados Unidos quedó cerca del final en casi todos.[5] Además de que estamos exportando nuestros malos hábitos alimenticios, pues los índices de obesidad y de enfermedades relacionados con la dieta se han elevado por todo el mundo conforme los países en desarrollo buscan comer como nosotros.[6]

Muchos intentamos mejorarlo. De acuerdo con una encuesta de 2015,[7] 77% de los estadounidenses están intentando comer activamente más saludable, y los investigadores estiman que más de 50% de la población está "a dieta" en algún momento.[8] Comemos menos calorías y bebemos menos refrescos con azúcar, y los índices de obesidad quizá ya llegaron a su clímax.[9] El momento de los alimentos orgánicos ha adquirido fuerza desde que el Mercado de Alimentos Naturales se expandió a nivel nacional en las décadas de 1980 y 1990. Surgieron muchas iniciativas de alimentación saludable y las cosas que alguna vez parecieron alternativas se están volviendo comunes. En este punto, sin embargo, las buenas noticias todavía vienen acompañadas de malas. No se ha visto nunca antes tanta variedad y abundancia de alimentos saludables a nuestra disposición, pero tampoco se ha visto nunca antes tanta información al parecer contradictoria sobre lo que deberíamos comer o no. A juzgar por nuestras estadísticas de salud a nivel nacional, pareciera que, como cultura, no sabemos cómo responder bien a la pregunta esencial que tenemos el privilegio de hacer: ¿Qué debo comer hoy?

Nuestros abuelos, bisabuelos y todas las generaciones anteriores a nosotros nunca tuvieron las opciones que tenemos ahora. Probablemente sólo comían lo que tenían a la mano, alimentos que cultivaban u obtenían de productores locales. En muchas culturas alrededor del mundo sigue siendo así. Y muchas personas luchan todavía sólo para al menos poder comer lo suficiente. Pero los que gozamos de la bendición de una abundancia de opciones tenemos el envidiable pero serio problema de aprender a comer bien.

Comer es algo que todo ser humano lleva a cabo, pero la mayoría de nosotros no lo hace con mucha habilidad. De hecho, *habilidad* no es un término que asociemos con comer, pero deberíamos hacerlo. Nadie esperaría que practicaras un deporte o tocaras un instrumento musical con mucha habilidad sin la dedicación del estudio y la práctica. Lo mismo aplica con la comida. Sólo porque has estado haciéndolo toda tu vida, no quiere decir que domines el arte de autonutrirte. Es posible que estés comiendo de la manera en que tus padres te enseñaron o de la forma en que tus amigos comen, sin pensar bien si acaso te ayudará a alcanzar tus propias metas de salud y vida.

Cada persona que hoy en día quiere vivir una vida larga y sana necesita comer hábilmente, y es necesario criar a nuestros hijos para que hagan lo mismo. Una persona diestra en comer estudió lo mejor que puede enseñarnos la ciencia nutricional sobre alimentos y la forma en que afectan nuestro cuerpo. La ciencia sabe cómo ver más allá de la niebla de confusión creada por los medios y las últimas dietas de moda. Alguien que se alimenta con habilidad toma decisiones informadas sobre lo que pone en su boca todos los días, y su gusto evoluciona junto con su entendimiento, así que todo lo que ama comer y lo que es bueno para él son lo mismo.

Los capítulos siguientes te enseñarán a comer con más habilidad. Si tienes este libro, probablemente ya empezaste ese viaje de desarrollo. Seguro te estás haciendo alguna versión de esta pregunta: ¿Qué clase de dieta debo elegir para tener una salud óptima, vitalidad, belleza y longevidad? Quizá eres un explorador de bienestar de toda la vida. Quizá eres un apasionado de la comida que ama comer y también quiere estar saludable. Tal vez estás frustrado después de probar incontables dietas sin alcanzar tus metas. Tal vez tuviste algún susto respecto a tu salud y te dijeron que necesitas cambiar tu estilo de vida antes de que sea demasiado tarde. Quizá sólo estés cansado de toda la confusión y anhelas respuestas que tengan sentido. Lo que sea que te haya traído hasta aquí, esperamos que estas páginas puedan ofrecerte la inspiración, la claridad y la confianza necesarias para comer mejor.

No es tan confuso como parece

¿Qué es más fácil, calcular tus impuestos o descubrir cómo alimentarte sanamente? En un estudio de 2012, 52% de la gente eligió esto último.[10]

Si te sientes confundido sobre cuál es la mejor dieta para tener salud y larga vida, no estás solo, y no es ninguna sorpresa. La ciencia nutricional y las noticias que la diseminan pueden hacerte sentir que es mejor dejarlo por la paz en lugar de intentar encontrar una respuesta sencilla y comer lo que quieras. Para cada estudio sobre algún hallazgo en particular relacionado con la dieta o la salud se puede encontrar otro que lo contradiga. Cuando le das un trago a tu café en la mañana y te preguntas si te hace bien, fácilmente puedes encontrar un artículo proclamando los beneficios del café (¡antioxidantes!), otro condenando sus males (¡cafeína!), un tercero diciéndote que para alimentar tu cerebro necesitas beber tu café con mantequilla y un cuarto argumentando convincentemente que el caldo de huesos es el nuevo café. Cuando contemplas la idea de comer tocino, hot cakes o plátano en el desayuno, puedes encontrar estudios y libros afirmando o contradiciendo cada opción, algunos diciéndote por qué deberías saltarte el desayuno y otros insistiendo en que es la comida más importante del día. Además, todos tus amigos dicen tener la respuesta, basándose en libros que han leído, dietas que han probado e información de vanguardia que les proporcionó su entrenador en el gimnasio. No es ninguna sorpresa que tanta gente se sienta perpleja ante las opciones en sus platos.

Es una tragedia que la salud esté decayendo tanto, puesto que comer bien realmente no es tan confuso como parece. Hay cientos de filosofías diferentes para comer y muchas personas e instituciones con intereses creados en promover una u otra, pero cuando se trata de ciencia, hay un consenso impresionantemente grande sobre los alimentos que nos enferman y los que nos mantienen sanos. Como afirmaron el doctor Walter Willett, director del Departamento de Nutrición de la Escuela de Salud Pública de Harvard, y el maestro Patrick J. Skerrett, hay "suficientes hebras sólidas de evidencia, de fuentes confiables, para tejer recomendaciones sencillas pero contundentes sobre la dieta".[11]

Sí, siempre habrá controversias y contradicciones, especialmente cuando nos enfocamos en los detalles, y hay una cantidad considerable de ciencia que simplemente no comprende todavía la compleja interacción entre los alimentos que consumimos y los sistemas intrincados de nuestro cuerpo. Como autores hemos pasado décadas estudiando este tema, seguimos buscando los últimos estudios y nos consideramos estudiantes de por vida de la ciencia nutricional. Pero la conclusión es simple: lo que *ya* sabemos —si se actúa acorde a la información— es suficiente para extender nuestra vida, revolucionar nuestra salud y reducir dramáticamente nuestro riesgo de desarrollar enfermedades crónicas. ¿Qué es lo que sabemos? Es así de simple: una dieta natural, en su mayoría vegetal, es la dieta óptima para la salud, la vitalidad y la longevidad.

¿Cómo es una dieta así? En pocas palabras, es una dieta que prioriza comer alimentos naturales, vegetales, sin procesar; minimiza el consumo de carne, pescado, productos lácteos y huevo, y elimina los alimentos altamente procesados.

Como verás, no es necesariamente una dieta vegetariana ni·vegana. Sugerimos que comas una *dieta de alimentos naturales que sea vegetal en 90% o más*, lo que implica dejar los alimentos animales (carne, pescado, huevos y productos lácteos) en 10% o menos de tus calorías. Lo más importante es que la dieta de alimentos naturales no se trata de privarte, limitarte y perder el placer. Es un acercamiento dietético inclusivo, que puede personalizarse a tus necesidades y preferencias personales. ¿Te sientes atraído por la dieta mediterránea, el acercamiento paleo, el estilo de vida libre de gluten o el ethos vegano? Todas estas filosofías pueden adaptarse para entrar en el marco de una dieta de alimentos naturales. Dentro de los parámetros de una dieta natural que sea 90% vegetal hay una tremenda flexibilidad para crear comida tras comida que satisfaga tus necesidades, nutra tu cuerpo y deleite tus sentidos.

Difícilmente estamos solos en la conclusión de que esta forma de alimentación es óptima. Cientos de médicos, pruebas clínicas y estudios epidemiológicos involucrando millones de personas a lo largo de varias décadas han confirmado una y otra vez este simple mensaje sobre los alimentos y la salud. De hecho, cuando se le pidió al doctor David Katz, un investigador renombrado en el campo, fundador y director del Centro de Investigación y Prevención Yale-Griffin, que comparara la evidencia médica en pro y en contra de cada una de las tendencias dietéticas principales en el mundo occidental de hoy —incluyendo paleo, mediterránea, baja en grasa, baja en carbohidratos, de bajo índice glucémico, vegetariana y vegana—, su conclusión fue ésta: "Una dieta de alimentos cercanos a la naturaleza, mínimamente procesados, predominantemente vegetal, sin duda se asocia con la promoción de la salud y la prevención de las enfermedades".[12]

En 2015, junto con la organización sin fines de lucro Oldways, Katz reunió a 21 nutriólogos prominentes de varias ideologías —desde los defensores de la dieta vegetal, como el doctor Dean Ornish, hasta el padre del movimiento paleo, S. Boyd Eaton— para buscar un "terreno común" en las mejores prácticas dietéticas. Mientras que los expertos reunidos no profundizaron tanto como Katz en su informe, sus recomendaciones señalaban en la misma dirección: "Un patrón dietético saludable es alto en verduras, frutas, granos enteros, lácteos bajos en grasa o sin grasa, pescados y mariscos, leguminosas y nueces; moderado en alcohol (entre adultos); bajo en carnes rojas y procesadas, y bajo en alimentos y bebidas azucaradas y granos refinados".[13]

A pesar de ciertas diferencias inherentes, los expertos no estaban tan alejados unos de otros después de todo. Casi ninguno argumenta, por ejemplo, que deberíamos comer alimentos altamente procesados, y casi todos argumentan que las frutas y las verduras son vitales para la salud humana, y que deberíamos comer una cantidad mucho mayor. (En Estados Unidos el consumo per cápita de frutas y verduras fue de 1.68 tazas al día en 2014, una baja de las 1.77 tazas en 2009.[14] Esto es significativamente menos que la recomendación de 4.5 tazas del Departamento de Agricultura de Estados Unidos, y nosotros incluso consideramos eso dentro de un rango bajo.)

Las cosas se complican un poco más cuando se trata de granos, grasas y el perfil general de salud de la carne y los productos lácteos. Pasaremos mucho más tiempo en los siguientes capítulos explorando la ciencia alrededor de grupos específicos de alimentos; pero el punto es que, aunque existe cierto grado de confusión, hay un consenso y un acuerdo significativo.

Katz es rotundo sobre este punto: "Absoluta y enfáticamente no somos ignorantes sobre el cuidado básico y la alimentación del homo sapiens", escribe. "La fórmula fundamental del estilo de vida, incluyendo la dieta, que conlleva a añadir más años a nuestra vida y vida a nuestros años, es confiablemente clara y un producto de la ciencia, el sentido y el consenso global. Realmente. Puedes sentirte confundido al respecto si quieres, pero no te lo recomiendo. Estarás procrastinando y perdiéndote de algo, pues las personas sanas se divierten más."[15]

La ciencia puede ser limitada todavía, incompleta, incluso deficiente de alguna manera pero, en nuestra opinión, desde un punto de vista neutral, nos habla con una voz clara y consistente, diciéndonos que la mejor dieta para la salud y la longevidad es una dieta de alimentos naturales vegetales. Hay muchas variaciones sobre este tema base pero, como enfatiza Katz, "el tema no está a debate".[16]

Nuestra convicción en el poder de una dieta de alimentos naturales vegetales no viene sólo de leer revistas médicas. Podemos ver los resultados de primera mano también. Cada uno de nosotros ha experimentado la transformación en su propia salud al cambiar a esta forma de alimentación, y en el Mercado de Alimentos Naturales hemos tenido el privilegio de ver a miles de miembros descubrir el potencial de su propia salud. Ofrecemos programas de "inmersión" de una semana, sin costo, para quienes cumplen los criterios de salud. Guiados por cuatro de nuestros héroes de los alimentos naturales —el doctor Joel Fuhrman, el doctor John McDougall, el doctor Scott Stoll y Rip Esselstyn (con el doctor Michael Klaper)—, estos poderosos eventos cambian la vida de muchos. Muchas veces, estas personas empiezan obesas o con sobrepeso, diabéticas o sufriendo de presión alta, colesterol alto, enfermedad cardiaca y otras condiciones que ponen en riesgo su vida. Durante las inmersiones, muchas han visto resultados dramáticos en sólo una semana, han perdido peso y en algunos casos han revertido completamente sus enfermedades. Leerás algunas de sus "Historias con alimentos naturales" en las siguientes páginas.

Definamos la dieta

Analicemos la definición de la dieta de alimentos naturales un poco más. Hay dos ideas clave que crean los parámetros amplios para este acercamiento a comer hábilmente. Primero, la diferencia entre alimentos naturales y alimentos altamente procesados, y segundo, la diferencia entre alimentos vegetales y alimentos naturales. La dieta de alimentos naturales te recomienda seguir dos principios muy simples:

1. Come alimentos naturales en lugar de alimentos altamente procesados
2. Come alimentos vegetales en su mayoría (90% o más de tus calorías)

Sigue estas dos reglas y esencialmente estarás siguiendo un patrón dietético que se asemeja a los de algunas de las poblaciones más saludables y longevas del mundo. El doctor Michael Greger, quien ha hecho mucho más que cualquier otra persona para acumular evidencia científica para una dieta natural vegetal, resumió su ideología en dos simples declaraciones que aplican en casi cada caso: "Los alimentos vegetales, con sus factores nutricionales mucho más protectores y con menos factores

Héroe de los alimentos naturales

Michael Pollan

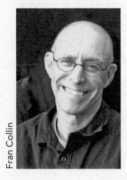

Fran Collin

"No comas nada que tu abuela no reconocería como comida."

Contribuciones: Las incursiones periodísticas de Pollan en el mundo de la alimentación, desde 2006 con *El dilema del omnívoro*, abrió millones de ojos a las realidades de nuestro sistema alimenticio industrializado y la necesidad de comer alimentos reales. Sus simples reglas para comer se han vuelto icónicas: "Come alimentos. En su mayoría plantas. No mucho".

Datos curiosos: Pollan cree en escribir a partir de la experiencia personal. Esto lo ha llevado a comprar una cabeza de ganado, dispararle a un jabalí y plantar papas sin OGM en su propio jardín.

Lee esto: *In Defense of Food: An Eater's Manifesto*

Más información: www.michaelpollan.com

promotores de enfermedad, son más saludables que los alimentos animales, y los alimentos sin procesar son más saludables que los alimentos procesados".[17]

El escritor Michael Pollan captura el punto esencial incluso más sucintamente en su manifiesto de tres partes para comer sanamente: "Come alimentos. En su mayoría plantas. No mucho".[18] Aunque Pollan es un escritor prolífico que ha sido esencial para educar a millones de personas sobre el origen de sus alimentos, estas memorables palabras podrían pasar a la historia como su más grande contribución. Nos dice que los médicos ya están empezando a incluir esta frase entre sus recomendaciones dietéticas a sus pacientes, una señal de que tal vez ya empezó el cambio tan necesario.

Con "Come alimentos", Pollan se refiere a comer alimentos reales, naturales, en lugar de "sustancias que parecen alimentos", como él los llama. "En su mayoría plantas" habla por sí mismo. Por cierto, hay una parte de esta frase con la que tenemos, respetuosamente, un problema: la última, "No mucho". Es cierto que la mayoría de las personas consume calorías en exceso y se beneficiaría de hacerlo con moderación, pero la belleza de una dieta natural vegetal es que si realmente sigues esas dos primeras instrucciones y comes alimentos que sean en su mayoría plantas, es difícil comer de más. Te encontrarás naturalmente satisfecho y nutrido sin consumir calorías de más y experimentarás la alegría de no tener que preocuparte por controlar tus porciones.

Alimentos naturales *versus* alimentos procesados

Un alimento natural es un alimento sin procesar, que todavía está cerca de la forma en que creció. No se ha descompuesto en sus componentes y refinado para cambiarlo de forma. Es un alimento real. Como Pollan lo dijo: "Si viene de una planta, cómelo; si fue hecho en una planta, no lo comas".[19]

Suena muy simple, ¿no? Pero si llevas esta definición al supermercado, pronto te encontrarás con muchas más preguntas.

La verdad es que, a menos de que los comas frescos, recién cortados, casi todos los alimentos pasan por alguna clase de proceso, incluso si es sólo cosecharlos y quitarles las hojas y los tallos. Incluso al arroz integral de grano entero, el emblema de los alimentos naturales, se le quita la vaina para volverlo comestible. Así que, si aceptamos que la mayoría de los alimentos son procesados de alguna manera, la pregunta entonces es cuándo el proceso se vuelve excesivo. ¿Dónde trazamos la línea en el espectro entre las adaptaciones razonables que vuelven nuestros alimentos más accesibles y las adulteraciones que los vuelven no saludables?

La periodista Megan Kimble decidió tomar esta pregunta de forma literal cuando pasó todo un año sin comer un alimento procesado viviendo en la ciudad de Nueva York. "Todos los alimentos están procesados", escribió en *Unprocessed: My City-Dwelling Year of Reclaiming Real Food*, "pero si comprendemos la diferencia entre una manzana y una bolsa de botana —y sí la entendemos—, y si la distancia entre las dos importa por la salud de nuestro cuerpo y el medio ambiente —y sí importa—, entonces la pregunta de qué vuelve a un alimento demasiado procesado también importa".[20]

Kimble llevó su búsqueda al extremo, moliendo su propio trigo, extrayendo sal del mar, matando un cordero y ordeñando una cabra. Asumimos que la mayoría de los lectores de este libro no llegarán a tanto, sin embargo, podrías empezar a pensar con más cuidado sobre lo que otros le han hecho a tu comida y si eso constituye "un proceso excesivo" o no.

Digamos que tienes una bolsa de avena cortada. Está cortada, entonces, ¿es un alimento puramente natural? El sentido común te dice que es mejor para ti que los cereales de avena con azúcar que venden en una caja del otro lado del pasillo. Pero ¿por qué? En este caso hay dos razones: primero, mientras que la avena puede haber sido cortada, todas sus partes están ahí, no perdió ninguno de los nutrientes importantes en el proceso; segundo, no se le ha añadido nada, azúcar, sal, aceite ni conservadores. Aun cuando esa avena *técnicamente* no es puramente natural, fue procesada tan poco que se considera un alimento natural.

Ahora veamos la diferencia entre una aceituna y una botella de aceite de oliva. Para llegar del fruto a la botella de aceite, las aceitunas se muelen en una pasta, se prensan para separar el líquido de la fibra, se centrifuga todo para drenar el líquido y éste luego se filtra para eliminar el resto de las partículas. Todos estos pasos hacen que el aceite de oliva sea un alimento procesado, lleno de calorías y desprovisto de nutrientes. (Si te han hecho creer que el aceite de oliva es un alimento sano, te han malinformado, como te explicaré en el capítulo 4.) Si quieres un beneficio nutricional, come las aceitunas enteras, con su fibra adicional y otros nutrientes. Con el mismo principio, comer una manzana puede ser maravillosamente nutritivo; beber jugo de manzana mucho menos. Comer un elote asado puede ser una opción perfectamente saludable, mientras que comer totopos de maíz fritos con sal, pues, no tanto.

Una buena definición de un alimento natural puede ser un alimento que conserva todas sus partes comestibles originales y que no se ha alterado por añadir otros ingredientes procesados. De nuevo, Greger ofrece un resumen sucinto: "Me gusta pensar en lo 'no procesado' como *algo a lo que no se le añadió nada malo y no se le quitó nada bueno*".[21]

Ésta es por mucho la mejor definición que he encontrado, así que gracias a Greger, la adoptaré en el resto de este libro. Con esta medida puedes echar en el carrito tu bolsa de avena cortada o de hojuelas de avena sin pensarlo, pero esperamos que sigas de largo cuando pases junto a esas galletas de avena con azúcar sin mirarlas dos veces.

ALIMENTOS NATURALES *VERSUS* ALIMENTOS PROCESADOS

Aunque no apliquen en todos los casos, éstas son algunas reglas generales que puedes seguir para ayudarte a distinguir entre los alimentos naturales y los procesados:

Alimentos naturales:

- Son muy parecidos a su estado natural
- Se echan a perder más rápido
- Son cosas que tus bisabuelos podrían reconocer como comida
- No suelen tener una lista de ingredientes, y de ser así, es corta
- Suelen venderse sin empaque
- Muchas veces se encuentran en el perímetro del supermercado

Alimentos altamente procesados:

- No tienen mucho parecido con su estado natural
- No se echan a perder fácilmente
- Son cosas que tus bisabuelos probablemente no reconocerían
- Tienen listas de ingredientes (por lo general largas)
- Están empacados o en caja
- Muchas veces se encuentran en el centro del supermercado

Cuando no es posible comer alimentos en su forma completamente libre de procesos, asegúrate de que el procesamiento sea mínimo. Por ejemplo, considera la diferencia entre una pasta de trigo entero, hecha con granos enteros, y pasta blanca, hecha con harina de trigo refinada, sin la mayor parte de su fibra. O la diferencia entre la mantequilla de cacahuate sin aceites añadidos, azúcares ni sal, y la clase de mantequilla de cacahuate que la mayoría de los niños come, empacada con azúcar, sal y grasa añadidos, y sin gran parte de su fibra. Ambos ejemplos son procesados, pero hay un mundo de diferencia entre ellos. Los alimentos naturales que se comen casi en su estado entero y natural son los más beneficiosos para el cuerpo.

Para dejarlo claro, cocinar es una forma de procesamiento, pero también es mínima. No estamos defendiendo una dieta de alimentos crudos. Cocinar es un maravilloso invento humano que muchas veces aumenta los beneficios de los alimentos, volviéndolos más fáciles de digerir y en algunos casos liberando más nutrientes. Como regla general, los alimentos que elegimos comer, ya sean crudos o cocidos, deben estar cerca de la forma en que salieron del árbol, la vaina o la raíz.

Alimentos vegetales *versus* alimentos animales

Los alimentos vegetales crecen en la tierra o en árboles o vainas: frutas, verduras, frijoles y otras leguminosas, granos, nueces y semillas. Conforman gran parte de lo que consideramos alimentos *reales*: manzanas, jitomates, plátanos, maíz, arroz, almendras, frijoles, fresas, lechuga, etc. Para la dieta de alimentos naturales, recomendamos que 90% o más de tus calorías provengan de alimentos vegetales. De nuevo, ésta no es una dieta vegana (a menos de que elijas comer 100% vegetal por razones personales), sino una dieta que incluye muchos menos alimentos animales que la dieta común.

Los alimentos animales provienen de la carne o de los órganos de animales (incluyendo mamíferos, aves, pescados e insectos), o los produce el animal, como productos lácteos y huevos. Para la dieta de alimentos naturales sugerimos que 10% o menos de tus calorías diarias provengan de esta categoría de alimentos. Como regla general, esto significa comer carne, pescado, productos lácteos, huevos y otros alimentos animales ocasionalmente, como acompañamientos o condimentos, no como tu fuente principal de calorías en cada comida. Puedes añadir un poco de queso de cabra a tu ensalada, comer el omelet ocasional de desayuno, añadir camarones a tu guisado o incluso concederte ese jugoso filete de libre pastoreo para celebrar una ocasión especial, pero tus alimentos principales deberían ser vegetales. En cierto modo evoca una dieta más tradicional, en la que era común comer alimentos animales ocasionalmente o con moderación, sobre todo en los días que comas más, no como el plato fuerte de cada comida. La dieta de alimentos naturales revive esta sana tradición.

La mejor investigación sobre salud, enfermedad y longevidad claramente muestra que la gente que come una dieta predominante de alimentos vegetales tiene resultados dramáticamente mejores en su salud a largo plazo que las personas que comen una dieta cargada de alimentos animales. Algunos médicos y nutriólogos, incluyendo algunas de las personas que presentamos en este libro, dirán que esto significa

Héroe de los alimentos naturales

Doctor Michael Greger

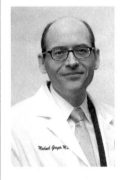

"Todos deberíamos comer frutas y verduras como si nuestra vida dependiera de ello, pues así es."

Contribuciones: El doctor Greger dice que ha leído cada número de las revistas de nutrición en lengua inglesa en el mundo "para que gente ocupada como tú no tenga que hacerlo". Es más, él destila la información en blogs diarios fáciles de comprender y videos en su página web, www.nutritionfacts.org, un arquetipo de información confiable sobre salud y nutrición.

Datos curiosos: La abuela del doctor Greger fue paciente en el Centro Pritikin de Longevidad a finales de la década de 1970. Después de múltiples cirugías cardiacas, se le declaró fuera de toda ayuda médica a la edad de 65 años, pero después de cambiar a una dieta vegetal vivió otros 31 años, inspirando la pasión de su nieto por los alimentos como medicina.

Lee esto: *Comer para no morir: descubre los alimentos científicamente probados que previenen y curan enfermedades*

Más información: www.nutritionfacts.org

que deberíamos comer dietas 100% vegetales. Nosotros, como autores, hemos tomado esa decisión, pero queremos dejar claro que fue por razones personales (las cuales comentaremos en el capítulo 13). Mantenemos la mente abierta por las futuras investigaciones que puedan descubrir los beneficios y riesgos potenciales de incluir cantidades limitadas de productos animales en una dieta sana (ve la página 153 para más comentarios al respecto). Por ahora, basándonos en una mejor lectura de la ciencia acumulada, nuestra recomendación es que una dieta de alimentos naturales 90% vegetal es óptima para la salud y la longevidad.

Retomaremos este tema a lo largo de los siguientes capítulos y compartiremos parte de la investigación y los razonamientos que llevaron a nuestras recomendaciones. Como verás, observaciones de las poblaciones más longevas del mundo, junto con algunos otros estudios contundentes, conforman un argumento persuasivo para reducir significativamente el consumo de alimentos animales, en particular cuando se combinan con la evidencia creciente del vínculo entre los altos niveles de alimentos animales y las enfermedades crónicas. Las dietas vegetales han demostrado prevenir y revertir muchas de las condiciones crónicas que afligen a millones de personas, incluyendo diabetes y enfermedad cardiaca. Comer más plantas, en todas sus maravillosas y variadas formas, es indiscutiblemente la ruta hacia la salud y la longevidad.

Un alimento natural es más que la suma de sus partes

Proteína. Grasa. Carbohidratos. Si eres alguien que pone atención a sus elecciones nutricionales, probablemente son términos que usas o piensas cotidianamente. Y probablemente están asociados con ciertos juicios de valor. ¡La proteína es buena! ¡Los carbohidratos son malos! La grasa... bueno, solíamos creer que era mala, pero en estos días mucha gente nos dice que ¡es buena! Cuando pensamos en nutrición, tendemos a pensar en términos de nutrientes, no de alimentos. Junto con los tres macronutrientes que acabo de mencionar, hay una horda de otras sustancias —fibra, diversas vitaminas y minerales y fitoquímicos— conocidas comúnmente como micronutrientes. Nuestros alimentos son juzgados, y vendidos, sobre la base de su combinación particular de estas sustancias. Es por eso que la mayoría de nosotros creció escuchando que debía tomar leche para tener calcio y comer espinaca para tener hierro. Pollan lo llama la perspectiva del "nutricionismo", y gran parte de su libro de 2008 *In Defense of Food* está dedicada a iluminar esta problemática ideología y sus efectos.

Como Pollan y muchos otros han señalado, los científicos están entrenados para ser "reduccionistas", para descomponer las cosas en variables que puedan aislar y estudiar. Y mientras que este método ha contribuido de muchas formas importantes a la suma del conocimiento humano, tiene la tendencia de oscurecer conforme revela. El investigador pionero en nutrición T. Colin Campbell lo resume así: "Pocos científicos están entrenados para ver 'todo el panorama', y en cambio se especializan en escudriñar pequeñas gotas de información en lugar de comprender ríos significativos de sabiduría".[22]

El énfasis excesivo en los nutrientes tiene un brillo de credibilidad científica, pero de hecho ha llevado a que los compradores vayan por un camino que no es sano. Cuando vemos varios alimentos simplemente como combinaciones de nutrientes, perdemos toda clase de información importante extra que determina qué alimentos son mejores opciones para la salud y la longevidad. Para alguien que sólo está intentando "comer proteína", no hay diferencia entre una proteína en polvo altamente procesada de una parte aislada de la soya y la misma cantidad de proteína que puede comer de la soya en su forma natural. La distinción importante entre los alimentos naturales y los procesados se pierde cuando vemos los alimentos sólo a partir de sus componentes nutricionales.

Aún más, las empresas alimenticias usan desvergonzadamente los nutrientes como eslogan de *marketing*, proclamando la presencia de calcio, proteína o fibra para dar a los alimentos altamente procesados un "halo de salud" mientras esconden el azúcar, la grasa y las harinas refinadas en una etiqueta con letra pequeña.

El enfoque en los nutrientes individuales oscurece una verdad crítica: cuando se trata de alimentos, el todo es mejor que la suma de las partes. Podrías intentar identificar todos los nutrientes dentro de cierto alimento, una mora azul, por ejemplo, y ponerlos en una pastilla, pero nunca tendría los mismos efectos saludables para tu cuerpo que comer un tazón de moras. Para empezar, incluso el alimento más simple es más complejo de lo que somos capaces de comprender a detalle todavía. Y lo más importante, incluso si podemos saber cuáles son todas sus partes, eso no nos dice cómo funcionan juntas. La ciencia ha demostrado inadvertidamente que esto es cierto una y otra vez, al intentar aislar un nutriente en particular y darse cuenta de que se comporta diferente en la forma de una pastilla, que siendo parte de una fruta o una verdura. Uno de los ejemplos más dramáticos involucra el antioxidante betacaroteno, encontrado en muchas frutas y verduras. Los estudios han demostrados que un mayor consumo de alimentos ricos en betacaroteno se asocia con un riesgo menor de muerte por ciertas formas de cáncer, pero cuando se produjo el betacaroteno en forma de pastilla, en realidad pareció aumentar el riesgo de mortalidad.[23]

Los nutrientes en tus alimentos interactúan unos con otros, con la química particular de tu cuerpo y con toda tu dieta y tu estilo de vida en formas mucho más intrincadas de lo que la ciencia puede comprender todavía. Los alimentos no son meras colecciones de nutrientes, no más de lo que los seres humanos son meros sistemas procesadores de nutrientes. "Incluso el alimento más simple es una cosa desesperadamente compleja que estudiar —escribió Pollan—, una selva virtual de compuestos químicos, muchos de los cuales existen en una relación compleja y dinámica entre sí, y los cuales son en conjunto el proceso de cambio de un estado a otro."[24] La buena noticia, sin embargo, es que no necesariamente debes comprenderlo por completo si sólo *comes alimentos naturales*. Tu cuerpo los descompondrá en nutrientes, como ha evolucionado para hacerlo.

Nada de esto quiere decir que debas ignorar los nutrientes del todo; de hecho, a lo largo de este libro señalaremos algunas de las increíbles propiedades nutricionales que tienen ciertos alimentos naturales comunes y lo poderosos que pueden ser para tu salud. Nuestra intención es simplemente animarte a cambiar tu enfoque hacia la comida y a comerla en su forma natural. Los alimentos naturales vegetales te darán los nutrientes que necesitas, tanto macro como micro, juntos, en sistemas de entrega que han evolucionado bellamente para asegurar que obtengas el máximo beneficio.

Come alimentos naturales

Imagina encontrar una forma de comer que te haga sentir fantástico: nutrido, revitalizado y satisfecho. Idealmente, sería lo suficientemente flexible para dar cabida a tus preferencias particulares, pero clara en sus parámetros básicos. Esta dieta sería lo suficientemente simple para apelar a tu sentido común, y tendría un sustento científicamente irrefutable. Podrías explicársela fácilmente a tus hijos, así como defenderla con tus amigos (incluso los más recalcitrantes).

Ahora imagina ser capaz de mantener un peso sano sin tener que preocuparte por el tamaño de las porciones y nunca tener que hacer otra dieta estricta. ¿Qué pasaría si esta forma de comer pudiera prevenir malestares comunes, protegerte de enfermedad cardiaca, cáncer y diabetes tipo 2, e incluso revertir condiciones crónicas preexistentes?

La dieta de alimentos naturales ofrece todo esto y más. Es una forma sustentable y sana de comer y vivir. Nosotros, los autores, y muchos médicos, investigadores y dietistas que aparecen en este libro amamos la comida. Nos encanta de corazón, pero no cualquier clase. Nos gusta la comida natural. Alguien así ama los alimentos de gran sabor que aumentan la vida, y la mejor parte es que los alimentos te aman de vuelta, nutriendo tu cuerpo, empoderando tu sistema inmunológico y aumentando tu energía. A lo largo de este libro exploraremos todos los alimentos, comidas y variaciones dietéticas que uno puede disfrutar de los alimentos naturales. Desde los que son fanáticos de la riqueza mediterránea o apasionados veganos, hasta paleos amantes de la proteína, hay muchas formas diferentes de abrazar una dieta natural vegetal, con todos los beneficios para la salud que naturalmente le acompañan.

Hoy en día, las opciones disponibles para quien come una dieta natural no tienen precedente en casi cualquier tienda. Los maravillosos alimentos que sanarán y revitalizarán nuestro cuerpo nos llaman, pasillo tras pasillo. De todas partes del mundo, un paraíso de frutas y verduras nos susurra su encantador mensaje de salud, vitalidad y bienestar. Las nueces y semillas, los granos enteros, las saludables leguminosas, los pescados frescos y los alimentos animales de libre pastoreo están al alcance de la mano.

Sin embargo, caminamos unos cuando pasos en otra dirección y nos topamos con lo opuesto. Alimentos procesados baratos, seductores, fáciles de comer, demasiado disponibles, alimentos que, con el tiempo, estropearán nuestro cuerpo y nos enfermarán. Todos los días, buenas personas siguen el canto de la sirena del azúcar, la grasa, la sal y las calorías vacías de lo procesado hacia un final calamitoso. Puede no lastimarlos hoy, incluso no mañana, pero eventualmente sufrirán las desafortunadas y muchas veces mortales consecuencias.

La decisión que tomas, varias veces al día, de comer un tipo de alimento y no otro, es la más importante que podrías tomar para tu salud y longevidad. El hecho de que la tomes es un privilegio y también una gran responsabilidad. Quien come naturalmente abraza esta decisión agradecido y con habilidad, eligiendo alimentos que sanan, nutren, llenan de energía y dan vida. Mientras todavía comas todos los días, nunca es demasiado tarde para empezar.

Consejos para llevar

- **Come con habilidad.** Hoy en día tenemos disponibles opciones de alimentos y un conocimiento nutricional sin precedente en la historia. Ponte el reto de dominar el arte de autonutrirte.
- **Come alimentos naturales.** La primera regla de cualquier dieta sana es elegir alimentos naturales o sin procesar y evitar los ali-

mentos altamente procesados o refinados. El doctor Greger define un alimento natural como uno al que "no se le añadió nada malo y no se le quitó nada bueno".

- **Come más plantas.** Hay una riqueza de evidencia de que las personas que comen más frutas, verduras, leguminosas y granos enteros viven más y con mejor salud, además de tener índices más elevados de prevención de enfermedades crónicas. Busca obtener 90% o más de tus calorías en el reino vegetal.

Capítulo 2

Rico en calorías, pobre en nutrientes

Obesidad, enfermedades crónicas y el dilema dietético moderno

> Es algo difícil, mis conciudadanos, discutir con
> el estómago, pues no tiene oídos.
>
> CATÓN EL VIEJO, senador e historiador romano

Por primera vez en la historia de la humanidad, la obesidad es una crisis de salud global mucho mayor que el hambre. Más personas hoy en día sufren discapacidad como resultado de consumir calorías en exceso, que como resultado de comer muy pocas.[1] Este impactante hecho dice muchísimo del dilema dietético moderno. No quiere decir que la hambruna ya no sea un problema en muchas zonas de nuestro planeta, pero es sorprendente que incluso en los países en desarrollo una cifra creciente de gente ahora sufre las consecuencias de comer *demasiado* de las clases equivocadas de comida. Y este cambio se dio dentro del tiempo de vida de la mayoría de los lectores de este libro.

Sobrealimentado, pero malnutrido; rico en calorías, pero pobre en nutrientes: ésta es la mortal paradoja que ha atrapado a cientos de millones de seres humanos en la actualidad. En Estados Unidos, donde creamos muchos de los patrones alimentarios que ahora se exportan a todo el mundo, el problema es particularmente agudo. Ya compartimos estas estadísticas, pero vale la pena repetirlas: 69% de los adultos tienen sobrepeso, 36% son obesos;[2] 17% de los niños son obesos y 19% tiene una condición crónica relacionada con la alimentación.[3] Más de un millón de estadounidenses muere cada año de enfermedad cardiaca y cáncer, y más de 115 millones son diabéticos o prediabéticos.[4]

La triste verdad sobre las dietas de Estados Unidos

Desde 1970 el consumo calórico diario de la población en general ha aumentado un impactante 25%.[5] Desafortunadamente, esas calorías adicionales no han venido de verduras, cuyo consumo en realidad bajó 3% en ese periodo (y ten en mente que las "verduras" en estas encuestas incluyen papas a la francesa). En cambio, el aumento de calorías provino en gran parte de las grasas y aceites añadidos (hasta 66%); lácteos y sus grasas (hasta 18%); fruta añadida, en gran parte en la forma de jugo (hasta 25%); azúcares añadidos (hasta 10%), y harinas añadidas y productos de cereales (hasta 42%).[6] La dieta estándar en Estados Unidos no nos está haciendo ningún favor para la salud. Una persona común obtiene alrededor de 54% de sus calorías de alimentos procesados, 32% de productos animales y un mísero 14% de verduras, frutas, nueces, leguminosas y granos enteros.[7] Estas estadísticas forman una gráfica de pastel perturbadora y una receta para la mala salud crónica.

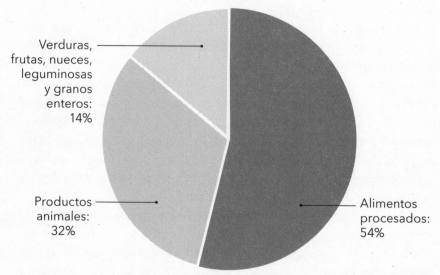

Fuente: Servicio de Investigación Económica, Departamento de Agricultura de Estados Unidos: disponibilidad alimentaria ajustada a pérdidas.

Como resultado de estos patrones alimenticios, los expertos lamentan el hecho de que la generación que nace hoy muy probablemente tendrá una expectativa de vida más baja que sus padres por primera vez en la historia de Estados Unidos. E incluso si la expectativa de vida aumenta, ¿cuál será la calidad de esos años extra? Considera que, en este país, son

Héroe de los alimentos naturales

John Robbins

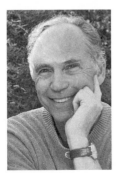

"El cuerpo tiene una capacidad impresionante de empezar a curarse a sí mismo mucho más rápido de lo que se pensó antes."

Contribuciones: En 1987 Robbins publicó *Diet for a New America*, promoviendo una dieta vegetal y señalando las conexiones entre las elecciones alimentarias, el ecologismo y los derechos de los animales mucho antes de que estuviera de moda. El hijo de Irv Robbins, el cofundador del helado Baskin-Robbins, rechazó el legado lácteo de su familia.

Datos curiosos: La pasión por los alimentos naturales corre en la familia. John y su hijo, Ocean Robbins, cofundaron la popular Food Revolution Network, un movimiento comprometido con "alimentos saludables, sustentables, humanos y conscientes para todos".

Lee esto: *The Food Revolution: How Your Diet Can Help Save Your Life and Our World*

Más información: www.foodrevolution.org

mayoría las personas que toman medicamentos prescritos.[8] Vivimos en una era de enfermedad crónica.

Todas estas malas noticias corren frustrantemente en contra de la historia que la medicina moderna nos contó sobre su propio potencial. Después de todo, ¿no fue ésta la institución que curó la polio, redujo el índice de mortalidad infantil, creó vacunas y salvó millones de vidas con los antibióticos? Sí, y todos estamos sobre los hombros de esos logros. Pero en los últimos 50 años las expectativas han subido. Nuestra capacidad de crecer, procesar y distribuir alimentos ha explotado, mientras que la mejor ciencia nutricional todavía lucha por meter siquiera un pie dentro de la mentalidad médica. La actitud de "tómate una pastilla" todavía domina las industrias médica y farmacéutica.

Los médicos de hoy tienen poco entrenamiento en nutrición, si acaso tienen. "Pero, espera un minuto", dirá el lector astuto en este momento. "¿No es cierto que la mayoría de las muertes en Estados Unidos están relacionadas con la dieta y el estilo de vida?" Sí, y la mayoría de las condiciones crónicas también. Claramente debería ser relevante que los médicos estuvieran bien informados en el tema. Aunque las escuelas de medicina por supuesto podrían hacer más para conectar la alimentación con la enfermedad, nuestro punto no es culparlas, sino apreciar la urgencia de que nosotros nos enfoquemos más en la dieta y la nutrición. La información correcta está ahí, sólo necesitamos buscarla y aplicarla en nuestro carrito del súper, en nuestra cocina y en nuestra mesa.

El problema de la obesidad

Los cuerpos humanos vienen en todas formas y tamaños, al igual que la belleza. Nuestra intención no es reforzar un estándar social en particular sobre lo que es atractivo; este libro es sobre salud y cómo nuestros alimentos pueden ayudarnos a tener una vida más larga y con más energía. Sin embargo, desde una perspectiva de salud, hay una conexión inevitable entre el exceso de peso y la horda de condiciones crónicas que todos deberíamos evitar.

Subir de peso muchas veces es la primera señal de que se está gestando una enfermedad crónica bajo la superficie de nuestro cuerpo. "El peso, como una araña, se encuentra al centro de una telaraña intrincada e interconectada de salud y enfermedad",[9] escribió el doctor Willett, de la Escuela de Medicina de Harvard. Algunas hebras en esa telaraña incluyen enfermedad cardiaca, infartos, varios tipos de cáncer, diabetes, artritis y muchas más condiciones desagradables y a veces mortales.[10] Mantener un peso corporal sano, por ende, es bueno para nosotros si queremos permanecer durante décadas energizados, activos y con la belleza resplandeciente que conlleva la buena salud.

Esto no quiere decir que un peso sano sea garantía de buena salud. Si eres alguien que mantiene un cuerpo delgado sin mucho esfuerzo, quizá pienses que estás mejor así, pero no es necesariamente cierto. De todas maneras, podrías tener enfermedad cardiaca, diabetes o cáncer desarrollándose en tu cuerpo, aun cuando no tengas ninguna señal de advertencia visible diciéndote qué tan enfermo estás. Estoy seguro de que has escuchado historias de personas aparentemente "delgadas y sanas" que de pronto caen víctimas de enfermedades cuyo riesgo parecía inexistente.

La pérdida de peso es un tema cargado de ansiedad para muchas personas. Muchos de nosotros hemos intentado perder peso, tenemos éxito temporalmente y luego recaemos. Hemos hecho dietas interminables, contado calorías, controlado nuestras porciones, sufrido la sensación de privación y luchado con la vergüenza y el odio que muchas veces entran en ese territorio. Una dieta natural vegetal elimina el drama de las porciones pequeñas, te permite alcanzar y mantener tu peso ideal y evitar los efectos negativos del exceso de calorías.

Un antojo de energía: comprender la densidad calórica

Varias veces al día, cada uno de nosotros tomamos la decisión más crítica para nuestra salud y longevidad. Elegimos comer ciertos alimentos, y al hacerlo también elegimos no comer otros. Cada uno de nosotros tiene una necesidad calórica diaria basada en muchos factores, desde la edad y el nivel de actividad, hasta si estás enfermo ese día o no comiste suficiente el día anterior. (Las recomendaciones gubernamentales de salud estiman las necesidades calóricas diarias entre 1 600 y 2 400 para una mujer adulta, y entre 2 000 y 3 000 para un hombre adulto.) La clase de calorías que elegimos consumir para cubrir esta necesidad depende de nosotros en todo momento.

Entonces, ¿qué es una caloría? Es la medida de la energía contenida en los alimentos. Todos gastamos una cierta cantidad de energía al día para que nuestro cuerpo pueda realizar sus funciones. Si hacemos cualquier clase de ejercicio físico, labor manual u otra actividad, gastamos un poco más. Los alimentos que comemos son una fuente de combustible que nos provee con esa energía. Las calorías vienen de tres formas: carbohidratos, grasas y proteína. Si consumimos más energía de la que gastamos, el cuerpo guarda el exceso en forma de grasa y subimos de peso. Si consumimos menos, nuestro cuerpo necesitará otras fuentes de combustible, quemando grasa guardada, lo que lleva a la pérdida de peso.

Distintos tipos de alimentos contienen cantidades inmensamente diferentes de calorías relativas a su peso. Si tomas un kilogramo de lechuga y lo comparas con un kilogramo de queso, por ejemplo, la lechuga tiene muchas menos calorías que el queso. El queso, entonces, tiene una "densidad calórica" mayor.

Durante cientos de miles de años el principal problema que enfrentaban los seres humanos y sus predecesores dentro de la evolución era tener suficientes calorías para seguir vivos. Entre menos tiempo pasemos juntando alimentos, mejor, puesto que eso reduce el riesgo de caer presa de animales salvajes. Por tanto, evolucionamos para buscar los alimentos que nos dieran más calorías en menos tamaño; en otras palabras, los alimentos más densos en calorías (ve el capítulo 11 para más información sobre el porqué de esto). El queso no estaba en el menú en nuestro tiempo de cazadores y recolectores, pero nuestros ancestros se habrían sentido más atraídos a las frutas y verduras con más calorías; por ejemplo, podrían haber elegido nueces en lugar de hojas verdes. Y cuando pudieran conseguirlo, el trozo ocasional de carne habría sido muy atractivo.

¿CÓMO SE VEN 200 CALORÍAS?

- Un plato entero de mezcla de verduras al vapor (cuatro tazas)
- Un camote muy grande al horno
- Un pequeño tazón (una taza) de sopa de frijoles negros
- Cuatro nuggets de pollo
- ¾ de dona glaseada
- Tres cubos de queso de 2 centímetros
- Dos cucharadas de aceite de oliva

Esta ecuación funcionó bastante bien durante casi toda la historia de la humanidad. Mientras eligiéramos entre alimentos naturales, con la adición ocasional de carne, nuestra atracción a las opciones más densas en calorías no presentaba un problema para mantener un peso saludable. De hecho, era esencial para cuidar la vida. Por supuesto, los alimentos menos densos en calorías contenían nutrientes importantes y su evolución ha asegurado que también sigamos consumiendo su variedad de texturas y sabores deliciosos. Pero había muy poca probabilidad de comer demasiadas calorías porque la cantidad que necesitábamos consumir para cubrir nuestras necesidades nos dejaba satisfechos.

La sensación de estar lleno: comprendiendo la saciedad

A los gurús de la pérdida de peso les gusta reducir el proceso a una simple fórmula: calorías que entran < calorías que salen. Mientras consumas menos calorías de las que gastas, perderás peso. Tiene sentido, en teoría. Pero para que esta fórmula funcione en la práctica necesitas comprender que no todas las calorías son iguales cuando se trata de saciarte. Algunas vienen en la forma de alimentos ricos en fibra, ricos en nutrientes, que te dejarán sintiéndote lleno y satisfecho. Otros vienen en la forma de alimentos refinados, sin fibra, altamente procesados, que contienen pocos o ningún nutriente y te dejarán hambriento, haciendo que comas más. Un nugget de pollo es tan denso en calorías que, después de comer sólo dos, ya consumiste 100 calorías, el equivalente de todo un tazón de sopa de lentejas (1¼ tazas). ¿Pero quién se conforma con dos nuggets? Probablemente querrás comerte al menos 10 o 12, consumiendo 500 o 600 calorías muy rápido. Con la sopa de lentejas, por el contrario, probablemente te sentirías satisfecho sólo después de un tazón, o quizá dos. Para perder peso o mantener un peso sano, la clave es elegir alimentos que te den las calorías adecuadas, pero no demasiadas, mientras te hacen sentir lleno para que sea menos probable que comas de más.

Hay un término para la sensación de estar lleno: *saciedad*. Es una sensación física que es la opuesta del hambre. Así como el hambre es el mecanismo del cuerpo para indicarte que comas, la saciedad es el mecanismo del cuerpo para decirte que dejes de hacerlo. Desafortunadamente, los alimentos procesados han creado un caos con estos instintos, hasta el grado de que muchos ya no distinguimos las señales que nuestro cuerpo nos da. Mientras comamos alimentos refinados, altamente procesados, es probable que tengamos hambre, incluso después de comer más calorías de las necesarias, y no tengamos la experiencia de la saciedad hasta después de comer en exceso.

Esto es lo que sabemos sobre cómo funciona la saciedad. Hay "receptores" en el estómago y el tracto digestivo que miden la comida que ingerimos de varias formas. Una cosa que mide es el peso y el tamaño de la comida, o la cantidad de "estiramiento" que ocurre en el estómago para hacer espacio para la comida. Es por eso que los alimentos con mucha fibra nos sacian más; ocupan más espacio y envían una señal al cerebro que dice que ya comimos lo suficiente. Los alimentos refinados y procesados (sin fibra ni agua) ocupan menos espacio, así que incluso si contienen más calorías, el mensaje de que ya tuviste suficiente no llega a tu cerebro.

También tienes "receptores" que se aseguran de que estés consumiendo calorías y no sólo haya estiramiento sin contenido calórico.

Cuando comes alimentos naturales vegetales, tienden a trabajar muy bien junto con los receptores de estiramiento para asegurarse de que obtengas la cantidad adecuada de alimento y no demasiado. A lo largo de las últimas décadas, sin embargo, el aumento de lo procesado ha alterado fundamentalmente este algoritmo. Lo procesado tiende a aumentar la densidad calórica de cualquier alimento de esta manera:

- Quitándole el agua
- Reduciendo o eliminando la fibra
- Añadiendo azúcar o grasa

Conforme alteramos nuestros alimentos de esta manera, su peso y tamaño disminuye (por la eliminación de la fibra y el agua) y la cantidad de calorías aumenta (por la grasa o el azúcar añadidos). Entonces, la cantidad de calorías relativa al peso aumenta dramáticamente. Por ejemplo, el maíz, que contiene 500 calorías por cada 450 gramos, al volverse aceite alcanza las 4 000 calorías por cada 450 gramos. Un camote, que contiene 389 calorías por cada 450 gramos, se corta y se fríe en ese aceite, llegando a 2 400 calorías por cada 450 gramos. Los betabeles, con sólo 200 calorías por cada 450 gramos, se vuelven azúcar refinada, aumentando a 1 800 calorías por cada 450 gramos.

Cuando comes estos alimentos concentrados antinaturalmente, tus receptores calóricos y tus receptores de estiramiento ya no están correlacionados. Obtienes un montón de calorías, pero muy poca cantidad. Con sus dos sistemas de medición fuera de sincronía, tu cuerpo está confundido. El mensaje que regresa al cerebro indica algo así: "Creo que tuvimos suficientes calorías, pero tal vez estoy mal porque no me siento satisfecho". Así que comemos más para llenar el estómago y en el proceso consumimos calorías de más. El problema se exagera cuando las calorías entran en una forma líquida, como aceites, jugos o bebidas azucaradas, las cuales estiran muy poco el estómago, pero contienen muchas calorías. Es por esto que uno de los consejos más importantes que escucharás en la pérdida de peso es ¡No beber tus calorías!

Esas calorías extra se acumulan con el tiempo. Alrededor de 3 500 calorías adicionales equivalen a medio kilogramo de grasa más, así que si sobrepasas tus necesidades por tan poco como 100 calorías cada comida (dos nuggets de pollo) y lo haces tres veces al día, subirás medio kilogramo de grasa cada dos semanas, lo que significa más de 10 kilogramos al año.

No sólo los alimentos procesados interfieren con tus señales de saciedad. Los alimentos animales carecen de fibra, pero son densos en calorías. Los animales criados en granjas en la actualidad, a los que se alimenta con granos, se parecen muy poco a los animales salvajes magros que nuestros ancestros pudieron comer después de una cacería ocasional. Cuando comemos su carne, cocinada con aceite, junto con otros alimentos densos en calorías y deficientes de fibra, como pan blanco, papas fritas, cátsup, etc., es una receta para la obesidad.

Ahora que estos alimentos son parte del menú cotidiano, nuestra propensión evolutiva a elegir las opciones más calóricas se ha vuelto un problema. Ya no estamos eligiendo entre lechuga y plátano, sino entre un plátano y una hamburguesa, y el mecanismo evolutivo que mantuvo a nuestros ancestros con suficiente combustible nos está llevando por un camino peligroso.

Cuando elegimos una hamburguesa y la acompañamos con una orden de papas a la francesa y un refresco, consumimos más de 1 000 calorías en una sola sentada. La comida rápida no sólo está lista en minutos, se come y se digiere con igual rapidez porque ya fue refinada y descompuesta, por lo que su consumo requiere un esfuerzo impresionantemente pequeño.

Cuando las dietas no funcionan

Una vez que comprendes los principios básicos de la densidad calórica y la saciedad, puedes empezar a comprender por qué tantas personas ven aumentar su peso. Ello también aclara por qué las dietas, las cuales se basan en el control de las porciones y las restricciones calóricas, rara vez funcionan. No es porque te falte autocontrol o fuerza de voluntad, sino porque en el ambiente que vives están disponibles los alimentos que trastocan los instintos naturales de tu cuerpo y te engañan para sentir hambre cuando ya consumiste más calorías de las que necesitabas.

El hambre es un mecanismo poderoso de supervivencia y es muy difícil de vencer sólo con fuerza de voluntad. Después de todo, tu cerebro piensa que la falta de estiramiento significa que en realidad te faltan calorías y mueres de hambre, así que continúa enviando señales de hambre en un intento de mantenerte con vida. Tarde o temprano deberás responder y comer más.

LA PARADOJA DE LAS VERDURAS

¿Te gustaría saber cómo perder de peso sin tener que dejar nada? Éste es el secreto: ¡come más verduras! Añade al menos una porción extra de verduras (o fruta) a lo que normalmente consumirías en cada comida y asegúrate de comerla antes que lo demás, y así te darás cuenta de la paradoja de las verduras: entre más verduras comas, más peso perderás (asumiendo que no cubres esas verduras con aderezos grasosos o salsas, o las cocinas con aceites).

Cuando comes verduras y frutas naturales, te llenas con alimentos bajos en calorías, ricos en fibras y ricos en nutrientes que te dejarán con menos hambre para comer alimentos procesados o alimentos animales. Una buena estrategia es empezar cada comida con una ensalada grande o un tazón de sopa de verduras (o un tazón de fruta si lo prefieres en el desayuno).

Come más verduras y pierde más peso, ¡es la belleza de la paradoja de las verduras!

La buena noticia es que, al elegir alimentos naturales, en su mayoría vegetales, puedes empezar a confiar en tu propio cuerpo otra vez. No tendrás que observar obsesivamente tus porciones ni negar tu hambre; de hecho, es posible que necesites reeducarte para comer comidas más grandes de las que acostumbras si tienes el hábito de controlar porciones para manejar tu peso. Éstos son los alimentos con los que sobrevive tu cuerpo, pero también son los alimentos que tu cuerpo puede medir con precisión porque correlacionan la densidad calórica con el estiramiento. Tus señales de saciedad se volverán más confiables conforme elijas alimentos que sean naturalmente nutritivos y te sacien.

Comer alimentos naturales, sobre todo vegetales, es una receta para la pérdida de peso sostenida porque combinan el contenido de agua y fibra con una baja densidad calórica. Sin embargo, para que funcione, necesitas asegurarte de comer lo suficiente. Así es, ¡come lo suficiente! Ésta no es una dieta para controlar porciones ni privarte de algo. Si eliges sólo los alimentos que tienen una baja densidad calórica, seguirás sintiendo hambre. Por tanto, es importante que también comas alimentos vegetales que te sacien mucho, como verduras almidonadas (yuca, calabaza, maíz, papas, etc.), granos enteros (arroz, trigo, avena, etc.) y leguminosas (frijoles, chícharos, lentejas, etc.), para asegurarte de cubrir tus necesidades energéticas sin tener que consumir montañas de alimentos sólo para tener suficientes calorías. Mezclar las verduras y frutas frescas con granos enteros, leguminosas y verduras almidonadas es la mejor combinación para asegurar que te sientas lleno y pierdas el exceso de peso.

Los estudios han confirmado las relaciones importantes entre la densidad calórica, la saciedad y el sobreconsumo. Se divide en dos grupos a las personas en estos estudios, uno que coma una dieta densa en calorías y el otro una dieta menos densa en calorías. Se les permite comer cuando tienen hambre hasta que están llenos. Los resultados fueron claros: las personas con dietas altas en densidad calórica tienden a consumir más calorías y subir de peso, mientras que las personas con dietas con poca densidad calórica tienden a consumir menos calorías (aunque consumen más porciones) y perder peso. Uno de esos estudios concluyó: "Nuestros hallazgos apoyan la hipótesis de que existe una relación entre el consumo de una dieta densa en energía y la obesidad, y proveen evidencia de la importancia del consumo de fruta y verdura para el manejo del peso".[11]

Elige una dieta natural vegetal y pronto estarás en camino hacia alcanzar y conservar tu peso ideal. Sin embargo, éste no es sólo un libro sobre pérdida de peso y la dieta de alimentos naturales ofrece mucho más que una cintura delgada. Nuestra meta es ayudarte a aprender a comer para tener una salud óptima y utilizar la dieta para prevenir o revertir la enfermedad. Para lograrlo, hay otro principio clave que necesitas comprender.

Densidad nutricional: hacer que cada caloría cuente

El concepto de "densidad nutricional" fue reinventado y popularizado por el doctor Joel Fuhrman, uno de los pensadores y practicantes de la nutrición moderna más importantes, y se encuentra en el centro de su popular acercamiento "nutritariano" a la alimentación (no confundirlo con el "nutricionismo" de Pollan mencionado en la página 46). El doctor Fuhrman explica esta idea con una fórmula:

$$\text{Salud} = \text{Nutrientes}/\text{Calorías}$$

En otras palabras, para estar sano necesitas elegir alimentos que te den una cantidad favorable de nutrientes por caloría. Eso es lo que significa que sea *denso en nutrientes*. Cuando Fuhrman habla de nutrientes no se refiere a los macronutrientes —proteína, grasas y carbohidratos—, los elementos en nuestros alimentos que entregan las calorías. Se refiere a lo que él llama "factores alimentarios no calóricos", o micronutrientes, incluyendo vitaminas, minerales, fibra y fitoquímicos. En este sentido, algunos alimentos contienen un montón de calorías, pero pocos o ningún nutriente. El acercamiento de Fuhrman a la alimentación es "hacer que cada caloría cuente"[12] buscando conseguir una cantidad y una diversidad adecuadas de macronutrientes de nuestros alimentos todos los días.

¿QUÉ SON LOS MICRONUTRIENTES?

Micronutriente es un término general para describir elementos dietéticos esenciales que no son fuentes de calorías, pero que el cuerpo humano requiere en pequeñas cantidades. Éstos incluyen vitaminas, minerales y fitoquímicos. Probablemente estés familiarizado con las primeras dos categorías, pero ¿qué son los fitoquímicos? Son un tipo de micronutriente descubierto más recientemente. *Fito* viene de planta, y los fitoquímicos son compuestos biológicamente activos que se encuentran en las plantas. Se cree que hay hasta 4 000 fitoquímicos diferentes, aunque muchos no se han identificado todavía. Tienen varias funciones, pero muchos parecen ser protectores poderosos contra la enfermedad y apoyos de la función inmunológica.

El doctor Fuhrman escribe que estos micronutrientes proveen "un nivel secundario de nutrición que añade una capa compleja de resistencia a la enfermedad y beneficios para la longevidad".[13] Mientras que el complejo mundo de los fitoquímicos y sus interacciones con el cuerpo humano apenas empieza a explorarse, lo que ya sabemos es razón suficiente para comer una amplia variedad de frutas y verduras.

Esto puede sonar como algo sensato, pero lleva a una reevaluación bastante radical de los alimentos. Si le preguntas a una persona promedio qué alimentos contienen más nutrientes, probablemente dejaría la carne de res o de pollo en un nivel alto, pues se le educó para considerar la "proteína" como el elemento más importante de la nutrición. Sin embargo, en la medida de Fuhrman, las hojas verdes, como la col rizada y la lechuga romana sobrepasan por mucho la carne en la escala de

Héroe de los alimentos naturales

Doctor Joel Fuhrman

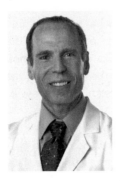

"No hay una varita mágica... no hay una pastilla milagrosa para perder peso. Sólo está el mundo de la ley del orden natural, de causa y efecto. Si quieres tener una salud óptima y longevidad, debes enfrentar la causa. Y si quieres perder peso en grasa con seguridad, debes comer una dieta predominante de alimentos no refinados que sean ricos en fibra y nutrientes."

Contribuciones: La reinvención del doctor Fuhrman del concepto de densidad nutricional ha cambiado la relación de muchas personas con las frutas y las verduras. Su dieta nutritariana, popularizada en sus numerosos libros y sus videos en PBS, ha inspirado a miles a transformar su salud y revertir la enfermedad.

Datos curiosos: El doctor Fuhrman fue patinador artístico a nivel mundial, y habría competido en las Olimpiadas de 1976 si no hubiera tenido una lesión en el talón que terminó con su carrera, lo que resultó ser el marco inesperado de su carrera como médico.

Lee esto: *Comer para vivir: el prodigioso programa nutricional para mejorar la salud y adelgazar rápida y permanentemente*

Más información: www.drfurhman.com

densidad nutricional. ¿Alguna vez te has preguntado por qué la col rizada de pronto se volvió un alimento saludable tan popular hace algunos años? En parte se debió a Fuhrman, quien le dio a esta dura hoja verde el resultado más alto en su IGDN (índice global de densidad nutricional), el sistema para medir la densidad nutricional: un perfecto 1 000. Cuando el Mercado de Alimentos Naturales empezó a usar su sistema en las tiendas, las ventas de col rizada se fueron al cielo.

La col rizada (como otras verduras crucíferas de hojas verde oscuro) está llena de fitoquímicos y fibras, pero es baja en calorías; por ende, tiene una proporción extraordinariamente alta de nutrientes frente a calorías. Como a Fuhrman le gusta señalar en sus cátedras y muchas veces en sus playeras: "¡La col es la nueva carne!"

MI HISTORIA CON LOS ALIMENTOS NATURALES

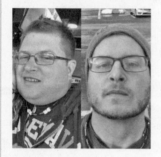

Russell Cartwright, 42 años, Annapolis, Maryland

A los 21 años pesaba 142.5 kilogramos. Perdí peso con éxito, pero no de una forma muy sana. Para cuando cumplí 30, recuperé todo mi peso y esta vez no pude perderlo. Asumí que mi metabolismo sólo se había vuelto lento.

Un día fui a extender mi póliza de seguros y me dieron toda una lista de malas noticias. Tenía diabetes tipo 2, mis niveles de glucosa eran extremadamente altos y mi colesterol estaba al tope. Me asusté mucho.

Supe que tenía que cambiar lo que comía, pero no sabía cómo. Yo era un tipo de hamburguesas, pizza y cerveza, pero sólo hice el esfuerzo de empezar a comer más frutas y verduras y perdí mis primeros 10 kilogramos. Luego se me ofreció la oportunidad de asistir a la inmersión del doctor Joel Fuhrman por mi trabajo en Alimentos Naturales y eso fue lo que realmente cambió mi vida.

Perdí 52 kilogramos en un año y dejé el medicamento para la diabetes. Mis niveles de glucosa son normales y mi nivel de colesterol está realmente bien.

Hoy en día como muchas frutas y verduras, y como una ensalada inmensa cada cena. No como 100% vegetal; a veces añado pollo a mi ensalada, pero no como carne roja. Nunca como comida rápida, nunca. Como brócoli y hummus religiosamente; son mis favoritos. Como alimentos que nunca antes había probado, como los aguacates.

Realmente me ayudó registrar lo que comía y pedirle a mi equipo de líderes en el Mercado de Alimentos Naturales que me hicieran responsable por ello. Eso fue crucial. Decidí enfrentar mi salud con la misma actitud que desarrollo mi vida profesional. También empecé a hacer ejercicio y descubrí que realmente disfruto esa parte de mi día.

Nunca le llamé dieta. No soy rígido al respecto. Si viajo un día y como algo menos saludable, no me preocupo demasiado, sólo retomo el camino de la comida saludable al día siguiente. Les digo a mis amigos: "No lo llamen dieta. Sólo cambien lo que comen". A mí me salvó.

El doctor Fuhrman es muy directo sobre la mala información que corre desenfrenadamente en el mundo de las dietas. Un tema del que es particularmente apasionado es el metabolismo. "Los científicos nutricionales de todo el mundo reconocen que el exceso de calorías reduce nuestro tiempo de vida, mientras que un menor consumo de calorías extiende el tiempo de vida —declara—. Y sin embargo, la gente está intentando usar modas y trucos para *acelerar* su ritmo metabólico para que pueda comer más calorías sin engordar. ¡No tiene sentido! Al acelerar tu metabolismo ¡te estás envejeciendo!"[14]

Índice global de densidad nutricional del doctor Fuhrman

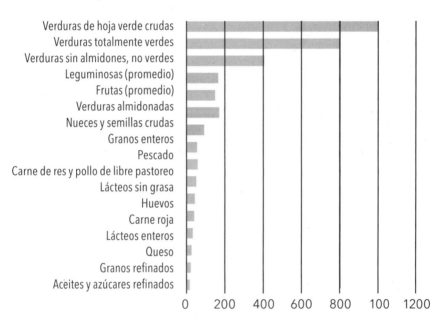

El concepto de Fuhrman de densidad nutricional es una herramienta poderosa para cambiar tu enfoque de lo que *no deberías* comer hacia los maravillosos alimentos que *deberías* comer para maximizar tus nutrientes. Pero antes de que corras armado con una tabla del IGDN para empezar a medir una verdura contra otra, es importante comprender que, comparado con los alimentos procesados y los alimentos animales, *todos los alimentos naturales vegetales son densos en nutrientes*. Lo más importante es que comas mucho de ellos, y si el brócoli no llega tan alto en el rango como la col, eso no es razón para dejar de comerlo. Si simplemente comes una dieta de alimentos naturales vegetales e incluyes una amplia variedad de frutas y verduras, naturalmente obtendrás una cantidad mucho mayor de nutrientes por caloría que cualquiera que coma una dieta de alimentos procesados y alimentos animales.

UN COMENTARIO SOBRE EL EJERCICIO

Este libro está enfocado en salud y dieta, sin embargo, otro elemento importante del cambio en el estilo de vida, particularmente si estás intentando perder peso, es el ejercicio. Mientras que una dieta natural vegetal te permite perder peso incluso sin hacer ejercicio, el ejercicio regular sólo aumentará sus beneficios. El ejercicio ha demostrado mejorar la salud cardiovascular, reducir la glucosa, mejorar la salud ósea y aumentar la sensación general de bienestar, e incluso puede incrementar la saciedad y suprimir el deseo de comer de más.[15]

Incluso una caminata corta todos los días es mejor que nada de ejercicio. Si no te gusta ir al gimnasio, busca actividades que puedas incluir cada día para mejorar tu fuerza, equilibrio, flexibilidad y resistencia. Uno de los sellos distintivos de las culturas más longevas en el mundo (ve el capítulo 4) es que todas hacen alguna clase de "movimiento natural", ya sea caminar, cuidar el jardín, subir y bajar un piso, pastorear cabras por un terreno montañoso. No necesariamente levantan pesas en el gimnasio, pero sí mantienen su cuerpo fuerte y flexible.

Un beneficio de comer una dieta natural vegetal es que te dará más energía para hacer ejercicio. Quizá despiertes un nuevo amor por escalar, correr, jugar tenis o hacer yoga conforme elimines el exceso de peso y te sientas mejor en tu cuerpo.

Si ya eres activo, esta forma de alimentación sólo aumentará tu desempeño. Una dieta natural vegetal mejora tu sistema cardiovascular, aumenta tu poder y acelera tu rango de recuperación.[16] Algunas personas temen perder fuerza sin grandes cantidades de proteína animal, pero los atletas con una dieta vegetal —desde el medallista olímpico de pista y campo Carl Lewis, hasta las superestrellas de tenis Venus Williams y Novac Kjokovic, o los ultraatletas Rich Roll y Scott Jurek— son prueba de que no es así.

No dejes de lado los alimentos vegetales que se encuentran más abajo en la escala del IGDN, como las nueces, las semillas, las verduras almidonadas, los granos enteros, las leguminosas y la fruta fresca. Todavía contienen suficientes nutrientes beneficiosos. El doctor Fuhrman no recomienda una dieta en la que sólo comes los alimentos más altos en la escala de IGDN, como las hojas verdes. Es importante incluir estos alimentos, pero también recomienda una diversidad de otros alimentos vegetales para tener una salud excelente, protección contra el cáncer y longevidad. De hecho, las frutas, las leguminosas y las semillas son parte importante de su programa de salud.

Densidad nutricional. Densidad calórica. Saciedad. Son los conceptos críticos que debes comprender para poder elegir alimentos que aseguren que estés bien nutrido y satisfecho.

Consejos para llevar

- *Comprende la densidad calórica.* Los seres humanos tenemos una predilección evolutiva de buscar los alimentos más densos calóricamente. Los alimentos altamente procesados son extremadamente densos en calorías, pero carecen del tamaño para estirar el estómago, confundiendo entonces a los sistemas naturales del cuerpo para saber cuándo dejar de comer. Elige alimentos naturales, vegetales, ricos en fibra, y podrás confiar en que tu cuerpo te dirá cuándo tuvo suficiente.
- *Come una variedad de frutas y verduras.* Los alimentos vegetales están llenos de nutrientes que promueven la salud y combaten la enfermedad. Son mucho más densos en nutrientes por caloría que los alimentos animales. Come muchas frutas y verduras diferentes, así como leguminosas y granos enteros, para maximizar sus beneficios.

Capítulo 3

Conectar dieta y enfermedad

La ciencia nutricional ve todo el panorama

Comprender es percibir patrones.
ISAIAH BERLIN, *El estudio adecuado de la humanidad*

Considera este escenario por un momento. Si alguien te ofreciera una pastilla que demostró prevenir y revertir la enfermedad cardiaca y la diabetes tipo 2; bajar el colesterol, la presión sanguínea y el peso corporal; reducir significativamente tu riesgo de desarrollar múltiples tipos de cáncer; extender tu tiempo de vida, y hacer que te veas y te sientas genial, ¿dudarías en tomarla? Tal vez no venga en una botella pero, como verás en este libro, una dieta natural vegetal ha demostrado hacer todo esto.

Por otra parte, considera los siguientes hallazgos científicos. El alto consumo de carne roja y carnes procesadas se ha vinculado con un riesgo mayor de muerte por todas las causas, incluyendo enfermedades crónicas como enfermedad cardiovascular y diabetes tipo 2.[1] Comer grandes cantidades de proteína animal se ha relacionado con incidencias mayores de cáncer[2] y mortandad.[3] Más de 1 000 estudios sobre cáncer de intestino han confirmado que la carne roja aumenta el riesgo, mientras que los alimentos vegetales altos en fibra lo disminuyen.[4] Las carnes procesadas son particularmente atemorizantes, pues estudios significativos las vinculan con cáncer de estómago, cáncer de mama y cáncer de colon, y la Organización Mundial de la Salud las clasificó como carcinógenas.[5] Como resultado, el Fondo Mundial para la Investigación del Cáncer y el Instituto Americano para la Investigación del Cáncer sacaron firmes recomendaciones de que las personas "comieran en su mayoría alimentos de origen vegetal",[6] incluyendo granos enteros, frutas, verduras y leguminosas.

VARIEDADES DE LA CIENCIA NUTRICIONAL

La ciencia nutricional viene de muchas formas. Éstos son algunos tipos de estudio comunes:

Los estudios epidemiológicos, los estudios observacionales y los estudios de cohorte son acercamientos amplios en los que los investigadores examinan una o más poblaciones (o cohortes) a lo largo del tiempo, anotando los resultados de su salud, su dieta y varios otros factores de estilo de vida, comparándolos con los de otras poblaciones.

Las pruebas controladas al azar (PCA) son pruebas clínicas en las que se divide a los participantes al azar en dos o más grupos, uno de los cuales es el grupo de controles, que no recibe tratamiento alguno. (Por ejemplo, en una prueba de un medicamento, los que estén en este grupo recibirán tal vez una pastilla de azúcar.) Este formato significa que los investigadores pueden descartar mejor otros factores que no estén estudiando.

Las pruebas de laboratorio involucran analizar nutrientes o suplementos específicos en muestras de tejido, animales o humanos, y observar los resultados con el tiempo.

Los metaanálisis comparan múltiples estudios hechos en sujetos similares o que concluyen temas en común.

Cada uno de estos acercamientos tiene fortalezas y debilidades. Al final, necesitamos muchas clases distintas de ciencia para ayudarnos a ver mejor todo el panorama de la relación entre la salud y la alimentación.

Estos estudios no son simples anomalías. De hecho, son sólo unos cuantos entre una multitud de indicadores de información contundentes que comprenden la evidencia a favor de la dieta de alimentos naturales vegetales. La investigación que apoya la sabiduría de esta forma de alimentación, aunque resumida brevemente, es suficiente para llenar varios libros. Los rigurosos experimentos de laboratorio, las pruebas clínicas controladas cuidadosamente y los estudios observacionales a largo plazo siguiendo a millones de personas a lo largo de varias décadas confirman el profundo valor de comer más alimentos reales vegetales y de minimizar los alimentos altamente procesados y los productos animales.

Desafío del dogma alimentario: el estudio de China

Los científicos tienen diversos métodos a su disposición cuando se trata de estudiar la dieta, la salud y la longevidad. Pueden estudiar una población de personas sanas, realizar estudios controlados en dos grupos comiendo dietas diferentes o aislar nutrientes para examinarlos en un laboratorio; cualquiera de estos acercamientos se consideraría "ciencia nutricional", pero son tan distintos que bien podrían ser campos diferentes. Algunos ven el panorama completo, buscando patrones y tendencias; otros se enfocan en los detalles, en procesos químicos en específico. Cada método ofrece información válida e importante para el acertijo de la salud, y cada uno también tiene sus propias limitaciones y puntos ciegos. Aunque la mayoría de los científicos dedica toda su carrera a un tipo de investigación en particular, ocasionalmente conoces a un investigador único, cuya búsqueda por el conocimiento incluya tanto lo macro como lo micro, el panorama completo y los detalles aislados. T. Colin Campbell es ese hombre.

Si el campo de la nutrición tuviera una aristocracia, Campbell seguramente sería parte de ella. Quizá no haya sido el primero en demostrar conexiones significativas entre la dieta y la enfermedad, pero lo hizo en una escala inigualable. Su trabajo emblemático se conoció como *El estudio de China* (o *El Proyecto China-Cornell-Oxford*, para llamarlo por su nombre completo), un estudio epidemiológico masivo de 20 años que examinó los hábitos alimenticios y las enfermedades de 6500 personas en 65 provincias chinas. Un artículo de *The New York Times* de 1990 lo llamó "el estudio más grande y completo que se haya realizado sobre la relación entre la dieta y el riesgo de desarrollar enfermedades" y comentó que incluso sus primeros hallazgos estaban "desafiando gran parte del dogma alimentario de Estados Unidos".[7]

¿Cuáles fueron los hallazgos controversiales de Campbell? Él resume el mensaje esencial de esta manera: "La gente que comía la mayoría de alimentos animales tuvo la mayoría de las enfermedades crónicas [...] La gente que comía la mayoría de alimentos vegetales era la más sana y tendía a evitar enfermedades crónicas".[8]

En algún momento Campbell pudo parecer un candidato improbable para volverse defensor de la alimentación vegetal. Creció en una granja de lácteos en el hermoso campo de Virginia, y el joven Campbell creía que "la vieja dieta estadounidense es la mejor que hay. Entre más lácteos, carne y huevos comamos, mejor".[9] Después de estudiar en Penn

Héroe de los alimentos naturales

Doctor T. Colin Campbell

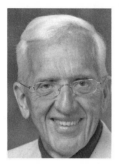

"En este punto, cualquier científico, médico, periodista o diseñador de políticas que niegue o minimice la importancia de una dieta de alimentos naturales vegetales para el bienestar individual y social simplemente no está viendo bien los hechos. Ya hay demasiada evidencia valiosa que no podemos ignorar."

Contribuciones: Fue pionero en la ciencia de la alimentación vegetal. Como el doctor Dean Ornish señala: "Todos en el campo de la ciencia nutricional están sobre los hombros del doctor Campbell".

Datos curiosos: Campbell acuñó el término "alimentos naturales vegetales" en 1978.

Lee esto: *El estudio de China. Asombrosas implicaciones sobre la alimentación, la salud y la pérdida de peso a largo plazo*

Más información: www.nutritionstudies.org

State, Cornell y MIT, y de enseñar en Virginia Tech, regresó a Cornell como profesor en 1975. Ayudó a establecer la política de lineamientos nutricionales, dio información para los comités gubernamentales de los que también formó parte, generó investigaciones clave originales fundadas por instituciones de élite, estableció estándares para los programas de salud y desarrolló la política para programas de alimentación y nutrición internacionales. Sin embargo, incluso al ascender a la cima de la nutrición y la salud, empezaba a cuestionar sus postulados.

Poco a poco, Campbell empezó a sospechar que la dieta estadounidense de carne y lácteos estaba jugando un papel significativo en las epidemias de enfermedad cardiaca, cáncer y diabetes. Hacia finales de la década de 1970 ya había demostrado evidencia sólida en su laboratorio de que ciertos nutrientes, incluyendo proteínas derivadas de alimentos animales, estaban involucrados en la promoción del desarrollo de tumores cancerosos en animales. Los alimentos vegetales, por otra parte, parecían ser un factor en la disminución del desarrollo tumoral. Estos estudios, sin embargo, estaban limitados a animales y se enfocaban en nutrientes específicos, aislados en circunstancias cuidadosamente controladas. "Nutriente por nutriente. Así investigábamos, así lo enseñé",[10] dice Campbell. Y esta forma de investigación tiene sus límites. Cada nutriente interactúa con otros nutrientes en miles de formas diferentes, y entre más busquemos aislar uno y atentamente descartemos todas estas relaciones interdependientes, más nos distanciamos de la nutrición en el mundo real. Como Campbell dijo a *The New York Times*: "Llegué a creer [...] que había un mundo de diferencia para comprender la nutrición. No deberíamos pensar en una forma lineal de que A causa B. Deberíamos pensar cómo las cosas funcionan juntas".[11] Y para ser capaz de estudiar cómo funcionan las cosas en conjunto, necesitó seguir a una gran población durante un periodo de tiempo largo.

En ese entonces Campbell conoció a un científico chino, el doctor Chen Junshi, quien le dio justo esa oportunidad. Junshi le dijo a Campbell que a principios de 1970 Zhou Enlai, primer ministro de la República Popular China, había estado agonizando de cáncer y había iniciado la Encuesta de Nutrición y Salud China, la más grande de su clase que se hubiera completado.

La encuesta —que recolectó información de 880 millones de ciudadanos chinos o 96% de la población— mostró patrones fascinantes. Los índices de cáncer, reveló, eran de naturaleza geográfica. En algunas áreas rurales había poca o ninguna evidencia de enfermedad, mientras que otras regiones, particularmente las urbanas, mostraban aumentos dramáticos. Inspirados por la amplitud de esta información, Campbell y Junshi se propusieron hacer un estudio extensivo de los hábitos alimenticios y de estilo de vida.

A finales del siglo xx China ofreció un terreno singularmente fértil para un estudio sobre alimentación y enfermedad. La población era genéticamente muy similar, pero variaba significativamente en hábitos alimenticios, índices de enfermedad y otros factores ambientales de región a región. En 65 regiones rurales y semirrurales de China, Campbell y su equipo entregaron cuestionarios, tomaron muestras de sangre y orina, analizaron alimentos de mercados locales y midieron cuidadosamente el consumo de alimento de las familias participantes durante varios días. "Cuando terminamos —escribió Campbell— teníamos más de 8 000 asociaciones estadísticamente significativas entre las variables de estilo de vida, alimentación y enfermedad."[12]

¿Qué demostró el estudio de China? Concluyentemente demostró que las regiones en que la gente comía más productos animales, que tendían a ser las más ricas, tenían los índices más elevados de enfermedad

Héroe de los alimentos naturales

Doctor Thomas Campbell

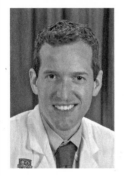

"Los alimentos que comes son tan profundamente vitales para tu salud, que el desayuno, la comida y la cena son de hecho ejercicios de toma de decisiones médicas."

Contribuciones: Thomas Campbell, coautor de *El estudio de China*, es un médico pionero en lo vegetal por su propia cuenta. Es director clínico del Programa de Nutrición de la Universidad del Centro Médico Rochester, el primer programa de su clase que se enfoca en el valor de salud de la dieta de alimentos naturales vegetales.

Datos curiosos: La primera elección de carrera del doctor Campbell no fue la medicina ni la nutrición, sino la actuación. Estuvo luchando para hacerse de un nombre en Chicago cuando su padre le pidió que lo ayudara a escribir *El estudio de China*. Accedió y, algunos años después, no sólo era un autor bestseller, sino que había obtenido un título en medicina y completado su entrenamiento como médico.

Lee esto: *El estudio de China. Asombrosas implicaciones sobre la alimentación, la salud y la pérdida de peso a largo plazo*

Más información: www.nutritionstudies.org

cardiaca, cáncer y otras enfermedades cronicodegenerativas, llevando a Campbell a llamarlas "enfermedades de afluencia". En contraste, en las regiones de más pobreza, la gente comía muchos menos productos animales y tenía menores índices de estas enfermedades.

¿Qué causó específicamente estas enfermedades de afluencia? ¿Fue la grasa saturada encontrada en los alimentos animales? ¿Fue la proteína animal misma o un tipo particular de carne animal? ¿Fue el colesterol que sólo se encuentra en alimentos animales? Estas preguntas estaban más allá del alcance de la investigación de Campbell. Aun así, es imposible no notar las impactantes relaciones entre el alto consumo de productos animales, la adopción de más dietas de estilo occidental y los altos índices de obesidad, enfermedad cardiaca, cáncer y diabetes.

LA FIBRA ES TU AMIGA

Un hallazgo clave del estudio de China es la asociación de una dieta alta en fibra con una disminución de ciertos cánceres, incluyendo el cáncer de colon. El consumo chino de fibra era en promedio tres veces mayor de lo que se ve típicamente en las dietas de Estados Unidos.

La fibra es un componente crítico para una dieta natural vegetal. Es la sustancia que les da estructura a las paredes celulares de las plantas, de la misma manera en que los huesos les dan estructura a los cuerpos de los animales. Por esto, un consumo alto en fibra es uno de los marcadores de una dieta alta en alimentos vegetales.

En algún momento se pensó que la fibra era una adición innecesaria a la dieta humana. Después de todo, digerimos muy poco de ella o nada. Pero en años recientes hemos visto una nueva apreciación de su importancia, confirmando los hallazgos de investigadores anteriores, incluyendo a T. Colin Campbell y Denis Burkitt. Resulta que la fibra tiene un papel crucial en la alimentación de nuestra flora bacteriana. Quizá no la digiramos, ¡pero ella sí! También realiza una función de limpieza, o de "cepillado". La fibra hace que todo funcione mejor y se mueva mejor también. Mejora la digestión, estabiliza los niveles de glucosa, desintoxica, mantiene bajo tu pH y ayuda con la excreción de sustancias indeseables del cuerpo.

Hoy en día la dieta estándar de Estados Unidos es muy deficiente de fibra, llegando a alrededor de 15 gramos al día. No es suficiente. Y deja el Metamucil; hay mucha evidencia de que meramente añadir la fibra como suplemento no proporciona los mismos beneficios para la salud. Tu cuerpo necesita su versión real, la cual sólo se encuentra en alimentos naturales vegetales, como frutas, verduras, leguminosas y granos enteros.

Para quienes defienden el potencial de salud de las dietas naturales vegetales, el estudio de China se ha convertido en una piedra angular importante. El libro, escrito por Campbell y su hijo, el doctor Thomas Campbell, se publicó en 2005, y ha sorprendido al mundo editorial vendiendo cerca de dos millones de copias. Pero el acercamiento epidemiológico a la nutrición (ve el cuadro en la página 69) no carece de críticos, muchos de los cuales no están de acuerdo con esta clase de investigación "observacional". Dicen que tales estudios no pueden aislar fácilmente alimentos en particular o nutrientes, o asignar vínculos causales claros entre un alimento y un resultado en específico. No pueden eliminar otros factores que puedan influir, como las condiciones ambientales. Sacaron correlaciones y revelaron patrones y tendencias, pero la correlación, como se dice muchas veces, no es igual a causa. Por supuesto, debe decirse que T. Colin Campbell, quien ha hecho toda clase de investigación nutricional, está muy consciente de la amplitud y las limitaciones de la información observacional.

Tales críticas muchas veces se mezclan con una insistencia de que las pruebas controladas al azar (ve el cuadro de la página 69) son los únicos medios seguros de resolver cuestiones nutricionales. No estamos de acuerdo. Mientras que las PCA son útiles para probar medicamentos, su desventaja —y es una muy grande— es que no se prestan fácilmente para el estudio de efectos alimentarios a largo plazo. El tipo de enfermedad crónica relacionada con la dieta, como la enfermedad cardiaca y el cáncer, tiende a desarrollarse lentamente, a lo largo de años e incluso décadas. Los marcos de tiempo mucho más cortos de estudios más controlados (medidos en meses en lugar de años y décadas) no son suficientes para mostrar los resultados que realmente importan. Aún más, es casi imposible tener personas al azar que sigan dietas específicas durante un largo periodo de tiempo, y muchas veces no es éticamente aceptable hacerlo, así como no fue aceptable forzar a los no fumadores a fumar durante 30 años para determinar "definitivamente" si fumar era dañino. Sería bueno recordar que la evidencia de la relación entre fumar y el cáncer provino de estudios epidemiológicos, y la industria tabaquera usó el argumento de "correlación no es causa" durante años como su arma principal en el arsenal de refutaciones.

"Las personas más sanas del mundo"

La información del estudio de China es extremadamente contundente, pero ¿hay otros estudios que hayan llegado a conclusiones similares, algunos hechos un poco más cerca? La respuesta es sí. Un grupo de estudios así se derivó de una población singular de estadounidenses, los adventistas del séptimo día, una secta religiosa del cristianismo establecida a mediados del siglo XIX. Muchos de los adventistas se inspiran en el verso bíblico de Génesis 1:29: "Y Dios dijo, mirad, te he dado cada planta que contiene semilla y *está* sobre la faz de la tierra, y cada árbol donde *está* el fruto que contiene la semilla, para ti será alimento". En otras palabras, come alimentos reales, sobre todo plantas.

Los adventistas son uno de los grupos de estudio más interesantes desde la perspectiva de la alimentación, pues tienen un estilo de vida en general muy similar (algunos factores distintivos son que hay muy pocos fumadores o consumidores de tabaco, tienen una fe religiosa y un sentido de comunidad muy fuertes, y hacen ejercicio con regularidad), pero al mismo tiempo, miembros específicos siguen distintos patrones de alimentación. Éstos varían desde el vegano (sin productos animales) y el ovolactovegetariano (vegetariano con lácteos y huevos), hasta el pescovegetariano (vegetariano que come un poco de pescado) y los que comen carne. Es raro en estudios epidemiológicos que los investigadores puedan observar a un grupo de personas con estilos de vida similares, pero tantos subgrupos alimenticios diferentes, permitiéndoles aislar más efectivamente el impacto de la dieta en la salud.

En el primer estudio adventista, realizado en la década de 1970 y 1980, en California, se siguió a más de 34 000 personas durante 14 años.[13] Lo primero que destaca en la información es que los adventistas que comían una dieta principalmente vegetal —los veganos, ovolactovegetarianos y los pescovegetarianos (nombrados por los investigadores como "los vegetarianos")— se han identificado como uno de los cinco focos de longevidad en el mundo, las "zonas azules", que discutiremos en el capítulo 4. Por ahora, sólo digamos que los adventistas tienen un tiempo de vida que vale la pena estudiar: los hombres y mujeres vegetarianos viven alrededor de 83 y 86 años, respectivamente (comparado con 76 y 81 para la persona promedio).[14] Y si sólo miras a quienes tenían estilos de vida saludables, es decir, que no fumaban, hacían ejercicio regular, etc., el tiempo de vida aumenta a 87 y 90. ¡Son 11 años más de vida para los hombres y nueve para las mujeres!

En lo que respecta a las principales causas de muerte en Estados Unidos —enfermedad cardiaca y cáncer—, de nuevo les va bien a los adventistas vegetarianos. Tienen el índice más bajo de enfermedad cardiaca del país.[15] En hombres, el riesgo de enfermedad cardiaca fatal tenía "una relación significativa con el consumo de carne de res".[16] El riesgo de cáncer de colon aumentó 88% en los adventistas que comían carne, por encima de sus contrapartes vegetarianas. La diabetes, nuestra epidemia nacional rápidamente creciente, es rara entre los adventistas. De hecho, ellos ostentan el índice más bajo del país de esta enfermedad.[17]

Parte de lo que vuelve tan impresionantes los estudios de salud de los adventistas es el contexto geográfico de la población. Por ejemplo, Loma Linda, California, no está precisamente escondida en una isla desierta, distanciada de los hábitos alimenticios de la sociedad contemporánea. No, está justo en medio del núcleo cultural del sur de California, al sur de la autopista de San Bernardino. En otras palabras, viven entre nosotros. Sin embargo, en lo que respecta a su salud, pareciera que son de otro planeta. De hecho, sus consecuencias de salud son una visión brillante de las posibilidades en medio de la distopia de enfermedades crónicas de Estados Unidos.

En 2002 empezó un segundo estudio importante de adventistas, liderado por el doctor Gary Fraser y su equipo de investigadores de la Universidad de Loma Linda, el cual incluyó 96 000 participantes por todo Estados Unidos y Canadá. Los resultados de ese estudio mostraron que los adventistas que comían carne tenían cintura más grande y un mayor índice de mortandad que sus contrapartes vegetarianas. También tendían a tener peores hábitos alimenticios en general, incluyendo mayor consumo de alimentos procesados, como azúcar, refresco y granos refinados. Esto plantea la cuestión de si eran los alimentos animales o los alimentos procesados, o ambos, lo que les llevaba a tener una vida más corta en esta cohorte. Aunque no podemos desentrañarlo con este estudio, lo que sí podemos decir es que los ovolactovegetarianos, los pescovegetarianos y los veganos tenían índices de mortandad significativamente más bajos comparados con quienes comían carne.[18]

CINCO CONSEJOS PARA DIGERIR LA CIENCIA NUTRICIONAL

No todos tenemos tiempo de volvernos expertos en ciencia nutricional, así que es comprensible que nos dirijamos a los medios populares para versiones pequeñas, predigeridas. Sin embargo, cuando se trata de algo tan importante como lo que comes, te invitamos a que des algunos pasos extra para asegurar que le confíes tu salud a buenas fuentes de información.

1. Ve a la fuente
Que no te engañe un encabezado dramático. Lee todo el artículo y, si es necesario, revisa el estudio en sí. Podrías sorprenderte de cuán diferentes son.

2. Pregunta quién está detrás

Desafortunadamente, demasiadas compañías alimentarias están iniciando, fundando e incluso redactando los estudios que hacen que sus productos se vean bien. Un impactante porcentaje de estudios publicados en revistas médicas de renombre es fundado comercialmente.[19] Por supuesto, fundar conflictos de interés no siempre indica una mala ciencia, pero nunca subestimes lo simple que puede ser diseñar estudios que obtengan resultados favorables para grupos particulares de interés.

3. Considera qué tan bien está diseñado

El diablo muchas veces está en los detalles, y el diseño de un estudio importa. ¿La mantequilla es buena para ti? Si diseñas un estudio que la compara con la margarina, el resultado puede decirte más sobre la deficiencia de la margarina que sobre el valor nutricional de la mantequilla. Los periodistas muchas veces caen ante esta clase de cosas, sobre todo si les permite escribir un encabezado sorprendente o "impactante".

4. Busca apoyo

Cuando se trata de nutrición, los estudios deben verse en función de tendencias mayores. ¿Hay estudios que los corroboran? No tomes muy en serio ninguno si es sólo uno de muchos en el tema; dales más crédito a las tendencias generales. Si 100 estudios implican a los azúcares refinados en problemas de salud y dos los exoneran, no los utilices como justificación para pedir un postre.

5. Encuentra fuentes confiables

Este último consejo es quizá el más importante. Muy pocos tenemos el tiempo o la experiencia para investigar la nutrición por nuestra cuenta. Todos los héroes de los alimentos naturales que presentamos en este libro tienen páginas web y libros que pueden ser útiles en tu búsqueda de una mejor salud.

Se observó un patrón similar con la diabetes tipo 2: la prevalencia de la enfermedad aumentó a partir del extremo bajo de los veganos (2.6%) hacia el de los ovolactovegetarianos (3.2%), el de los pescovegetarianos (4.8%) y el de los consumidores de carne (7.6%).[20]

Vale la pena mencionar que incluso los adventistas clasificados como consumidores de carne comían mucho menos que las personas comunes. La dieta adventista que incluía carne (en términos de consumo diario en gramos) se componía mucho de frutas y verduras, nueces, leguminosas y alimentos de soya. Y la mejor expectativa de vida en general de la comunidad lo refleja.

Vegano no necesariamente quiere decir sano

Es importante comprender que uno puede adoptar una dieta vegana o vegetariana (quizá por razones éticas) y aun así terminar comiendo alimentos muy poco saludables. Meramente evitar los alimentos animales no es la respuesta para una buena salud. Recuerda nuestro primer principio alimentario: elige alimentos naturales por encima de los alimentos procesados. ¡No seas un vegano o un vegetariano de comida chatarra! Sí, estudios han demostrado que los vegetarianos tienen un menor riesgo de cáncer, menos obesidad y, dependiendo del estudio que leas, posiblemente más longevidad.[21] Nosotros sugeriríamos que esos estudios no sólo registraran la disminución en el consumo de productos animales no saludables, sino *un incremento en los alimentos vegetales saludables en la dieta*: un mayor consumo de frutas y verduras, granos enteros y leguminosas, con todos sus nutrientes y micronutrientes correspondientes. En el enorme estudio Investigación Prospectiva Europea sobre Cáncer y Nutrición, se asociaron cuatro comportamientos de estilo de vida combinados con 14 años de longevidad extra: no fumar, sólo un consumo moderado de alcohol, actividad física y *el consumo de al menos cinco porciones de frutas y verduras al día*.[22]

Volverte vegetariano nunca debería considerarse un boleto hacia la salud por sí mismo. Las donas, las papas fritas y los banana splits son vegetarianos, pero ninguno de ellos entraría en la lista de los 10 alimentos más saludables de todos los tiempos. Una dieta natural vegetal se aleja de los granos refinados, de los carbohidratos y azúcares altamente procesados, y de los aceites. De hecho, incluso hay estudios, como el que mencioné arriba, que no encuentran una diferencia significativa en la expectativa de vida entre los vegetarianos y los consumidores de carne. Pero hay una clave para interpretar esa información: los vegetarianos en el estudio estaban comiendo sólo la mitad de la fibra que los vegetarianos adventistas de Loma Linda. Esto significa que estaban comiendo ¡muchos menos alimentos vegetales! Los vegetarianos de Loma Linda comían muchos más alimentos naturales y plantas, y toda la fibra saludable y los nutrientes que tienen. Los resultados hablan por sí mismos: una población común, genéticamente diversa, con consecuencias de salud extraordinarias. Como el doctor Garth Davis dijo: "Si todos comieran como un adventista del séptimo día, todos tendrían la salud de un adventista del séptimo día".[23]

Una persona que claramente parece tener la salud de un adventista del séptimo día —o de un chino rural como los que estudió— es T. Colin Campbell. Hoy en día, en sus ochenta y todavía robusto y activo, dirige un centro nutricional, enseña en Cornell y da cátedras por todo el mundo sobre los beneficios de la dieta natural vegetal. Visita su oficina en Ithaca, Nueva York, y podrás ir a almorzar al famoso restaurante Moosewood enfrente, uno de los lugares vegetarianos originales del país. Fundado cuando no comer animales se consideraba radical, este venerable establecimiento sin duda contribuyó a la reputación de Ithaca como bastión de ideas poco convencionales: "16 kilómetros cuadrados rodeados de realidad", como dicen los lugareños. "Realidad", en el horizonte nutricional de Estados Unidos, puede ser todavía Big Macs, boloñesa y hamburguesas con tocino. La carne es todavía "lo que hay para cenar" muy seguido. Pero gracias a la gente como Campbell y a investigaciones como el estudio de China y los estudios de salud de los adventistas, esa realidad está cambiando. El cambio cultural puede parecer lento a veces, especialmente para quienes ven vívidamente un mejor futuro, pero el movimiento de la alimentación vegetal ya es fuerte y está creciendo, y sin duda le debe mucho a este viejo estadista de mente singular.

Consejos para llevar

- **Come sobre todo plantas.** La correlación entre las dietas densas en alimentos animales y los altos índices de enfermedad crónica ha sido ya bien establecida por estudios epidemiológicos grandes, como el estudio de China y los estudios de salud de los adventistas.
- **La ciencia nutricional necesita ser holística.** Muchas formas diferentes de investigación se suman a una imagen más completa.

Acércate a la ciencia nutricional con una mente escéptica y busca patrones, no encabezados sensacionalistas.

- **La población más longeva en el mundo come una dieta principalmente vegetal.** Si quieres llegar hasta los 90, ¡come como un adventista!

Capítulo 4

Aplicar ingeniería inversa para la longevidad

Alimentos y cultura en las zonas azules

> Las tradiciones no son sólo formas arcaicas
> de hacer las cosas. Son algoritmos probados
> y comprobados para mantener a la gente sana y feliz.
> MICHAEL POLLAN

¿Quieres tener una larga vida? En principio, habría algunos que dirían que no. Pero cuando los investigadores de la Universidad de Pennsylvania calificaron la pregunta con la añadidura de varias enfermedades crónicas, pronto se volvió claro que, para muchos, condiciones como la demencia, la incontinencia y el fallo pulmonar eran un destino peor que la muerte.[1] Como escribió el poeta E. E. Cummings: "No estar muerto no es estar vivo". Lo seres humanos quieren tener una larga vida, pero también una vida sana: tener vitalidad, capacidad corporal y estar relativamente libres de enfermedades crónicas. El atractivo de la longevidad claramente lo es menos si sólo significa extender el dolor y el sufrimiento de una lista creciente de padecimientos físicos.

El poder de una dieta natural vegetal recae en su capacidad de cumplir nuestras aspiraciones gemelas de extender el tiempo de vida y la salud. Y quizá en ninguna parte queda mejor demostrado que en el impresionante trabajo de un periodista y explorador llamado Dan Buettner, quien se lanzó a buscar a las personas más longevas del planeta y aprender los secretos de su estilo de vida. Su investigación sobre estas poblaciones, la cual se conoce como "zonas azules", ha ofrecido al mundo una ventana hacia cinco incubadoras extraordinarias de la salud y la vitalidad humanas. Esparcidas por el mundo, con culturas, medioambientes, tradiciones y genéticas diferentes, cada una de estas poblaciones tiene una concentración inusual de gente que vive hasta sus 90 o incluso más allá de 100 años. Tienen una sorprendente cantidad de cosas en común, y quizá lo más espectacular es que todos comen una dieta de alimentos naturales, con 90% de sus calorías de fuentes vegetales en promedio.

El viaje de Buettner hacia la longevidad empezó alrededor del cambio de milenio. Durante varios años había liderado expediciones por todo el mundo, investigando algunos de los misterios más fascinantes de la historia. ¿Por qué colapsó la civilización maya? ¿Marco Polo realmente llegó a China? ¿Qué les pasó a los anasazi? Como periodista, emprendedor, productor y ganador de un Emmy, viajero, ciclista, dueño de varios récords Guinness y colaborador asiduo de *National Geographic*, Buettner ha vivido una vida de múltiples identidades.

Héroe de los alimentos naturales

Dan Buettner

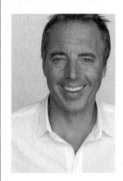

"Las personas más longevas del planeta comen una dieta vegetal. Comen carne, pero sólo como condimento o en una celebración. Nada de lo que comen tiene una envoltura de plástico."

Contribuciones: La investigación de Buettner de las zonas azules ha instruido a millones sobre la dieta y el estilo de vida de las personas más longevas en el mundo, y ha inspirado a personas, comunidades, ciudades y estados a adoptar los principios de una zona azul para "vivir más y ser más feliz".

Datos curiosos: Como complemento de su investigación sobre las zonas azules, la última exploración de Buettner es un clavado profundo a la fuente de la felicidad humana. ¿Qué es lo que hace feliz a la gente? ¿Hay factores culturales comunes que podamos discernir?

Lee esto: *El secreto de las zonas azules. Comer y vivir como la gente más sana del mundo*

Más información: www.bluezones.com

La salud y la dieta no estaban en el centro de sus aventuras. Él se describe a sí mismo como alguien que alguna vez tuvo una "dieta de ver la comida". "Yo veía la comida... y me la comía".[2] Eso cambió en el año 2000, cuando un misterio particularmente cautivante llamó su atención. La Organización Mundial de la Salud descubrió que los okinawa —residentes de la isla japonesa, famosa por la ocupación estadounidense durante la Segunda Guerra Mundial— tenían la expectativa de vida más larga, sin discapacidades, del mundo. ¿Por qué la civilización en una isla en particular tendría un potencial de salud tan grande? Buettner encontró su siguiente aventura.

Con ayuda del National Institute on Aging y *National Geographic*, reunió un equipo, voló a Okinawa y empezó a investigar la vida local y los hábitos alimenticios. Entre más aprendía sobre el estilo de vida y su increíble población de ancianos, más se convencía de que estaba tras algo realmente importante. Conforme se desarrollaba el proyecto, también lo hizo su meta. Buettner vio la oportunidad, como dice, de "aplicar ingeniería inversa a la longevidad".[3] Las investigaciones sobre genética y longevidad, incluido el conocido Estudio Longitudinal de los Gemelos Daneses Envejecidos, habían sugerido que la genética representaba sólo 20 o 30% del tiempo de vida, y el resto se debía a factores ambientales y de estilo de vida.[4] Si la forma como vivimos tiene un papel tan grande en qué tanto vivimos, Buettner pensó, entonces seguramente sería educativo localizar las poblaciones más longevas y examinar cuidadosamente su comportamiento. Empezó a ver más allá de Okinawa en busca de otras concentraciones de centenarios, y a preguntarles cómo lograban resultados tan admirables, dónde vivían, qué clase de comunidades tenían y, quizá lo más importante, qué comían.

Por supuesto, se dice fácil. La longevidad puede ser notoriamente difícil de determinar en cohortes de ancianos. Los demógrafos deben empezar en un área con una selección de nacimientos documentados entre 90 y 100 años antes, y rastrear a esas personas y su estilo de vida durante casi un siglo. Conforme el equipo de Buettner se acercaba a las poblaciones potenciales, usaba un marcador azul para resaltar las regiones en el mapa, de donde surgió el nombre informal de "zonas azules", que siguió usando.

Okinawa fue la primera zona azul. Como nación, Japón tiene el tiempo de vida más extenso del mundo, pero los okinawa dejan muy atrás a sus compatriotas de tierra firme. Esta relativamente pequeña isla tropical al sudeste de la península japonesa tiene uno de los índices más elevados de centenarios: 6.5 de cada 10 000 vive hasta 100 años. Los isleños de más de 65 años disfrutan la expectativa de vida más larga del mundo. Tienen menos índices de enfermedad que los estadounidenses en casi todas las categorías, con sólo la mitad de demencia que las personas de edades similares.

La siguiente zona azul que identificó Buettner estaba en la isla mediterránea de Cerdeña. Si te imaginas a centenarios con vidas tranquilas, tomando largas siestas en sus hamacas cerca del mar color turquesa, piensa de nuevo. La zona azul es una región específicamente lejos de la costa, conocida como Ogliastra, el área más montañosa de la isla. Los pastores de esas montañas cuidan ovejas y a duras penas tienen una vida sencilla entre un terreno inclemente. No es exactamente una vida fácil, pero es larga y gratificante, sobre todo para los hombres. Los hombres más longevos del planeta son los que caminan los senderos pedregosos de las montañas de Cerdeña.

La tercera zona azul que identificó fue el grupo religioso adventista del séptimo día en Loma Linda, California, sobre el que leíste en el capítulo 3. Buettner escribió sobre estas tres zonas azules en un artículo para *National Geographic* en 2005, el cual se volvió viral, quedando como el tercero más popular en los 100 años de historia de la aclamada revista. Le siguió un libro bestseller, pero Buettner no había terminado de explorar.

Antes de tiempo surgieron dos zonas azules más: Icaria, Grecia, y la península de Nicoya, en Costa Rica. Una isla relativamente remota, no lejos de la costa oeste de Turquía, Icaria sólo tiene poco más de 8 000 habitantes. Tiene un terreno escarpado que contrasta con el clima cálido del Mediterráneo y con el estilo de vida de sus habitantes, quienes viven al menos una década más que sus contrapartes en Estados Unidos, con la mitad de los índices de enfermedad cardiaca.[5] Mientras tanto, en la región montañosa de Costa Rica, Nicoya, la cual se utilizó antes como refugio para los rebeldes de la vecina Nicaragua, los mestizos (gente descendiente de europeos e indios americanos) llegan a la edad de 90 años 2.5 veces más que los norteamericanos, y tienen un índice mucho más bajo de cáncer, enfermedad cardiaca y diabetes.[6] Esta fuerte población ya no muere de las enfermedades infecciosas que alguna vez fueron el azote de sus ancestros, como disentería, dengue o malaria; sin embargo, también han permanecido relativamente libres de las enfermedades de afluencia que afligen a las poblaciones urbanas de Costa Rica.

Buettner y su equipo pasaron un tiempo considerable en cada zona azul, observando, investigando, analizando y explorando los estilos de vida y las actividades cotidianas de estos grupos increíbles de personas longevas. Poco a poco, las cinco empezaron a compartir sus secretos, los comportamientos que estaban claramente más vinculados a sus extraordinarias consecuencias de salud. El plan de Buettner para aplicar ingeniería inversa a la longevidad estaba dando frutos, pues fue capaz de encontrar similitudes críticas en el estilo de vida entre todas las zonas azules, aun estando dispersas por el mundo.

Los secretos alimentarios de los centenarios

Entre todos los factores de estilo de vida que distinguían a las zonas azules, uno de los más significativos era la dieta. Buettner y su equipo se hicieron amigos de los centenarios locales, observándolo en sus cocinas y jardines, caminando con ellos en sus colonias y registrando sus hábitos a lo largo del día. Les hicieron preguntas, muchas preguntas. Buettner reconoce que era una tarea compleja: "Si quieres saber qué comió una persona de 100 años para vivir tanto, tienes que saber lo que comió toda su vida, lo que comió en su infancia, cuando se casó, cuando llegó a los 50, cuando cumplió 60 y cuando se retiró. Y hoy en día no basta con preguntarles a esas personas porque no se acuerdan. Así que era una empresa descomunal".[7]

Después de años de investigación, Buettner tiene un montón de información demográfica cuidadosamente estructurada, junto con las notas y las remembranzas de sus numerosos viajes personales a esos lugares que la muerte parece renuente a visitar. Además, con apoyo de Walter Willett, de Harvard, inició un metaanálisis de cada estudio de nutrición hecho en los últimos 100 años en cada zona azul por investigadores locales e internacionales.

Mientras que a primera vista los platos de esos pueblos pueden parecer muy distintos, una mirada más detallada revela muchos patrones comunes. Como ejemplo, Buettner señala "las hojas verdes y las leguminosas. No importa a dónde vayas en las zonas azules, la gente come muchas verduras verdes y alrededor de una taza de leguminosas al día".[8] En un extenso estudio en Icaria, los investigadores siguieron a una cohorte durante varios años y descubrieron que las personas que sobrevivían mejor comían alrededor de media taza de verduras y una taza de leguminosas diario.

Los tipos de leguminosas y verduras variaban, así como los alimentos que las acompañaban. En Okinawa comían frijoles de soya y varias verduras de hoja verde, junto con su alimento favorito, el camote, una verdura almidonada que representaba hasta 67% de las calorías de los isleños en los tiempos de pre y posguerra, cuando la carne era escasa. El arroz también tenía un papel clave en la dieta de Okinawa, y aunque amaban el cerdo, comían muy poco bajo estándares occidentales, por lo general consumiendo cerdo o pescado en pequeñas cantidades sólo dos o tres veces a la semana. Comían muy pocos productos lácteos. Antes de 1940, 80% de su dieta estaba compuesta de alimentos naturales almidonados, y florecieron, un hecho que podría sorprender a muchas personas en una dieta "baja en carbohidratos".

Los sardos aman las habas, los garbanzos, el hinojo y la calabacita. Como muchas culturas mediterráneas, comen una generosa cantidad de pan hecho tanto con cebada como con trigo duro, y pasta. Disfrutan la leche y el queso casi enteramente de cabras y ovejas. Beben el vino tinto profundo Cannonau de la uva *grenache* que crece en sus colinas soleadas. El consumo de carne y pescado en la zona azul de Cerdeña generalmente es menor que en las dietas mediterráneas, incluyendo las de los costeños en la misma isla. (Ve el cuadro en la página 89 para más sobre la dieta mediterránea.)

En la vecina zona azul de Icaria, en el Mediterráneo, la dieta tradicional incluye una variedad de plantas silvestres de montaña que se encuentran en la isla, junto con garbanzos y frijoles carita. Como en Cerdeña, los montañeses de Icaria comían pescado menos seguido que las personas en la costa —en este caso por los legendarios mares inclementes y los vientos en el área alrededor de la isla (incluso se mencionan en la *Ilíada*) que vuelven la pesca una labor complicada y limitada al abastecimiento local— y viven más. Los icarios disfrutan la pasta y el aceite de oliva de acuerdo con la tradición mediterránea, pero también consumen más leguminosas y papas de lo que es normal para las culturas de la región. Comen carne y aves en pequeñas cantidades algunas veces a la semana y disfrutan de bastantes verduras frescas cultivadas localmente o en jardines todo el año. Beben café y té, y aman el vino y la miel, pero comen muy poca azúcar refinada o harina. Su reputación de longevidad tiene sus raíces en la Antigüedad, cuando los griegos visitaban esta isla para nadar en sus aguas termales desde el siglo v a. C., cuando la isla era parte de la alianza ateniense.

Los nicoyanos se deleitan con frijoles negros y verduras verdes disponibles localmente como parte de una dieta rica en maíz, calabaza, yuca, arroz y frutas tropicales. La carne, las aves, los productos lácteos y el pescado son comunes, pero se limitan en términos de sus calorías alimentarias generales, así como el huevo ocasional.[9] Buettner lo resume de esta manera: "Como los residentes de otras zonas azules, la gente aquí come una dieta vegetal alta en carbohidratos, moderada en grasa, moderada en proteína y rica en leguminosas".[10]

Los adventistas, como se dijo en el capítulo 3, comen una gran variedad de frijoles, lentejas, verduras verdes, algunas nueces y una variedad de otras verduras. Su dieta puede situarse en un espectro desde los que comen un poco de carne o pescado, hasta los que son vegetarianos o veganos, pero lo que todos tienen en común es un enfoque en alimentos reales, no procesados. Incluso los que comen carne lo hacen con menos frecuencia que los estadounidenses promedio.

¿Empiezas a ver cómo surge el patrón común? Los alimentos reales, sin procesar, en su mayoría vegetales. Muchos frijoles y otras leguminosas, granos enteros y verduras almidonadas, frutas frescas, verduras verdes y otros vegetales. En otras palabras, cada zona azul comía alguna variedad de una dieta natural vegetal.

Los jardines son comunes en casi todas estas regiones, muchas veces con temporadas de crecimiento múltiples al año, lo que incrementa el abastecimiento de frutas y verduras frescas. De hecho, la mayoría de los alimentos que se consumen en las zonas azules, señala Buettner, crecen dentro de un radio de 16 kilómetros alrededor del hogar.[11] Por supuesto, no es posible ni deseable que todos lo repliquen, pero lo que podemos aprender de estas formas tradicionales de vida, sin importar dónde estemos, es elegir alimentos naturales e incluir un montón de frutas y verduras.

Otros factores comunes importantes entre las dietas de las zonas azules que señala Buettner es su énfasis en los carbohidratos, muchas veces complejos, como granos enteros, verduras almidonadas y leguminosas, con muchos menos alimentos animales que la dieta estándar en Estados Unidos. Esto va en contra de la tendencia de las dietas "bajas en carbohidratos" que promueven más grasas y apoyan el consumo de carne (ve el capítulo 7). De hecho, cuando se trata de carne y otros alimentos animales, la evidencia de las zonas azules claramente sugiere que es necesaria una reducción significativa. El metaanálisis de las dietas de las zonas azules que Buettner y su equipo realizaron reveló que, en promedio, durante toda la larga vida de los ancianos, las dietas de las zonas azules tenían 90% de alimentos vegetales y 10% de productos animales.

Entre estas personas longevas, sólo un pequeño porcentaje de los adventistas dejó los alimentos animales por completo. Una que otra dieta de las zonas azules incluye carne o pescado de varias clases, pero en cantidades muy limitadas. Las mujeres más longevas del mundo, en Okinawa, comían un poco de pescado y cerdo.

LA DIETA MEDITERRÁNEA: MÁS QUE ACEITE DE OLIVA Y VINO TINTO

Con dos de las zonas azules del mundo localizadas en el Mediterráneo, claramente hay una conexión entre la longevidad y los hábitos alimenticios tradicionales de quienes viven en las costas del "mar oscuro" de Homero. Algunos lo han sugerido, señalando que los pueblos de Creta, Grecia y el sur de Italia parecen tener mejor salud, al menos en la historia reciente, incluso teniendo peores servicios de salud.

Entonces, ¿cuál es la dieta mediterránea? En general está basada en verduras, frutas, granos, leguminosas, pescado y huevos, junto con un poco de carne, lácteos, aceite de oliva y vino tinto. ¿Cuáles de esos alimentos crees que otras personas asocian principalmente con la dieta mediterránea? ¿Verduras, granos enteros y leguminosas? Tristemente, no. ¡Para la mayoría de las personas parece ser sinónimo de "aceite de oliva y vino tinto"! Demasiadas personas que dicen comer esta dieta simplemente añaden aceite de oliva y vino tinto a lo que ya están comiendo, como si fueran alimentos milagrosos.

Hay muy poca evidencia de que esto sea cierto. El aceite de oliva es uno de los alimentos más densos en calorías que existen (4000 calorías por cada 450 gramos) y ha perdido toda la fibra saludable y casi todos los nutrientes de la aceituna en el proceso de extracción. El consumo de aceite de oliva tampoco es el mejor medio o el más eficiente para obtener los polifenoles y los esteroles vegetales que sus defensores indican cuando promueven su aspecto saludable. En todo, hay escasa evidencia de la santificación de salud y muchos motivos para tenerle cuidado.

En cuanto al vino tinto, podemos apreciar la importancia que tiene en el estilo de vida mediterráneo. La salud nunca se trata sólo de comida, y el vino puede reunir a la gente, amplificando nuestra naturaleza jovial y social. Nada de eso, por supuesto, quiere decir que el vino deba considerarse un alimento saludable o consumirse en exceso. De hecho, hay evidencia significativa que vincula el consumo de alcohol con ciertos cánceres,[16] razón de más para practicar la moderación si eliges consumirlo.

> Es muy probable que el motor nutricional real de la dieta medi-
> terránea siempre fuera la gran cantidad de frutas, verduras, granos
> enteros y leguminosas, y el hecho de que, cuando se consumen ali-
> mentos animales, fuera en cantidades relativamente pequeñas. Las
> zonas azules del Mediterráneo, incluso con su poca proporción de
> alimentos animales y sus altos niveles de consumo de fruta y verdu-
> ras, apoyan esta conclusión.

Los hombres más longevos del mundo, en Cerdeña, comían cerdo, cabra y cordero, pero tradicionalmente sólo en ocasiones especiales. Y quizá
en general las personas más longevas del mundo que conocemos sean
los "vegetarianos" de Loma Linda, quienes en su mayoría comen frutas,
verduras, alimentos almidonados sin procesar, frijoles y nueces, con pequeñas cantidades de productos animales que algunos añaden también.

También es importante mencionar que las zonas azules consumen
muy poca leche o productos de leche, y cuando lo hacen tienden a
venir de cabras y ovejas. La leche y el queso de vaca están prácticamen-
te ausentes, con la excepción de los vegetarianos y quienes comen carne
entre los adventistas de Loma Linda.

Otra característica notable de las dietas de las zonas azules no es lo
que comen, sino lo que beben. En la mayoría de las zonas azules no se
complican: agua, café, té y un poco de vino. Raramente beben jugos de
frutas y evitan por completo los refrescos, las bebidas isotónicas, bebidas energéticas, cocteles azucarados, frapuccinos y otra clase de bebidas
cargadas de calorías tan comunes. Los adventistas recomendaron siete
vasos de agua al día y son la única población de zona azul que se abstie-
ne del alcohol. Los okinawa tienden a tener una taza de té cerca de ellos
constantemente, por lo general té verde, el cual ha demostrado tener
toda clase de beneficios para la salud. Los icarios, los sardos y los nicoyanos aman beber café.

Las influencias y el estándar

Es importante recordar que los ancianos de las zonas azules no estaban
intentando estar en forma, sanos, delgados o vivir mucho conscientemente. No estaban siguiendo deliberadamente una "dieta de longevidad" o restringiendo ciertos alimentos porque los percibieran como
"malos". "La longevidad les sucedió a estas personas —explica Buett-

Héroe de los alimentos naturales

Doctor Walter C. Willett

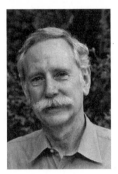

"Una dieta rica en frutas y verduras tiene un papel en la reducción del riesgo de todas las causas esenciales de enfermedad y muerte."

Contribuciones: Miembro del Departamento de Nutrición de la Escuela de Salud Pública de Harvard, Willett ha sido un gigante en el campo y una voz líder en el esfuerzo de mejorar la epidemia de enfermedades crónicas de Estados Unidos. Asistió a Dan Buettner con el metaanálisis dietético de las zonas azules y es el académico más ampliamente citado en el campo de la nutrición.

Datos curiosos: El *Boston Globe* una vez describió a Willett como "el nutriólogo más influyente del mundo".

Lee esto: *Eat, Drink, and Be Happy: The Harvard Medical School Guide to Healthy Eating*

Más información: www.hsph.harvard.edu/nutritionsource

ner—, no la buscaron."[12] Claramente no estaban leyendo ciencia nutricional actual ni tratando de aplicarla en sus cocinas, jardines y comedores. En estas regiones muchas veces remotas del mundo, los alimentos naturales vegetales simplemente eran lo más barato y lo más fácil de conseguir. Estas personas valoraban la conveniencia en su vida tanto como nosotros, y sus resultados inusuales de salud se debían en gran medida a los estilos de vida tradicionales y fáciles de continuar. Desde caminar, cuidar su jardín, cocinar, socializar, hasta vivir con un fuerte sentido de fe y propósito, siguieron los patrones que convenientemente se ajustaban a su comunidad y cultura. Su forma de vida, del alba al atardecer, sólo se daba también para apoyar los comportamientos saludables, positivos y que contribuyeran a su vida, y vivieron en redes sociales estrechas que consistentemente reforzaban lo mismo.

Aunque muchos aspectos del estilo de vida de las zonas azules datan de un tiempo más simple y una dieta más tradicional, sería un error pensar que la respuesta a nuestros problemas dietéticos modernos es sólo volver a los buenos viejos tiempos y vivir como nuestros ancestros. Las zonas azules representan una rara combinación de condiciones culturales, geográficas e históricas. Tuvieron la suficiente suerte de beneficiarse de los avances médicos de la modernidad, pero estuvieron lo suficientemente remotos para escapar de sus desventajas nutricionales. Por un lado, cada una de estas regiones estaba lo suficientemente cerca del mundo desarrollado para beneficiarse de su política de salud pública y su habilidad de terminar el azote de las enfermedades infecciosas. Las personas ya no estaban muriendo de disentería ni malaria. Por otro, simplemente estaban lo suficientemente lejos de las zonas urbanas rápidamente cambiantes para evitar que los invadieran los hábitos alimenticios occidentales y la nueva epidemia moderna de las enfermedades crónicas. Estos puntos geográficos afortunados cayeron fortuitamente entre las grietas de las tendencias culturales que se traslaparon en la mayor parte del mundo. Y la rara convergencia de condiciones que los hizo posibles ya es pasado.

Es poco probable que se descubran más zonas azules, dice Buettner, aunque continúa la búsqueda. Y las cinco existentes ya están bajo presión de la globalización, el desarrollo, los hábitos alimenticios occidentales y las "enfermedades de afluencia" que vienen con ellos. En Okinawa, ¡la gente menor de 60 años ahora tiene índices más altos de enfermedad crónica que los estadounidenses! Conforme se acerca la modernidad, también lo hace el estilo de vida moderno, con sus sistemas alimenticios industriales, su mayor riqueza y el aumento del consumo de alimentos procesados, carne y lácteos. En sus viajes, Buettner ha notado cambios. "Si te invita a cenar un sardo hoy en día, es como si estuvieran haciendo una parrillada con un zoológico —dice, con una risa dolida—. Empezarán con prosciutto y luego cordero y cerdo. Es todo lo opuesto de la dieta que los ayudó a volverse una zona azul."[13]

Pronto, conforme las vidas más longevas de la tierra lleguen a su fin, las zonas azules habrán desaparecido, con la posible excepción de Loma Linda, una comunidad que tiene más intención de conservar este estilo de vida. Pero gracias a Buettner y su equipo, sus secretos estarán con nosotros para siempre, impecablemente investigados, claramente elucidados y altamente replicables. Podemos aplicar sus principios de longevidad hoy, sin importar dónde estemos en el mundo. Los adventistas son ejemplos perfectos de esto. Su zona azul no se creó sobre tradiciones ancestrales ni se protegió cuidadosamente por una peculiaridad geográfica. Su fe religiosa les dio una convicción lo suficientemente fuerte y una red social rica y solidaria con la cual pudieran construir una barrera contra los hábitos poco sanos del mundo moderno. Tal vez no estemos inclinados a adoptar su fe, pero podemos aprender algo de su estilo de vida. "Para llegar a los 100 años, debes haber ganado la lotería genética —concede Buettner—. Pero la mayoría de nosotros tenemos la capacidad de llegar bien hasta los 90 sin enfermedades crónicas. Como demostraron los adventistas, la esperanza de vida de una persona promedio podría aumentar 10 o 12 años adoptando un estilo de vida de zonas azules."[14]

Buettner ha pasado gran parte de la última década desarrollando métodos para llevar los secretos de la longevidad a los municipios y estados de Estados Unidos. Ha trabajado intensamente para investigar y desarrollar las mejores prácticas para incorporar los principios de las zonas azules en lugares que estén plagados de obesidad, enfermedades crónicas y las opciones alimentarias y de estilo de vida que las provocan. Desde 2009 los proyectos de las zonas azules ya están activos en 31 ciudades de Estados Unidos. Su acercamiento es de retórica sencilla, enfocado en la educación y sobre todo trabajar con comunidades —líderes, organizaciones de salud, políticos, organizaciones ciudadanas, líderes empresariales, líderes académicos, estudiantes— para tener una aceptación real.

La lección clave de las zonas azules que subrayan este esfuerzo es la siguiente: el cambio profundo y duradero sucede a través de lo que Buettner llama "las influencias y el estándar", en lugar de una intervención organizada de principio a fin. Lo que las zonas azules nos muestran es que hay mil pequeñas maneras para que nuestra vida pueda acomodarse para influir y empujarnos hacia la dirección de las decisiones saludables. También muestran que la conveniencia importa; necesitamos asegurar que nuestro *estándar* se vuelva las opciones saludables, no las que promueven las enfermedades.

Todos sabemos qué tan difícil puede ser cambiar de hábitos, ya sean alimenticios u otros, sólo con fuerza de voluntad. En parte porque nuestros hábitos individuales están conectados intrincadamente con todo en nosotros y nuestra vida. Las dietas en particular no funcionan en aislamiento. Si no vivimos en un ambiente que apoye esos cambios o se conecte con una red social que los encarne y los apoye, será mucho más difícil conservarlos. Sin embargo, las zonas azules demuestran el otro lado de esta verdad tan poderosa: cuando vivimos en el ambiente y la comunidad correcta, vivir sanamente se puede volver la norma.

Con esto en mente, Buettner y su equipo se enfocan en mejorar las opciones en el menú de restaurantes locales, aumentando el acceso a jardines comunitarios, instalando nuevas pistas para caminar y andar en bicicleta, apoyando que las tiendas ofrezcan alimentos saludables cerca de las cajas, enlistando escuelas locales en los proyectos de zonas azules, haciendo que sea posible que más niños caminen a la escuela, estableciendo redes sociales de apoyo para amigos y familiares, prohibiendo fumar en lugares públicos, invitando al voluntariado y otras actividades propositivas, y organizando talleres, eventos sociales, fiestas, etc. Todos estos cambios crean lo que Buettner llama "una sana plaga de influencias y estándares"[15] que inspiran a comer mejor y vivir mejor.

Los resultados han sido impresionantes, por decir lo mínimo. En un proyecto, el equipo de las zonas azules trabajó en tres ciudades del sur de California —Manhattan Beach, Hermosa Beach y Redondo Beach— y se unió a Gallup para medir el progreso. Después de tres años, vieron un descenso de 14% en los niveles de obesidad, lo que representaba un ahorro de más de 2.3 millones de dólares al año en costos de salubridad. Vieron un descenso de 28% en los índices de fumadores, lo que representaba otro ahorro de 6.97 millones de dólares en costos de salubridad. Entre los residentes, 10% más estaba haciendo ejercicio regularmente y los índices tanto de diabetes como de presión arterial alta habían bajado. La obesidad infantil había caído un impresionante 50%. Otras ciudades han demostrado cambios impactantes similares.

Lee entre las líneas de estas iniciativas y verás otro tema: una revigorización de la arquitectura cívica del país. Los científicos sociales han estado preocupados durante años por el rompimiento de la rica sociedad civil estadounidense. El proyecto de las zonas azules es un medio para dirigirnos a nuestro sentido de orgullo y compromiso cívico, y para invitar a la gente y a las comunidades a trabajar juntas para mejorar nuestra salud final. Si te inspiras las historias que leíste en este capítulo, no busques más allá de tu propia comunidad las formas de promover la salud y la longevidad. ¿Puedes unirte con amigos que piensen igual para crear una red de apoyo de alimentación saludable? ¿Qué están comiendo tus hijos en la escuela, y podrías ayudar a que fuera mejor? ¿Puedes unirte u organizar un jardín comunitario? ¿Hay alguna organización sin fines de lucro en la que puedas ser voluntario? Las posibilidades para crear influencias y estándares saludables son infinitas.

Consejos para llevar

- ¡Vive más y mejor! Las poblaciones más longevas en el mundo, con índices extraordinariamente bajos de enfermedades crónicas, comían una variación de una dieta natural predominantemente vegetal.
- *Crea influencias y estándares saludables.* Si quieres cambiar tus hábitos, necesitas establecer tu ambiente para que las opciones saludables se vuelvan las opciones estándar.

Capítulo 5

Deja que los alimentos sean tu medicina

Utiliza la dieta para prevenir
y revertir la enfermedad cardiaca

Cuando la dieta está mal, la medicina no sirve.
Cuando la dieta es correcta, la medicina es innecesaria.

PROVERBIO AYURVEDA

Todavía mareado después de estar sedado, Paul Chatlin estaba acostado en una camilla contemplando las peores noticias de su vida. Después de meses de dolor en el pecho, acababa de pasar por un cateterismo de diagnóstico del corazón, el cual mostró que una arteria derecha estaba 100% bloqueada, otras dos en 65%, válvulas permeables, un corazón agrandado y un soplo. Los médicos dijeron que necesitaba un *bypass*, y rápido. La única pregunta era si sería triple o cuádruple. Con sólo 56 años, su vida estaba en peligro inminente.

Desafortunadamente, el predicamento de Chatlin no es algo raro en Estados Unidos hoy en día, donde más de 300 000 personas pasan por una cirugía de *bypass* al año, muchas veces en sus cincuenta o sesenta años. Muchos no viven ni siquiera una década más, e incluso para los que la enfermedad cardiaca no es una sentencia de muerte, suele ser una condena de vida, provocando un declive físico y una debilitación incremental. Al matar más de 375 000 personas al año, la enfermedad cardiaca sigue siendo la causa número uno de muerte en Estados Unidos. También es la causa principal de muerte en el mundo, quitando más de 17.3 millones de vidas al año.[1] Tristemente, muy pocos entre esos millones tienen siquiera la opción que el médico le dio a Chatlin minutos antes de entrar al quirófano: "¿Consideraría una nutrición vegetal como alternativa a la cirugía de *bypass*?"

Chatlin, un consultor de telecomunicaciones de los suburbios de Detroit, no tenía idea de lo que significaba una "nutrición vegetal", pero sabía que cualquier cosa era preferible a un *bypass* cardiaco. Su propio padre y varios otros hombres en su familia no volvieron a ser los mismos después de sus cirugías. Miró a su médico y dijo: "Sí".

Chatlin no lo sabía, pero ese día se ganó la lotería. Ya era afortunado, gracias a las conexiones de su familia, por ser paciente de la mundialmente famosa Clínica Cleveland, una de las mejores instalaciones del mundo para el tratamiento de enfermedades cardiacas. Incluso más sorprendente, de los cientos de médicos que pudieron asignarle, había terminado con uno de los pocos que eran familiares y defensores de la nutrición vegetal. Cuando Chatlin estaba en su camilla, su médico sacó su teléfono y le llamó a su mentor, el doctor Caldwell Esselstyn, y a pesar de la hora, "Essy" contestó.

El mensaje del doctor Esselstyn a Chatlin esa noche fue corto y dulce: "Vete a casa. Te llamo mañana temprano". Así lo hizo, a las 8:00 a.m., detallando su acercamiento poco convencional a la enfermedad cardiaca: un programa nutricional vegetal que trata los síntomas y la enfermedad subyacente. Chatlin escuchó con cuidado. La suerte pudo haber abierto una puerta que no vieran antes, pero ahora dependía de él cruzarla. Y el primer paso, recuerda, era "sacar 95% de la comida que había en mi cocina y donarla a la caridad".[2] Luego fue de compras... a la sección de alimentos frescos.

Para los acostumbrados a la dieta estándar, cambiar a una nutrición vegetal involucra un cambio radical de lo que pones en tu plato y lo que hay en tu alacena. Significa cambiar una vida de hábitos, aprender nuevas habilidades y desarrollar nuevos gustos. Como discutiremos en el capítulo 12, algunas personas tienen mejores resultados con una transición lenta, paso a paso, mientras que otras eligen cambiar todo al mismo tiempo. Chatlin era de este último grupo, al menos en parte por la severidad de su caso. Cambió su dieta inmediata y completamente. Y su salud cambió así de rápido. Tres semanas después desapareció su angina (dolor de pecho). Durante el curso de un año, sus niveles de colesterol bajaron de 309 a 122, perdió más de 20 kilogramos y su nivel de energía mejoró significativamente.

Como podrás imaginarte, con una historia como ésta sería difícil encontrar un defensor más apasionado de los beneficios de una dieta natural vegetal como Chatlin. Pero su historia no es única, particularmente no entre los pacientes del doctor Esselstyn.

ENFERMEDAD CARDIACA 101

La enfermedad cardiaca o enfermedad coronaria es un término general para una serie de condiciones distintas pero muchas veces relacionadas, incluyendo presión arterial alta o hipertensión, ataque cardiaco, infarto y falla cardiaca.

Muchas de estas condiciones surgen de un endurecimiento o una obstrucción de las arterias y sus células endoteliales (arterosclerosis o aterosclerosis), provocada por la acumulación de placa, hecha de grasas, colesterol y otras sustancias, en las paredes arteriales.

Cuando esta placa se rompe o se revienta, puede provocar un coágulo, bloqueando la arteria y provocando un ataque al corazón o un infarto. El estrechamiento de las arterias también contribuye a un incremento en la presión sanguínea.

Aunque se puede aprender mucho de los exactos mecanismos de la enfermedad cardiaca, la mayoría de los expertos está de acuerdo en que el colesterol (incluyendo el colesterol LDL "malo") es un factor de riesgo crítico.

Pioneros clínicos de la nutrición vegetal

Caldwell Esselstyn no se entrenó como cardiólogo. A finales de la década de 1960, sin embargo, un accidente de proximidad alfabética implicó que este cirujano de tiroides compartiera guardarropa en la Clínica Cleveland con René Favaloro, el celebrado cirujano cardiólogo argentino que realizó la primera cirugía de *bypass* cardiaco en 1967. Esselstyn y Favaloro hablaron extensamente sobre las causas y consecuencias de la enfermedad cardiaca. El acercamiento innovador de Favaloro a la cirugía afectaría decenas de miles de vidas durante las siguientes décadas, pero hizo poco por atender los problemas subyacentes que ponen a la gente en la mesa del quirófano en primer lugar. Esselstyn, por otro lado, creció cada vez más desilusionado con el acercamiento convencional hacia el "asesino silencioso de Estados Unidos".

La enfermedad cardiaca, como otras enfermedades comunes en Estados Unidos, incluyendo cáncer de mama, cáncer de próstata, cáncer de colon y diabetes, es rara en las partes del mundo donde se comen dietas más tradicionales. Pero una vez que esas regiones adoptaron dietas más occidentales, con mayores índices de productos animales y alimentos procesados, los índices de enfermedades se dispararon. Esto fue cierto no sólo en China, sino en Japón y partes de África. Los investigadores también se dieron cuenta de que, cuando las personas se mudaban a regiones del mundo donde estas enfermedades prevalecían, pronto desarrollaban los mismos problemas de las comunidades alrededor de ellas. Esto nos dice que el problema no es genético, como muchos creen. La genética puede cargar el arma, como dicen, pero la dieta jala el gatillo.

Las investigaciones indican que la enfermedad cardiaca no es sólo un problema de las personas mayores. Las autopsias de soldados muertos en Vietnam y Corea revelaron que la enfermedad cardiaca era común incluso entre los jóvenes: 80% de las tropas jóvenes mostraba señales en sus arterias. (Estaba muy ausente en los soldados asiáticos.)[3] Los estudios han mostrado que, hacia los 10 años de edad, casi todos los niños muestran vetas grasosas en sus arterias, las primeras señales de daño arterial, y que éstas pueden incluso empezar a desarrollarse en el vientre.[4] La enfermedad cardiaca no sólo aparece justo antes de un ataque cardiaco. La mayoría de las personas ya la tiene. Al revisar toda su investigación, Esselstyn empezó a pensar: "¿podría detenerse la enfermedad cardiaca, y podría hacerse a través de la alimentación?"

No fue el primero en hacerse esas preguntas. A finales de la década de 1950 se le diagnosticó enfermedad cardiaca a un joven llamado Nathan Pritikin, de sólo 42 años. A través de una ardua experimentación con su dieta, eventualmente revirtió su enfermedad. En 1975 abrió un "centro de longevidad" en California para compartir su régimen, el cual era esencialmente una dieta de alimentos naturales vegetales, junto con ejercicio diario. Los pacientes de Pritikin mejoraron, ¡mucho! Los factores de riesgo de la enfermedad cardiaca mejoraron en general, el colesterol bajó y la función arterial y el flujo sanguíneo mejoraron, junto con una horda de otras transformaciones de salud. El trabajo de Pritikin llamó mucho la atención en su momento, pero sin acreditación médica ni pruebas controladas, el gremio nunca lo aceptó enteramente. Desde su muerte, más de 100 estudios en revistas médicas han validado la efectividad del programa. Mientras tanto, sin embargo, la tarea de demostrar científicamente que la dieta y el estilo de vida podían revertir la enfermedad cardiaca quedó a cargo de un joven médico texano de mente independiente.

El doctor Dean Ornish tenía curiosidad de cómo la dieta y el estilo de vida —una dieta de alimentos naturales vegetales, ejercicio mode-

Héroe de los alimentos naturales

Nathan Pritikin

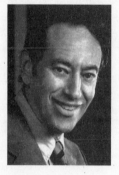

"Todo lo que intento hacer es desaparecer la enfermedad cardiaca, la diabetes, la hipertensión y la obesidad."

Contribuciones: Pritikin fue uno de los primeros en demostrar que una dieta natural vegetal podía afectar significativamente las enfermedades crónicas. Después de revertir su propia enfermedad con alimentación, fundó el Centro Pritikin de Longevidad, donde su régimen producía resultados impresionantes para revertir muchas condiciones crónicas.

Datos curiosos: Pritikin fue un inventor prolífico que tenía patentes en química, física y electrónica.

Más información: www.pritikin.com

rado, yoga y meditación, y apoyo especial (amor e intimidad)— podían impactar la enfermedad cardiaca desde sus días en la escuela de medicina. De hecho, realizó su primer estudio menor en 1977 después de su segundo año en la Escuela de Medicina Baylor, en Houston, pidiendo al doctor Antonio Gotto, el jefe de medicina ahí, que le refiriera sus pacientes cardiacos para que pudiera realizar un experimento y ver si el yoga y una dieta vegetariana podían revertir la enfermedad cardiaca. Esto fue mucho antes de que hubiera un estudio de yoga en cada cuadra; esa clase de ideas era parte de la contracultura apenas emergente. Su supervisor escéptico preguntó: "¿Debería decir que le estoy refiriendo mis pacientes a un swami?" Pero Ornish lo conquistó llamándolo "entrenamiento de manejo de estrés y cambios de alimentación" y consiguió 10 participantes.[5] Esto fue el apogeo de la cirugía de *bypass*, así que los únicos pacientes que les referían eran los que estaban demasiado enfermos para tener la cirugía o la habían rechazado.

Ocho de los 10 participantes mostraron una mejoría significativa en el flujo sanguíneo al corazón después de sólo un mes. Éste fue el primer estudio que demostró que podía revertirse la enfermedad cardiaca con cambios en el estilo de vida nada más.[6]

Ornish terminó la escuela de medicina en 1980 y empezó un nuevo estudio: esta vez, una prueba controlada al azar de 48 pacientes. Después de sólo 24 días, los pacientes que hicieron cambios generales en su estilo de vida mostraron una mejoría (revirtieron) en su enfermedad cardiaca, mientras que las personas en el grupo controlado al azar empeoraron. Este estudio, el primero controlado al azar que demostró que los cambios en el estilo de vida podían revertir solos la enfermedad cardiaca, se publicó en el *Journal of the American Medical Association*.

Los resultados de estos dos estudios fueron significativos estadística y clínicamente, y Ornish publicó su primer libro bestseller sobre el tema en 1982.

Después de terminar su entrenamiento médico en la Escuela de Medicina de Harvard y el Hospital General de Massachusetts, se mudó a Sausalito, California, se volvió profesor de medicina clínica en la Universidad de California, San Francisco, y estableció el Instituto de Medicina Preventiva sin fines de lucro para continuar su investigación. En 1984 lanzó el estudio de cardiología del estilo de vida.

En Cleveland, Esselstyn también estaba desarrollando un estudio. Había encontrado cierta resistencia por parte del gremio. La mayoría de los cardiólogos principales en la Clínica Cleveland, escribió, "no creía que hubiera una conexión entre la dieta y la enfermedad coronaria".[7] Sin embargo, en 1985, el Departamento de Cardiología accedió a participar en su primer estudio propuesto. Le enviarían pacientes, sobre todo a quienes no les había funcionado la cirugía de *bypass* o la angioplastia, y varios a los que se les había dicho que ya no quedaba más por hacer. La hipótesis de Esselstyn era que una nutrición vegetal podía reducir sus niveles de colesterol a menos de 150 mg/dl (cerca del nivel visto en esas culturas tradicionales que no tenían enfermedad cardiaca), y al hacerlo, disminuir o detener el proceso de la enfermedad. Para 1988, una cohorte de 24 personas con una severa enfermedad cardiaca coronaria progresiva comía una dieta vegetal muy baja en grasa, bajo su supervisión.

Desde un punto de vista nutricional, los estudios de Ornish y Esselstyn eran muy similares. Sin embargo, a diferencia de Esselstyn, quien indicó a los pacientes que siguieran tomando sus medicamentos, Ornish no utilizó medicamentos para bajar el colesterol en su estudio. Aún más, estipuló otros cambios de estilo de vida además del componente nutricional, incluyendo técnicas de relajación (yoga y meditación), ejercicio moderado, dejar de fumar y participar en un grupo de apoyo,

Héroe de los alimentos naturales

Doctor Dean Ornish

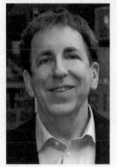

"No entiendo por qué pedirle a la gente que coma una dieta vegetariana bien balanceada se considera drástico, mientras que abrir a la gente es conservador médicamente."

Contribuciones: La investigación del doctor Ornish demostró por primera vez que la enfermedad cardiaca podía prevenirse y revertirse a través de cambios en la dieta y el estilo de vida.

Datos curiosos: Las técnicas de manejo de estrés utilizadas en el estudio de cardiología de estilo de vida del doctor Ornish estuvieron inspiradas parcialmente en su amigo y maestro Swami Satchidananda, el líder espiritual que creó el templo ecuménico LOTUS.

Lee esto: *The Spectrum: A Scientifically Proven Program to Feel Better, Live Longer, Lose Weight, and Gain Health*

Más información: www.ornish.com

intervenciones que él considera críticas también para el éxito del programa. Su estudio incluyó 48 pacientes que se dividieron al azar en dos grupos: 28 de los pacientes hicieron los cambios recomendados de dieta y estilo de vida, mientras que los otros 20 sirvieron como grupo de control, siguiendo el tratamiento médico básico y la recomendación nutricional de la Asociación Americana del Corazón.

El trabajo de Ornish fue el primero en publicarse. En 1990 dio a conocer los resultados de un año. La mayoría del grupo experimental reportó *una completa o casi completa desaparición de los dolores de pecho*. Pero los pacientes no sólo se *sentían* mejor, *estaban* mejor. Cuando se tomaron medidas de sus arterias estrechas usando angiogramas (una forma de rayos X arterial), 82% demostró un aumento de diámetro (reversión). Sólo un paciente que tuvo poca adherencia mostró progresión significativa (empeoró).

Las implicaciones de esta información fueron revolucionarias: la enfermedad cardiaca coronaria no sólo podía detenerse cambiando el estilo de vida, podía *revertirse*. Este grupo también mostró una reducción de 37.2% del colesterol LDL o "malo". En contraste, los pacientes del grupo de control con un tratamiento común, quienes hicieron cambios moderados en su estilo de vida, redujeron su nivel de colesterol LDL sólo en 6%, tuvieron un *aumento* de 165.5% de la frecuencia de dolores de pecho y mostraron una *progresión* (empeoraron) del estrechamiento de sus arterias coronarias.[8]

Los resultados de cinco años del estudio siguieron volteando de cabeza la creencia popular sobre enfermedad cardiaca. El grupo experimental mostró todavía más mejoría en sus bloqueos arteriales (un promedio de 8% de mejoría) y experimentó 2.5 veces menos eventos cardiacos que el grupo de control, cuyas medidas empeoraron 28%. Había una correlación equivalente entre la adherencia al programa de estilo de vida de Ornish y los cambios en sus arterias coronarias, a cualquier edad. Asimismo, había un *aumento de 400% del flujo sanguíneo al corazón* en los pacientes del grupo experimental cuando se comparaban con el grupo de control al azar, cuando los medían las tomografías cardiacas. Estos resultados se publicaron en *The Lancet* y *Journal of the American Medical Association*, dos de las revistas médicas más prestigiosas del mundo.[9]

Héroe de los alimentos naturales

Doctor Caldwell B. Esselstyn, Jr.

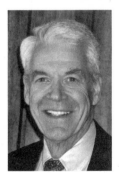

"La enfermedad arterial coronaria es una enfermedad benigna provocada por la alimentación que no tiene por qué existir ni progresar."

Contribuciones: El estudio de cardiología Esselstyn demostró científicamente el poder de una dieta natural vegetal al revertir la enfermedad cardiaca.

Datos curiosos: Esselstyn compitió en las Olimpiadas de Melbourne en 1956, como parte del equipo de remo de Yale, el cual volvió con la medalla de oro.

Lee esto: *Prevenir y revertir las enfermedades de corazón. Cura revolucionaria, científicamente probada, basada en la nutrición*

Más información: www.dresselstyn.com

A su vez, Esselstyn estaba obteniendo resultados igualmente impresionantes de su propio estudio. Después de cinco años, los niveles promedio de colesterol entre quienes se adhirieron al programa estaban casi a la mitad. Entre los pacientes a quienes pudo realizar angiogramas de seguimiento, ninguno demostró más estrechamiento de las arterias, y aproximadamente 70% mostró evidencia de reversión. Lo más significativo es que no ocurrieron desórdenes cardiacos nuevos ni hubo otra evidencia de progresión de la enfermedad cardiaca durante los 12 años del estudio, comparado con los 49 incidentes entre esos mismos pacientes antes del estudio. Entre las personas que dejaron el programa y volvieron a su dieta normal hubo 13 nuevos incidentes cardiacos, incluyendo una muerte.[10]

En 2006, Esselstyn lanzó un segundo estudio más grande, esta vez siguiendo a 198 pacientes que adoptaron su programa nutricional vegetal. Publicó los resultados en 2014: de quienes siguieron la dieta, 93% experimentó una mejoría en los síntomas de angina, y sólo un paciente tuvo un evento cardiovascular importante por una enfermedad recurrente (un infarto), demostrando que su dieta era 99.4% protectora de los pacientes que la seguían. En comparación, entre los 21 pacientes que no se adhirieron al programa, 13 presentaron eventos cardiacos después, incluyendo dos muertes.[11]

Los estudios de Ornish y Esselstyn representan un descubrimiento médico dramático. Hasta ese momento, lo más que podían hacer los medicamentos y los tratamientos quirúrgicos era *manejar* la enfermedad cardiaca. Terminaban haciendo algo que pocos incluso consideran posible: mostraron que la enfermedad cardiaca es *reversible*, y lo hicieron con intervenciones de estilo de vida que no tenían efectos secundarios negativos. Simplemente con dejar de comer alimentos que tapen sus arterias y comer en cambio alimentos vegetales saludables (y en el programa de Ornish, practicar técnicas de relajación, hacer ejercicio y participar en un grupo de apoyo), sus pacientes empezaron a sanar, sin importar su edad. Las impresionantes reversiones mostraron que nunca es demasiado tarde cuando se trata de enfermedad cardiaca.

Es difícil exagerar sobre lo importante que es esta investigación. Toma las correlaciones sugeridas de la ciencia observacional, como el estudio de China o los estudios de salud de los adventistas, y los pone a prueba en escenarios clínicos controlados, mostrando el extraordinario poder de los alimentos naturales para tener éxito donde lo mejor de la ciencia moderna se quedó corto. Entonces, ¿cómo recibieron el gremio nutricional y el público en general estos resultados revolucionarios? Inicialmente, Ornish recuerda: "Tuvimos mucha oposición a nuestro trabajo porque no embonaba con el paradigma convencional".[12] Pero sin duda las últimas décadas han visto un aumento masivo en el aprecio general de nuestra cultura sobre el papel de la dieta en la enfermedad cardiaca. Ornish se ha vuelto un héroe para muchos y una clase de celebridad de la salud gracias a pacientes famosos, como Bill Clinton. En 2010, Medicare accedió a ofrecer cobertura por el programa de Ornish y la mayoría de las aseguradoras ahora también lo hace. Otros, como Esselstyn, han confirmado la viabilidad de este acercamiento y añadido su propia evidencia significativa a la mezcla.

Recientemente, el Colegio Americano de Cardiología tuvo su primer presidente inclinado a lo vegetal, el doctor Kim Williams, quien dijo al asumir el cargo: "¿No sería una meta loable [...] quedarnos sin trabajo en una o dos generaciones?"[13] Williams dirigió un simposio de seis horas sobre la medicina de estilo de vida, la primera en el Colegio, y su sesión científica anual más reciente, en Chicago, con Ornish como orador y varios cientos de cardiólogos entre los asistentes, además de muchos otros que ya no pudieron entrar.

Sin embargo, personas como Williams todavía son la excepción, no la regla. Cuando se trata del gremio médico en general, es impresionante lo poco que ha cambiado. Es como si alguien hubiera descubierto una cura para nuestro asesino número uno y nadie lo notara o le importara. Parece que demasiadas personas todavía no reciben el memo, y desafortunadamente esto incluye a muchos médicos. La mayoría de los profesionales médicos y las instituciones operan todavía como si no tuvieran evidencia de que una dieta natural vegetal pudiera prevenir y revertir la enfermedad cardiaca, la causa de cientos de miles de muertes y miles de millones de dólares en servicios médicos al año, sin mencionar el sufrimiento silencioso del mundo. Y la cultura en general parece ver la enfermedad cardiaca como si fuera algo natural e incluso una consecuencia inevitable de la vejez, en lugar de una enfermedad provocada por la alimentación y que pudiera prevenirse.

Pero Ornish tiene la esperanza de que esto empezará a cambiar. "Creo que ha habido una convergencia de fuerzas que finalmente está convirtiéndola en la idea correcta en el momento correcto —dijo—. Las limitaciones y el costo de los medicamentos convencionales y la cirugía se vuelven cada vez más claros, el poder del cambio de estilo de vida también está mucho más documentado, las medidas preventivas tienen cada vez más incentivos en el sistema de salud actual y Medicare y la mayoría de las aseguradoras comerciales hacen que sea más sustentable financieramente y más atractivo para médicos y otros profesionales de la salud que ofrezcan nuestro programa de medicina de estilo de vida."[14]

Esperamos que la próxima década demuestre que el optimismo de Ornish está bien fundado. Como dijo el doctor Greger: "El hecho es que sólo hay una dieta que ha demostrado revertir el asesino número uno de personas en este país: una dieta natural vegetal. Así que ¿no debería ser ésa la dieta básica recomendada hasta que se demuestre lo contrario? Incluso si eso fuera lo único que pudiera hacer, revertir la enfermedad cardiaca, ¡ahí debería terminar el debate!"[15]

Sin embargo, sorprendentemente, no es todo lo que puede hacer. Ornish obtuvo recientemente resultados prometedores usando su programa en una prueba controlada al azar con pacientes con cáncer de próstata en las primeras etapas y espera comenzar una prueba similar con pacientes con cáncer de mama en las primeras etapas. Una dieta natural vegetal ha demostrado afectar significativamente una gran variedad de condiciones crónicas, incluyendo diabetes tipo 2 (ve el capítulo 6), el cáncer de colon, la enfermedad de Alzheimer, el colesterol alto, la presión arterial alta y la enfermedad de Parkinson.

El debate de la grasa (saturada)

Es imposible tratar el tema de una respuesta nutricional a la enfermedad cardiaca sin toparse de frente con el debate sobre las grasas en la dieta y su relación con el colesterol. Como sabes por el capítulo 1, no amamos la idea de enfocarnos en nutrientes individuales como la grasa saturada en lugar de los alimentos naturales, dado que no comemos nutrientes, sino comida. Sin embargo, para ayudarte a comprender los conceptos nutricionales que inevitablemente encontrarás, tomemos un momento para hablar de la grasa saturada.

Los lineamientos dietéticos oficiales de Estados Unidos nos invitan a reducir nuestro consumo de este tipo de grasa en particular por vínculos establecidos hace mucho con la enfermedad cardiaca. Eso significa, en la práctica, reducir el consumo de productos animales, como carne roja, pollo, pescado, huevos, mantequilla y leche, dado que la grasa saturada se encuentra raramente en cantidades significativas en las plantas (el aceite de coco y el aceite de palma son las excepciones notables).

Héroe de los alimentos naturales

Doctor Kim Williams

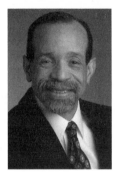

"Yo he perdido buenos amigos por cosas que la dieta podía haber curado. Sólo unos pocos de mis colegas han aceptado dar una mirada crítica a la información nutricional. Después de que lo hacen, siempre pasan a una nutrición vegetal."

Contribuciones: Como presidente del Colegio Americano de Cardiología, el doctor Williams usó su prominente posición para defender los beneficios cardiovasculares de una dieta vegetal.

Datos curiosos: En 2003, a pesar de comer lo que consideraba una dieta sana, diagnosticaron a Williams con colesterol alto. Después de cambiar a una dieta enteramente vegetal, su colesterol bajó dramáticamente.

Está demostrado que el consumo de grasa saturada eleva el colesterol LDL (o "malo"), lo que representa un factor de riesgo significativo para obstruir las arterias. Otros alimentos que elevan el colesterol LDL incluyen las grasas trans (un tipo de grasa insaturada procesada que se encuentra en productos animales y aceites vegetales hidrogenados) y el colesterol en la dieta (el que consumimos cuando comemos alimentos animales). Una dieta natural vegetal reduce cada uno de los tres a niveles mínimos, lo que explica en gran medida su éxito con la enfermedad cardiaca.

Las conexiones entre la grasa saturada, el colesterol y la enfermedad cardiaca se hicieron a finales de la década de 1970 y principios de 1980, un descubrimiento en general provocado por el trabajo del científico estadounidense Ancel Keys, quien notó una fuerte correlación entre las poblaciones que consumían mucha grasa saturada y tenían altos índices de enfermedad cardiaca. Su investigación y las de otros llevaron a implicar profundamente la grasa saturada en la enfermedad cardiaca. Esta categorización era bien merecida, pero la gente cayó en la trampa común de culpar de todo a un nutriente como chivo expiatorio, en lugar de a los alimentos en sí. Con el tiempo, la grasa saturada se redujo en la mente del público a sólo "grasa", y le siguió una obsesión con los alimentos "bajos en grasa".

Desafortunadamente, la nutrición es inevitablemente más compleja que eso. La grasa en sí misma no es buena o mala para ti, pero ciertos alimentos son buenos o malos para ti. El alto contenido de grasa saturada es un marcador probable de una dieta pobre, alta en alimentos animales y altamente procesados.

Algunos años después de que se publicara el trabajo de Keys los estudios empezaron a cuestionar si la grasa saturada era ese peculiar mal como lo quisieron hacer ver. Claro está, encontraron que otros factores estaban implicados en la enfermedad cardiaca también. Algunos señalaron a los azúcares refinados y los alimentos altamente procesados; otros señalaron a la proteína animal. Pero muy pronto el mensaje razonable de que "la grasa saturada no es nuestro único problema" se convirtió en el peligroso mensaje de que "la grasa saturada no es un problema en absoluto", lo que en la portada de la revista *Time* se tradujo en el encabezado de 2014: "¡Come mantequilla!"

A lo largo de los últimos años quizá has encontrado artículos así, declarando que la grasa saturada se ha exonerado o que su vínculo con la enfermedad cardiaca no se ha demostrado y por ende sólo debemos volver a disfrutar con entusiasmo de la carne, la mantequilla y otros alimentos altos en grasa saturada sin preocuparnos. Los populares autores Nina Teicholz y Gary Taubes están entre los principales promotores de este punto de vista, junto con el doctor de las celebridades Mark Hyman.

Estas conclusiones se basan en algunos estudios muy criticados y problemáticos y la ciencia en general no los sustenta.[16] David Katz, de Yale, clarifica el asunto diciendo: "Sí necesitamos tener evidencia de que la grasa saturada no es y nunca fue nuestro único peligro nutricional. El exceso de calorías, azúcar, almidones refinados, sodio y grasas trans, entre otros, comparten su culpabilidad".[17] Sin embargo, criticamos fuertemente a la gente que "sólo toma esa evidencia y pretende que de pronto significa que sea maná del cielo".[18] Katz continúa señalando que las mejores dietas del mundo, asociadas con las mejores consecuencias de salud, incluyendo las dietas de las zonas azules, son notablemente más bajas en grasas saturadas por los mínimos alimentos animales que contienen. En otras palabras, no necesitas preocuparte por la grasa saturada *si* sólo comes alimentos naturales, en su mayoría plantas.

MEJORAR TUS CIFRAS NO ES SUFICIENTE

Cuando vas con tu médico y te dice que tu colesterol está alto o que tu presión sanguínea es muy elevada, probablemente te prescribe medicamentos para bajar esos niveles. Es importante comprender que esos niveles son indicadores de la enfermedad, no la enfermedad misma. Los medicamentos ajustarán los indicadores, pero no atenderán las causas subyacentes de los problemas. Es una práctica común en la medicina moderna. Muchos médicos y compañías farmacéuticas hablan sobre el colesterol elevado como si fuera una enfermedad en sí misma, cuando de hecho no lo es. La enfermedad son las arterias dañadas; el colesterol alto sólo es una señal de advertencia. Las estatinas mejorarán tus cifras de colesterol, pero harán poco para revertir la enfermedad cardiovascular en tus arterias.

Imagina que tienes una tubería goteando en tu techo. No puedes ver la tubería, pero un día notas una marca de agua en el techo, una mancha fea que se esparce por toda la pintura. Esa marca no es tu problema real, sino la tubería. Si todo lo que haces es volver a pintar el techo no arreglarás el problema, sólo quitarás la evidencia. Puedes incluso olvidar por un tiempo que hay algo mal, hasta que te despiertes un día y tengas inundada la sala. De la misma manera, "mejorar tus cifras" con medicamentos nada más puede llevar a una sensación falsa de seguridad sobre la condición subyacente. La gente continúa con los malos hábitos que dañaron su corazón y crearon caos en su salud pensando que está mejor.

Esto no significa que las cifras de colesterol no importan o que los medicamentos para bajar el colesterol no sean útiles, incluso para salvar vidas, en ciertas circunstancias. Pero hay una enorme diferencia entre *obtener* buenas cifras biométricas por medio de cambios en el estilo de vida y *manipular* tus cifras con medicamentos. Si quieres desbloquear tus arterias, no sólo pintar sobre la evidencia de su enfermedad, comer una dieta natural vegetal es la forma de lograr esa meta sustentablemente. Luego tus cifras bajas serán el indicador real de la salud que ganaste.

En la actualidad, la mejor evidencia científica que tenemos nos dice que la carne, los huevos, el queso, lo lácteos y, sí, las grasas saturadas y las proteínas animales que las acompañan deberían minimizarse en una dieta sana, junto con alimentos altamente procesados y azúcares añadidos.

Nuestra recomendación es limitar los productos animales a 10% o menos de tus calorías. Quienes ya tengan enfermedad cardiaca avanzada u otras condiciones en específico deberían recortar más significativamente su consumo de productos animales, en línea con las recomendaciones de Ornish y Esselstyn. Ignora el ruido, enfócate en los alimentos naturales, sigue la ciencia sobria y disfrutarás de un corazón sano por mucho tiempo. ¡Ah! y Ancel Keys, promotor de una dieta estilo mediterránea, rica en frutas y verduras, quizá se rio al último. Se retiró a su casa en Italia, cerca del mar Mediterráneo, y murió dos meses antes de su cumpleaños 101.

Una oleada creciente

Estamos esperanzados de que en un futuro no muy lejano llegará el día en que alguien como Paul Chatlin no tenga que ganarse la lotería para escuchar sobre los beneficios de una dieta natural vegetal y se le ofrezca como alternativa para la cirugía. El gremio médico está cambiando gradualmente, médico a médico; pero como nos recuerda Ornish, el gremio nunca es donde comienzan los cambios reales.

Chatlin mismo está entre las personas que más duro trabajan para crear conciencia sobre el poder curativo de una dieta natural vegetal y ayudar a la gente enferma. Conforme su propia salud empezó a cambiar, prometió hacer algo que les diera a otros la oportunidad que le dieron a él. "Cuando empecé mi viaje, llamé a los consultorios de 150 médicos para decirles sobre el poder de una nutrición vegetal —comenta—. Me llamó una persona."[19] Finalmente, en 2014, encontró un cardiólogo integral, el doctor Joel Kahn.

Khan, cuya práctica se encuentra en Detroit, había estado comiendo una dieta vegetal desde finales de la década de 1970, pero fue sólo cuando se topó con la investigación de Ornish en *The Lancet*, justo después de completar su especialización de cardiología, que hizo la conexión entre la comida en su plato y los pacientes que veía cada día. "¡Al principio pensé que era una locura! —recuerda—. Acababa de pasar siete años aprendiendo a tratar la enfermedad cardiaca insertando globos en las arterias y este tipo del que nunca había oído hablar dice que puede hacerlo con dieta."[20] Pero estaba intrigado. Leyó el artículo 25 veces y luego empezó a decirles a sus pacientes que lo leyeran.

Chatlin invitó a Kahn a asociarse con él para formar un grupo de apoyo para los pacientes con enfermedad cardiaca que quisieran hacer la transición. Programaron su primera reunión en una noche fría de febrero, en el hospital donde trabajaba Kahn. "El lugar era para 60 personas —recuerda—, pero terminamos con más del doble retacando el lugar. Hasta hoy, no tengo idea de dónde salieron todos."[21] El mes siguiente aparecieron 150 personas. El gremio médico tal vez no estaba abierto al mensaje de Chatlin, pero los pacientes sí, y ellos les contaron a sus amigos y seres queridos.

Hoy en día el Plant-Based Nutrition Support Group tiene cerca de 300 miembros, hombres y mujeres, jóvenes y viejos, que usan una dieta natural vegetal para perder peso, revertir la enfermedad cardiaca o la diabetes, controlar la hipertensión, dejar sus medicamentos y mucho más. "Empezamos como un grupo de apoyo cardiaco —recuerda Chatlin—, pero luego me di cuenta de que era muy egoísta de mi parte pensar que sólo debía ser eso, así que lo extendí."[22]

Las reuniones mensuales luminarias en el campo muchas veces tienen una concurrencia de varios cientos o hasta 1 000 personas. Además, el grupo ofrece pequeñas reuniones locales, visitas nutricionales a los supermercados y caminatas comunitarias. Trabaja con restaurantes locales para tener más opciones vegetales en los menús y está desarrollando un temario de nutrición vegetal para enseñar en escuelas de medicina. "Me di cuenta de que no había mucha esperanza para el cambio con los médicos del gremio. Decidí enfocarme en los médicos del futuro",[23] dice Chatlin. Los estudiantes de medicina de cinco universidades de la zona metropolitana de Detroit ahora pueden tener créditos por asistir a las cátedras del grupo de apoyo y Chatlin se asegura de que cada uno de sus invitados distinguidos, los cuales han incluido a T. Colin Campbell, Caldwell Esselstyn, Joel Fuhrman, John McDougall y muchos más, hable también en una escuela de medicina local como parte de su visita.

En un mundo médico que no abraza todavía el poder de la nutrición vegetal para sanar y curar las enfermedades crónicas de nuestro país enfermo, las reuniones del grupo de apoyo proveen camaradería y motivación. Los miembros hablan, ríen, intercambian historias y recetas, escuchan a los oradores y comparten su lucha y su éxito. Muchos tienen historias increíbles que contar.

Está Shannon Farrell, una enfermera cardiaca de 47 años que se encontró a mediados de sus treinta en una caída en espiral por problemas de salud que incluían diabetes, enfermedad de Hashimoto y un severo fallo cardiaco. Un médico le dijo que tenía menos de cinco años de vida. A través de la transición a una dieta vegetal, Shannon perdió 38 kilogramos, redujo sus medicamentos diarios de 26 a sólo cuatro, revirtió casi todas sus condiciones y corrió su primer maratón este año. "Necesito otra foto para mi pasaporte —dice—, ¡porque la gente no cree que soy la misma persona!"

Está David Henderson, quien tenía sobrepeso, le faltaba el aliento a los 65 años y se sentía como si "se le acabara el tiempo". Su padre y dos de sus abuelos tuvieron ataques cardiacos masivos; los otros dos abuelos sufrieron infartos masivos. David seguramente era el siguiente, hasta que aprendió sobre el poder de la nutrición vegetal y empezó a cambiar su dieta "una comida a la vez", como él dice. El grupo de apoyo estuvo con él a lo largo de su pérdida de 29 kilogramos. "Tengo mucha más energía ahora —dice—. Solía quedarme sin aliento sólo sacando la basura. ¡Ahora corro como si fuera adolescente! A veces me pregunto de quién es este cuerpo. Y todo lo que hice fue cambiar mi dieta."

Detroit puede parecer una frontera poco probable en el esfuerzo de Estados Unidos para detener la oleada de obesidad, diabetes, enfermedad cardiaca y otras epidemias provocadas por alimentación, pero si pasas unos días ahí, empezarás a pensar diferente. Un nuevo grupo de cardiólogos, nutricionistas, centros médicos y restaurantes, todos vegetales —incluyendo el café GreenSpace del doctor Kahn, el restaurante vegetal más grande del medio oeste—, está dedicado a ayudar a la gente a mejorar su salud a través del poder de los alimentos naturales.

Esta revolución silenciosa no está ocurriendo sólo en los suburbios ricos de Detroit. Ve del otro lado, hacia la infame 8 Mile Road y hacia el recientemente revitalizado centro y es posible que te encuentres con la doctora Akua Woolbright, una nutrióloga que trabaja con la fundación Whole Cities del Mercado de Alimentos Naturales. Woolbright ha pasado los últimos tres años llevando el mensaje a las distintas comunidades de Detroit, hablando en iglesias, ferias, salones de belleza y barberías, y más recientemente, en una nueva clase de cocina, donde cada sesión está llena al máximo.

"La gente no quiere un mensaje diluido —dice—. No sólo quiere oír: 'Come un poco más verduras'. Desde mi primer día aquí, esta comunidad exigió la ciencia directa." ¿Qué les dice? Come alimentos reales. Come plantas. Deja los alimentos procesados que te están envenenando. "¡No puedes seguir comiendo un revoltijo, luego echarle encima unas moras goji y pensar que eso te hará saludable! Para lograr la salud y el bienestar debes hacer un cambio fuerte hacia una dieta de alimentos naturales vegetales. No hay atajos."[24]

Woolbright ha visto resultados igualmente poderosos que los de sus vecinos en el grupo de ayuda. La gente pierde peso, deja medicamentos, revierte condiciones crónicas y toma el control de su salud, muchos por primera vez en su vida. Inspirados por este éxito, Woolbright y sus colegas en la fundación Whole Cities ahora entrenan y enseñan a otros defensores para que lleven el mensaje a comunidades como el South Side de Chicago y el Ninth Ward de Nueva Orleans.

Detroit es un recordatorio de que los malos hábitos alimenticios y sus resultados mortales van más allá de la raza, la clase y el ingreso económico, afectando a jóvenes y viejos, ricos y pobres, del mundo urbano o rural, nativo o inmigrante por igual. Así que tal vez sea adecuado que una ciudad alguna vez considerada un microcosmos de los problemas más profundos de Estados Unidos esté descubriendo un camino hacia la salud en el poder nutricional de los alimentos reales.

La crisis de salud es significativa y está profundamente vinculada con las instituciones. La industria, el gobierno, la educación y los servicios de salud tienen un papel en el refuerzo de los patrones poco sanos. Sin embargo, el cambio necesario no empezará en la cima. Como nuestros amigos en Detroit y miles de otros por todo el país lo están demostrando, el cambio empieza con las personas que quieren estar sanas y quieren saber la verdad sobre cómo llegar ahí. Empieza con gente que experimenta el poder de los alimentos como medicina y les cuenta a otras personas sobre ello, no sólo a sus familias y amigos, sino a sus médicos, a los restaurantes locales, en las escuelas de sus hijos y en las tiendas de la esquina. Lenta pero seguramente, los alimentos naturales vegetales cada vez están más disponibles, y ello sucede porque los consumidores empiezan a pedirlo. Pioneros como los doctores Ornish y Esselstyn, entre otros, nos han dado la prueba de que es posible. Depende de nosotros hacer nuestra parte abrazando nuestro propio potencial de salud e invitando a nuestros amigos y familiares a hacer lo mismo.

Consejos para llevar

- **La enfermedad cardiaca no es una sentencia de muerte.** Se ha demostrado decisivamente que puede prevenirse e incluso revertirse con dietas naturales vegetales.
- **El cambio empieza en casa.** No esperes a que el gremio médico te alcance. Sé un líder en tu familia y tu comunidad.

Capítulo 6

La epidemia de nuestro tiempo
Desmitificando la diabetes

> Ninguna enfermedad que pueda tratarse
> con una dieta debería tratarse con otra cosa.
> MAIMÓNIDES, filósofo judío sefaradí medieval

Ceguera. Enfermedad renal. Daño en nervios. Amputaciones. Enfermedad cardiaca. Infarto. Infecciones. ¿Qué tienen todas en común? Todas son complicaciones potenciales de una de las enfermedades crónicas más comunes hoy en día: la diabetes. Conforme los índices de obesidad han aumentado en las últimas décadas, los índices de diabetes han escalado dramáticamente a su lado a nivel mundial. Este paralelo no es un misterio: la Organización Mundial de la Salud lista el exceso de peso, el tener sobrepeso, la obesidad y la falta de actividad física, entre otros factores, como causas directas de la epidemia de diabetes.

Las estadísticas de diabetes simplemente son impactantes. Más de 29 millones de estadounidenses son diabéticos y 86 millones más son prediabéticos (lo que significa que probablemente serán diabéticos en 10 años o menos).[1] La mayoría de esas personas no tiene idea de que este problema crónico merodea en su interior. Las investigaciones sugieren que incluso las personas con prediabetes ya pueden estar sufriendo consecuencias negativas para su salud.[2] Esto significa que más de 100 millones de personas podrían estar dañando a largo plazo su cuerpo sin siquiera saberlo.

Comprendamos la diabetes

Para comprender la diabetes necesitas entender el papel del azúcar en la sangre. El azúcar en la sangre es otro término para la glucosa, la fuente preferida de energía del cuerpo. Los alimentos que comemos se descomponen en glucosa, transportada a través del torrente sanguíneo hacia las células para ayudar a formar una hormona esencial llamada insulina. Las células beta de nuestro páncreas producen la insulina, y su función principal es activar los receptores de insulina en las células, lo que permite a la glucosa entrar en las células desde el torrente sanguíneo, para entonces descomponerse en energía que el cuerpo pueda utilizar. La diabetes se refiere a una condición en la que el azúcar en la sangre (glucosa) ya no puede entrar en las células y como resultado empieza a acumularse en el torrente sanguíneo.

El doctor Neal Barnard, fundador del Physicians Committee for Responsible Medicine, ofrece una analogía útil para la diabetes. Imagina que las células en nuestro cuerpo son casitas con puertas que necesitan abrirse para dejar entrar a la glucosa visitante. El trabajo de la insulina es actuar como una llave para abrir esas puertas y dejar que la glucosa entre en la célula, donde pueda volverse energía que el cuerpo utilice. Este proceso puede fallar de dos maneras. En algunos casos no hay insulina (no hay llave) para abrir la puerta, así que la glucosa se queda afuera; esto se conoce como diabetes tipo 1, la cual suele ocurrir en la niñez como resultado de una respuesta autoinmune que daña las células que producen la insulina. La gente con diabetes tipo 1 debe tomar insulina, por lo que muchas veces se le conoce como *diabetes insulino-dependiente*. La diabetes tipo 1 es menos común, sumando sólo entre 5 y 10% de los casos.

En el segundo escenario problemático, que es mucho más común, la insulina, o llave, está presente pero no puede abrir la puerta. "Es como si la cerradura de alguna manera se hubiera trabado y la llave ya no funcionara",[3] escribe Barnard. Esta condición se conoce como *resistencia a la insulina*, lo que lleva a la diabetes tipo 1, donde la glucosa se acumula en el torrente sanguíneo. En este escenario, el cuerpo en realidad intenta producir más insulina (más llaves) en un intento de abrir la puerta, pero la cerradura sigue atorada, así que ninguna de las llaves funciona. Por lo general ocurre en la edad adulta, muchas veces desarrollándose lentamente, y está correlacionada de cerca con una dieta alta en grasa y con el aumento de peso. Hoy en día, sin embargo, más y más niños se han diagnosticado con diabetes tipo 2 como consecuencia del aumento de la obesidad infantil.

Muchas personas no se dan cuenta de que la diabetes tipo 2 es una enfermedad que puede prevenirse o revertirse con intervención dietética.

MI HISTORIA CON LOS ALIMENTOS NATURALES

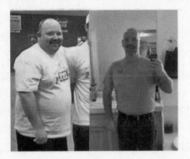

Marty Jenkins, 45 años, Roseville, California

"¿Sabías que tienes diabetes?" La pregunta me impactó. Había ido a la inmersión de una semana del doctor Joel Fuhrman porque quería aprender más sobre comida saludable para ser un mejor líder en mi trabajo en el Mercado de Alimentos Naturales. Mi intención inicial no era cambiar mi vida o siquiera mi salud. Sabía que tenía sobrepeso, pero en realidad no me veía a mí mismo de esa manera. Era una persona feliz, con una gran familia, una linda esposa y un trabajo que me gustaba. No sabía mucho sobre mi salud, pero la ignorancia es una bendición, como dicen. ¡Hasta que escuché esa simple pregunta y me di cuenta de que la ignorancia quizá no era una bendición después de todo! De pronto mi viaje se volvió personal.

Las malas noticias no se detuvieron en la diabetes. Tenía presión alta y pesaba 127 kilogramos. Había llegado preparado para aprender, pero no preparado para siete días de retar mis emociones y comidas sin las cosas que más me gustaban. Estaba acostumbrado a comer carne dos veces al día siete días a la semana. Comía dulces como si no hubiera un mañana y bebía seis latas de refresco al día. Entré en competencias de parrilladas y preparaba mi propia salsa BBQ. Pero ahora estaba interesado en hacer un cambio. Sabía que algo estaba mal y tenía el poder de arreglarlo.

Mi camino hacia la salud no ha sido fácil y, para ser totalmente honesto, odié la comida más o menos dos meses hasta que mis papilas gustativas cambiaron. La gente me dijo que eso sucedería, pero no lo creí realmente hasta que un día la comida me empezó a saber de maravilla. Las comidas sin sal, sin aceite y sin alimentos procesados pueden saber bien y así será si les das la oportunidad.

Hoy soy el mismo hombre feliz que era antes, sólo mucho más sano y en control de mi vida. En sólo nueve meses perdí más de 40 kilogramos, mi presión sanguínea bajó de 156/96 a 115/75 y ya no era diabético, con mi glucosa regularmente entre 70 y 80. Creo en este programa porque me salvó la vida.

Incluso en los casos en que no es reversible, así como los casos de diabetes tipo 1, la severidad de la enfermedad puede reducirse significativamente. Pero la mayoría de los médicos no toma este acercamiento de usar la nutrición para tratar efectivamente la diabetes.

En cambio, prescriben medicamentos para bajar el azúcar, un enfoque que tiene un valor limitado. Una revisión amplia de las pruebas clínicas al azar en el *BMJ* mostró que usar medicamentos para controlar intensamente la glucosa no previene la muerte en general ni mitiga algunos de los otros efectos de la diabetes, como la enfermedad cardiovascular.[4] De hecho, otro estudio, publicado en *The New England Journal of Medicine*, concluyó que tratar de alcanzar niveles normales de glucosa en la diabetes tipo 2 a través del uso de medicamentos puede aumentar el riesgo de muerte.[5] Incluso los esfuerzos de medicar para mantener "un control glucémico firme" o mantener la glucosa dentro de cierto bajo rango ha demostrado hacer poco por prevenir en realidad las complicaciones significativas de la diabetes.[6]

El problema con usar medicamentos de esta manera es que manipulan los marcadores de la enfermedad (las cifras de glucosa) sin tratar el problema subyacente que vuelve ineficiente a la insulina, bloqueando las cerraduras de las puertas celulares. La buena noticia es que, así como la diabetes tipo 2 es provocada por la dieta y el estilo de vida, puede mejorarse o incluso revertirse con dieta y estilo de vida. Si quieres tener cifras "normales" de glucosa, la forma más segura de revertir la enfermedad misma es comer una dieta natural vegetal.

Señalar el problema subyacente

Muchas personas están convencidas de que el azúcar es el problema cuando se trata de la diabetes. Barnard señala que, por desgracia, es un acercamiento equivocado. "La gente piensa que tiene demasiada azúcar en su sangre, así que no debería comer nada de azúcar en su dieta —explica—. Luego concluye que no debería comer alimentos como papas, pan, pasta o arroz que liberen carbohidratos porque el carbohidrato se volverá azúcar en la sangre."[7] Deshazte del azúcar en la dieta, piensan, y la diabetes mejorará. Algunos extienden esta mentalidad a todos los carbohidratos, incluso la fruta fresca (ve el cuadro de la página 121). Lo que la gente no parece comprender, explica Barnard, es que "el problema con la diabetes no es la glucosa. El cuerpo necesita glucosa como combustible. El problema es que la glucosa no entra en las células. Se queda en la sangre".[8]

Esto merece repetirse porque la malinterpretación es muy común: *la diabetes no es una enfermedad causada por consumir demasiada azúcar; es una enfermedad causada por problemas para llevar el azúcar a las células.* Esto no quiere decir que el azúcar sea un alimento saludable o que debas añadirlo a tu dieta; de hecho, todo lo contrario. En cambio, es para advertirte que si te enfocas en evitar el azúcar o los carbohidratos, pasarás por alto al verdadero culpable.

¿Cuál es el culpable? En 1999, científicos de la Universidad de Yale usaron tecnología novedosa de resonancia espectroscópica para mostrar una relación entre la acumulación de partículas microscópicas de grasa en las células (lípidos intramiocelulares) y la resistencia a la insulina.[9] Resulta que la grasa está "bloqueando las cerraduras", así que la insulina no puede abrir la puerta. La implicación de esto es clara: la diabetes es provocada por una dieta occidental alta en grasa, con mucha carne, alta en calorías, junto con una vida sedentaria.

Como más evidencia, el doctor Barnard señala que el consumo de azúcar en Estados Unidos se niveló alrededor de 1999 y ha estado en declive desde entonces, pero los casos de diabetes siguen en aumento. "La epidemia de diabetes va más de cerca con la gráfica de quesos que las gráficas del consumo de azúcar", dice.

Entonces ¿qué dieta deberíamos seguir si queremos prevenir o revertir la diabetes tipo 2? El doctor Barnard es claro: "Podemos decir con confianza que la investigación que favorece una dieta vegetal es abrumadora. Los vegetarianos y veganos tienen el menor riesgo de diabetes por mucho." Cualquier dieta que reduce la grasa y promueve una pérdida de peso en general mejorará la resistencia a la insulina y la diabetes. Dado que la diabetes en realidad es provocada por la grasa, reducir el consumo dietético de grasa tiene un impacto directo en la enfermedad, permitiendo que la insulina empiece a funcionar de nuevo.[10]

Las dietas que son ricas en alimentos vegetales y bajas en alimentos animales parecen tener el efecto más poderoso en este aspecto.[11] Esto no es un nuevo descubrimiento: estudios desde la década de 1960 revelan una correlación significativa entre la frecuencia del consumo de carne y los índices de diabetes, y muestran que los que comen una dieta vegetariana tienen los índices más bajos de la enfermedad.[12] Más recientemente, el enorme estudio de salud adventista, el cual siguió a 96 000 personas (mencionado en el capítulo 3), mostró que la prevalencia de la diabetes disminuyó junto con el consumo de alimentos animales.[13]

Incluso siguiendo una dieta vegetal, ¿los diabéticos deberían restringir su consumo de carbohidratos? La ciencia no apoya este acercamiento. El *American Journal of Clinical Nutrition* ha publicado numerosos artículos que apoyan una dieta alta en carbohidratos con suficiente fibra no sólo como algo seguro, sino como la dieta elegida para diabéticos.[14] Por supuesto, nosotros añadiríamos que esos carbohidratos vengan en la forma de frutas, verduras, granos enteros, verduras almidonadas y leguminosas, no en la forma de alimentos refinados y procesados. Esto también está sustentado con información: un estudio mostró que sólo remplazar un tercio de taza de arroz blanco con la misma cantidad de arroz integral al día disminuye el riesgo de diabetes en 16%.[15] La fibra, de alimentos vegetales ricos en fibra, también ha demostrado reducir la glucosa en ayuno y la hemoglobina glucosilada, otro marcador del azúcar en la sangre.[16] Como hemos visto, las poblaciones más saludables del planeta, con índices muy bajos de diabetes, comen sobre todo una dieta de alimentos naturales vegetales, con un alto porcentaje de carbohidratos, como los okinawa con sus camotes, o los nicoyanos con su arroz y frijoles.

Para quienes piensan que las dietas bajas en carbohidratos, altas en grasa y altas en productos animales son mejores para los niveles de insulina y glucosa, es importante aclarar que los productos animales han mostrado aumentar los niveles de insulina significativamente también.[17]

Varios médicos han puesto estas correlaciones a prueba en escenarios clínicos, mostrando que la diabetes tipo 2 puede revertirse efectivamente con una dieta vegana baja en grasa.[18] El doctor Barnard es uno de ellos. Él realizó una prueba controlada al azar en la que se descubrió que una dieta vegana baja en grasa era tres veces más efectiva que los lineamientos dietéticos de la Asociación Americana de la Diabetes para controlar la glucosa. El grupo convencional redujo su A1c (una medida de control de la glucosa) 0.4 puntos en promedio, lo que era un buen cambio. Pero el grupo vegano redujo su A1c 1.2 puntos, mucho más que el efecto de los típicos medicamentos orales para la diabetes.[19] Estos resultados impresionantes ilustran el impacto de los tratamientos que no buscan sólo aliviar los síntomas, sino atender la causa subyacente de la enfermedad misma. De nuevo, como sucede con la enfermedad cardiaca, muchas veces asumimos que las condiciones crónicas, una vez contraídas, son irreversibles. Nunca sobrestimes la capacidad del cuerpo

Héroe de los alimentos naturales

Doctor Neal Barnard

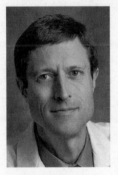

"Si la carne de res es tu idea de 'un alimento real para una persona real', más vale que vivas realmente cerca de un hospital realmente bueno."

Contribuciones: Barnard es el presidente y fundador del Physicians Committee for Responsible Medicine, comprometido con tratar las enfermedades crónicas a través de la promoción de la buena nutrición y una dieta vegetal. El comité realiza estudios, acumula investigaciones y también defiende una mejor ética en la investigación, trabajando para reducir la experimentación animal en estudios médicos.

Datos curiosos: El año antes de que Barnard entrara a la escuela de medicina, su trabajo incluía asistir durante autopsias. Después de observar directamente las repercusiones mortales de las dietas pobres de Estados Unidos —arterias obstruidas, cáncer de colon y otras aberraciones—, decidió influir en la epidemia de enfermedades crónicas.

Lee esto: *Neal Barnard's Program for Reversing Diabetes: The Scientifically Proven System for Reversing Diabetes Without Drugs*

Más información: www.pcrm.org

de curarse a sí mismo, dándole los alimentos adecuados. La diabetes no tiene por qué sentenciarte a una vida de jeringas y medicamentos. De hecho, si eres diabético y empiezas a cambiar a una dieta de alimentos naturales vegetales, asegúrate de hablar con tu médico sobre disminuir tus medicamentos para bajar la glucosa porque probablemente debas ajustarlos pronto.

La glucosa, el índice glucémico y tu salud

Incluso si no eres diabético, quizá hayas empezado a preocuparte por tu glucosa gracias a la tendencia reciente de las "dietas para el azúcar

¡NO LE TENGAS MIEDO A LA FRUTA!

Algunas personas se preocupan de que la fruta sea un alimento azucarado que deba evitarse, provocando diabetes y aumento de peso. Este temor es equivocado. Sí, la fruta fresca contiene altos niveles de fructosa, lo que muchas personas asocian inmediatamente con alimentos poco sanos como el jarabe de maíz de alta fructosa. Sin embargo, comer fructosa en la forma de una fruta entera, con toda su fibra, agua y otros nutrientes, tiene un efecto muy distinto en el cuerpo de consumir formas aisladas de fructosa en refrescos, dulces y galletas, todas desprovistas de fibra y nutrientes. De hecho, la fruta ha demostrado parar los efectos de otros alimentos con alto índice glucémico en nuestros niveles de glucosa.[20]

¡La fruta es excepcionalmente buena para ti! Las preocupaciones sobre la fructosa deberían limitarse a sus formas refinadas e ignorarse cuando se trate de frutas enteras. Y ésta no es sólo nuestra opinión. De hecho, prueba tras prueba, la fruta ha demostrado tener efectos beneficiosos en la salud, incluso cuando se consume en grandes cantidades. En una prueba controlada al azar, los diabéticos no mostraron tener efectos negativos por comer dos o más porciones de fruta al día. Y quienes restringieron la fruta en su dieta no mostraron ninguna mejoría positiva en la enfermedad, lo que llevó a los médicos a concluir que "el consumo de fruta no debería restringirse" en la diabetes tipo 2.[21] En otras palabras, nadie, ni siquiera los diabéticos, debería temer a las frutas.

en la sangre" creadas alrededor de medir el "índice glucémico" o la "carga glucémica" de ciertos alimentos. Se supone que estas medidas te ayudan a determinar el efecto que tienen distintos alimentos en tu glucosa y para prevenir a la gente contra alimentos que crean "picos" o un aumento repentino en la glucosa. Desafortunadamente, el cuadro que pinta el índice glucémico puede ser engañoso cuando se trata de la salud, y la Asociación Americana de la Diabetes, la Asociación Americana del Corazón y la Academia de Nutrición y Diabetes han cuestionado su utilidad. *Un bajo índice glucémico en un alimento no significa que sea una opción saludable.* Un aumento en el contenido de grasa y proteína bajará las cifras del índice glucémico de un alimento, pero puede tener muchos efectos negativos. Desde un punto de vista estrictamente sensato, cuando las papas a la francesa tienen un mejor índice que las papas hervidas y un dulce parece mejor que una zanahoria, quizá quieras pensar

Heroína de alimentos naturales

Dietista registrada Brenda Davis

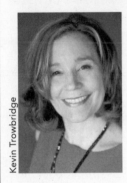

Kevin Trowbridge

"Las dietas veganas no sólo se han reivindicado [como nutricionalmente adecuadas], también han sido aclamadas como héroes de la salud, y con buena razón. Proveen una solución sencilla para la epidemia global de enfermedades crónicas. Las dietas veganas bien diseñadas proveen una protección poderosa contra una lista impresionante de enfermedades no contagiosas y sirven como herramientas de tratamiento seguras, económicas y altamente efectivas."

Contribuciones: Como dietista registrada y nutrióloga que escribió la obra cumbre para volverse vegano, Davis ha ayudado a personas de todo el mundo a hacer la transición hacia una dieta exclusivamente vegetal con una orientación útil, las últimas investigaciones, recomendaciones cuidadosamente revisadas e información nutricional de expertos.

Datos curiosos: Cuando Davis decidió dejar de comer alimentos animales, como resultado de una crisis de conciencia, no conocía a ningún "vegetariano en la vida real".

Lee esto: *Becoming Vegan: The Complete Reference to Plant-Based Nutrition (Comprehensive Edition,* con Vesanto Melina)

Más información: www.brendadavisrd.com

dos veces antes de basar tus decisiones dietéticas en este instrumento tan tajante. También es importante recordar que usualmente comemos alimentos en combinaciones, y que un alimento puede cambiar o equilibrar el efecto glucémico de otro.

Desafortunadamente, algunos han aprovechado el índice glucémico y preparado toda una comida a partir de este bocado nutricional pequeño, sacando conclusiones sin fundamento sobre la relación entre las cifras de un alimento en dicho índice y su impacto real en la salud del cuerpo. El índice glucémico es sólo un parámetro aislado por el que se miden diferentes alimentos, y no es muy útil cuando se trata de predecir las consecuencias de salud. Tampoco es necesario cuando se sigue una dieta natural, 90% vegetal. Hay muchas cifras de las que una persona comiendo naturalmente no tiene que preocuparse, ¡y el índice glucémico de los alimentos es una de ellas!

La democratización de las enfermedades crónicas

La diabetes es quizá la más común y crónica de las "enfermedades de afluencia" que rápidamente se están convirtiendo en el azote del mundo desarrollado y en desarrollo. Conforme los países se enriquecen más, tienen una tendencia a enfermarse y engordar. Las enfermedades relacionadas con la dieta, como la diabetes, han sobrepasado las fronteras de Estados Unidos y van en aumento en el mundo. Un estudio de 2012 en *The Lancet* observó que mientras estamos ganando la batalla contra las enfermedades infecciosas a nivel mundial, los índices de enfermedades crónicas —enfermedad cardiaca, hipertensión, infarto, diabetes y obesidad— se están elevando.[22]

La diabetes encabeza la lista. Como explica Barnard: "La diabetes es la epidemia de nuestro tiempo, y esta epidemia que ha estado creciendo en Estados Unidos ahora también lo hace a nivel mundial. La vemos en India, la vemos en China. Vemos aumentos masivos en índices de diabetes casi en todas partes donde haya gran afluencia".[23]

Si el gran reto del siglo xx fue cambiar el curso de las enfermedades infecciosas mortales, como el cólera, la varicela, la tifoidea y la fiebre amarilla, entonces claramente parece que el gran reto del siglo xxi es cambiar el curso de las enfermedades crónicas que corren desbocadas por el globo conforme aumentan las ganancias y se dispara el consumo de alimentos de estilo occidental. Esto necesitará un cambio en la dieta, pero también un cambio de mentalidad. Como escribe el doctor Garth Davis: "En contraste [con las enfermedades infecciosas], una persona puede eliminar el riesgo de la mayoría de las enfermedades crónicas a través de una dieta y un estilo de vida sanos. Mis colegas médicos todavía ponen su fe en pastillas y cirugías, las herramientas que se desarrollaron —y triunfaron en contra— para las enfermedades infecciosas y las lesiones. La dieta que recomiendan corresponde también con esta visión obsoleta del mundo".[24]

Irónicamente, nuestro poco saludable estado actual también es señal de algo profundamente positivo. Habla de un mundo en el que más y más gente se vuelve en realidad afluente. Más están viviendo y comiendo como lo hicieron los reyes de otro tiempo, ¡aunque eso no es necesariamente algo bueno! Hubo un tiempo en que las enfermedades de afluencia se limitaban a un segmento muy pequeño de la población, los ricos. Ser gordo, robusto u obeso era un símbolo de estatus, así como el consumo regular de carne. Todos los demás, en su mayor parte, eran pobres y delgados. La clase pobre y trabajadora usaba los productos animales y la carne como condimentos para festines ocasionales, no como el platillo principal de cada comida. No podía costearlo.

En la era moderna industrializada el patrón se ha revertido casi enteramente. Los ingresos han aumentado, y la producción industrializada de alimentos, junto con los generosos subsidios gubernamentales, han bajado dramáticamente los precios de la carne, los huevos y los productos lácteos, así como de los alimentos altamente procesados. Ahora incluso los pobres pueden sufrir la enfermedad que alguna vez estuvo reservada para los ricos. Significa que los poderosos motores económicos de la modernidad han democratizado involuntariamente las enfermedades antes reservadas para una élite. En el proceso de abaratar la dieta de los ricos, también volvimos comunes las enfermedades de los ricos.

Aunque ningún país desarrollado ha sido exitoso todavía en revertir significativamente las enfermedades de afluencia, ha habido señales de progreso en Estados Unidos entre las clases media y alta. Nuevas investigaciones sugieren que la obesidad se está estabilizando en los jóvenes de un origen socioeconómico más alto. Desafortunadamente, todavía está en aumento en la juventud de orígenes pobres.[25] Algunos han sugerido que es porque los alimentos más saludables, particularmente las frutas y verduras frescas, ahora son más caros que las hamburguesas, papas fritas y otros alimentos procesados. Cuando los alimentos refinados procesados y los productos animales son tan baratos y omnipresentes, la dieta anterior de los pobres parece más difícil y más cara en comparación, aun cuando los expertos han señalado que comer alimentos naturales y plantas todavía es barato. Parece que necesitamos otra clase de democratización, la del conocimiento sobre los hábitos alimenticios sanos. Y la necesitamos urgentemente para que las enfermedades de afluencia de antes no se conviertan en la pesadilla del mundo en desarrollo. Con la propagación de la información nutricional y el apoyo para actuar en concordancia, podemos entrar verdaderamente a una nueva era, libre de enfermedades infecciosas y crónicas que inhiban nuestro potencial de salud global.

Consejos para llevar

- **La diabetes es prevenible y reversible.** Si ya desarrollaste o estás en riesgo de desarrollar diabetes tipo 2, no estás sentenciado de por vida a estar medicado. Una dieta natural vegetal ha demostrado prevenir y en muchos casos revertir la enfermedad.
- **El azúcar y los carbohidratos no causan diabetes tipo 2.** La causa una dieta alta en grasas y alimentos animales. Evitar el azúcar refinada siempre es una buena idea, pero no dejes todos los alimentos naturales con carbohidratos o las frutas; en cambio, reduce los alimentos animales.

Capítulo 7

El gran robo de los granos

Reconsiderando la tendencia baja en carbohidratos

> Las mejores mentiras contienen
> una semilla de verdad.
> T. COLIN CAMPBELL, *The Low-Carb Fraud*

"Deme la hamburguesa con queso y tocino, pero sin pan."

"No como granos, engordan."

"No culpes a la mantequilla por lo que hizo el pan."

Tal vez has escuchado comentarios así de tu familia, amigos o conocidos. Quizá incluso los has hecho tú mismo. Una de las tendencias más populares y poderosas de las últimas dos décadas es el movimiento "bajo en carbohidratos", el cual ha inspirado a millones de personas a despreciarlos.

Técnicamente, los carbohidratos son moléculas de azúcar que se encuentran en muchos alimentos distintos, particularmente azúcares, almidones y fibras. Son una de las fuentes principales de energía del cuerpo humano y tienen un papel importante en cualquier dieta saludable y óptima. Mientras que los carbohidratos son un elemento de la mayoría de los alimentos, especialmente los vegetales, ese término se utiliza coloquialmente para referirse a alimentos como azúcar, granos y productos de grano, y verduras almidonadas. Desde Atkins, South Beach y la Zona, hasta los autores bestsellers de hoy como Gary Taubes, Nina Teicholz y Mark Hyman, las dietas populares han exhibido estos alimentos como la causa de una miríada de problemas de salud, desde la obesidad y la diabetes, hasta las enfermedades cerebrales. Invitan a la gente a dejar los granos, las verduras almidonadas y a veces los frijoles y otras leguminosas, mientras comen más proteína en la forma de alimentos animales y grasa. Estas dietas, que atraen a millones, han capturado un reconocimiento sorprendentemente amplio.

¿Cómo concluyeron los estadounidenses que los carbohidratos eran la raíz de todos los males dietéticos? ¿Rechazar alimentos como el arroz, el trigo, las papas o el maíz es una buena decisión? ¿Es científica? Como sucede con muchos movimientos dietéticos, hay algunas semillas importantes de verdad entre los argumentos de quienes apoyan la reducción de carbohidratos; también hay muchas nociones equivocadas. ¿Cómo podemos distinguir el trigo de la paja en lo referente a estos alimentos antiguos que han formado parte de la dieta humana durante tanto tiempo?

Granos enteros y medias verdades

El pan, los frijoles, las galletas, el maíz, el arroz, los panquecitos, la avena, la yuca, las papas, el jarabe de maíz, la pasta, los dulces, el azúcar de mesa. Si comes una dieta estrictamente baja en carbohidratos, todos esos alimentos salen del menú, o al menos aparecen sólo en raras ocasiones. ¿Ves el problema? No todos estos alimentos son iguales. Sí, pueden compartir un macronutriente en común, los carbohidratos, pero el enfoque en sólo eso oscurece la distinción mucho más importante en el corazón de la filosofía nutricional de este libro: la diferencia entre los alimentos naturales y los altamente procesados.

Las personas bajas en carbohidratos sí comprendieron algo: los alimentos altamente procesados y los carbohidratos refinados son un desastre para la salud. Los humanos aman los carbohidratos; son la fuente de energía preferida por el cuerpo. Aproximadamente 50% de las calorías que los estadounidenses comen proviene de esta categoría,[1] y eso está en realidad en el espectro bajo de las recomendaciones del USDA.[2] Desafortunadamente, amamos tanto los carbohidratos que hemos creado sistemas de entrega interminables y deliciosos para los azúcares y almidones que deseamos. Los pasamos por procesos industriales, manipulándolos y refinándolos hasta que surge algo que ya no se parece al alimento original en lo absoluto.

Como todos los alimentos procesados, los carbohidratos altamente refinados carecen de fibra y micronutrientes saludables, mientras que entregan una carga condensada de calorías. El cuerpo no puede distinguirlos esencialmente del azúcar blanca (calorías vacías desprovistas de cualquier valor nutricional) y los trata igual de pobremente, llevando al aumento de peso y a una horda de problemas relacionados. El reconocimiento creciente de los peligros de los alimentos altamente procesados en general, muchos de los cuales de hecho son carbohidratos refinados, ha ayudado a impulsar el movimiento bajo en carbohidratos.

"Los carbohidratos son malos" es, en este sentido, una verdad a medias. Sí, los carbohidratos altamente procesados son algo que todos deberíamos evitar. Pero en nombre de proteger a la gente contra los males de los carbohidratos refinados, el movimiento bajo en carbohidratos ha creado una enorme confusión sobre el papel de los carbohidratos sin procesar, quitándoles a millones de personas los tremendos beneficios para la salud, ya demostrados, que tienen los granos enteros, las leguminosas y las verduras almidonadas. Aún más, ha propiciado que esas mismas personas aumenten su consumo de alimentos animales, con todos sus riesgos de salud bien documentados.

Hay un universo de diferencia entre una caja de cereal de harina de avena procesada con azúcar y un tazón de avena cortada, entre la harina blanca en un panquecito y los granos enteros en el pan tradicional. Todos son alimentos altos en carbohidratos, pero los creadores de dietas bajas en carbohidratos muchas veces actúan como si el término *carbohidrato* fuera sinónimo de alimento refinado, procesado, cargado con grasa y azúcar extra. Tanto en los libros de dieta populares como en los estudios científicos supuestamente rigurosos que comparan los efectos de diferentes dietas en la salud, los autores muchas veces no distinguen lo suficientemente claro entre los alimentos en su forma natural y las versiones procesadas mucho menos nutritivas. Sí, un grupo de control en un estudio puede comer carbohidratos en lugar de grasa, ¿pero qué clase de carbohidratos? Si son galletas y pasteles, no debería sorprendernos que no les vaya tan bien. Esa respuesta hace toda la diferencia en los resultados del estudio, así como lo hace en tu salud y en los alimentos en tu plato.

La historia del movimiento moderno bajo en carbohidratos puede rastrearse hasta la inmensa influencia del doctor Robert Atkins y el imperio que creó, empezando con su libro de 1972, *La revolución dietética del doctor Atkins*. En él recomienda a la gente dejar los carbohidratos y comer más proteína y grasa. Invita a la gente a comer alimentos animales en abundancia, incluyendo mantequilla, manteca y tocino, y la disuade de comer frutas y verduras verdes.

A pesar de encontrar poco apoyo en las comunidades médicas y nutricionales, el controversial libro de Atkins, y su secuela de 1992, vendieron más de 15 millones de copias, uno de los libros de dietas mejor vendidos de todos los tiempos.

Atkins acuñó la frase *bajo en carbohidratos*, y su éxito inspiró seguramente el exceso de dietas similares actuales. Algunas se han vuelto más sofisticadas y han evolucionado su mensaje general a partir del de Atkins, pero todavía contienen muchos de los mismos elementos. Nos dicen que debemos comer más grasas y proteína, incluyendo más carne, y temerles a los carbohidratos.

También hay un esfuerzo consistente de enmarcar el azúcar como el principal problema en la dieta estándar de Estados Unidos, casi como si el sacrificio del azúcar pudiera redimir todos los demás vicios dietéticos. Este acercamiento del "nutriente sacrificado" es un tema común en el mundo de las dietas. Sólo deja X, nos dicen, y podrás comer libremente todo lo demás, de la A a la Z. Si X resulta ser algo que te gusta, pero no es tu alimento favorito, a veces el intercambio parece valer la pena. Así, la atracción de la dieta de Atkins y sus sucesoras no es necesariamente el evitar los carbohidratos, sino la bienvenida justificación para disfrutar de mantequilla, queso, tocino, filetes y otros alimentos animales sin culpa. Desafortunadamente, la nutrición saludable es un proceso mucho más holístico y no funciona de esta manera. Por más que el azúcar refinada pueda merecer una crucifixión, ¡no puede morir por todos nuestros pecados nutricionales!

Incluso los críticos reconocen que las dietas bajas en carbohidratos pueden resultar en pérdida de peso. Cuando el cuerpo tiene menos carbohidratos que quemar, empieza a quemar grasa, una condición llamada cetosis. Esto significa que tu cuerpo quema grasa como combustible en lugar de glucosa, su fuente preferida de energía, y eso puede resultar en una pérdida temporal de peso. La gente muchas veces siente náuseas después de algún tiempo con esta dieta, lo que lleva a un consumo calórico menor con el tiempo, aumentando más la pérdida de peso. Sin embargo, las dietas bajas en carbohidratos son notoriamente difíciles de seguir (quizá por la falta de alimentos que sacien realmente, como los granos enteros, las leguminosas y las verduras almidonadas), así que la pérdida de peso es temporal y la gente "cae de nuevo".

Aunque muchas dietas bajas en carbohidratos se promueven como los medios saludables para perder peso, en realidad están asociadas con una mortandad mayor generalizada tanto en hombres como en mujeres.[3] Te costaría trabajo encontrar evidencia científica significativa de que la dieta Atkins haya tenido resultados buenos en la salud a largo plazo, y claramente no ha demostrado revertir las enfermedades crónicas. Una dieta natural vegetal puede incluso igualar la pérdida de peso temporal y probablemente excederla a largo plazo, incluyendo granos enteros, leguminosas y verduras almidonadas.

MI HISTORIA CON LOS ALIMENTOS NATURALES

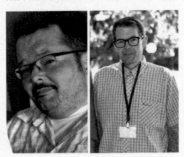

Frank Schuck, 45 años, Seattle, Washington

"Los papás no corren." Las palabras de mi hijo de ocho años se quedaron en mi cabeza y no me dejaron en paz. Con más de 136 kilogramos, no me sentía tan mal, pero no podía negar que no era capaz de hacer las cosas que quería, como correr con mis hijos. En octubre de 2013, a los 41 años, todo empezó a cambiar. Fui lo suficientemente afortunado de asistir a la inmersión del doctor McDougall en Santa Rosa, California, y resultó ser un cambio de vida para mí.

Antes de esa semana, yo era el primero en burlarme de los vegetarianos y veganos. Trabajo como coordinador de especialidades para el Mercado de Alimentos Naturales en el noroeste, lo que significa que estoy a cargo del queso, el chocolate, la cerveza, el vino y los licores, ¡todo lo que es pecado! Pero la inmersión me abrió los ojos y me inspiró a adoptar una dieta vegetal.

Ahora peso 70 kilogramos y he mantenido mi peso durante tres años. ¡Literalmente soy la mitad del hombre que solía ser! No diré que es fácil perder peso; no lo es. El camino es fácil; mantenerte en él es la parte difícil. Pero vale la pena.

Soy un "devorador de almidones", lo que implica que 60% de mis calorías provienen de los almidones. Los amo, como las papas, el maíz y el arroz. No como nada procesado y sólo ali-

No les tengas miedo a los almidones

"Todos los pueblos de gente delgada y esbelta a lo largo de la historia de la humanidad obtuvieron la mayoría de sus calorías de los almidones", declara el hombre en el escenario, mientras varios cientos de personas lo escuchan en un auditorio lleno. El doctor John McDougall se dirige a un público de médicos, profesionales de la salud y quienes buscan salud, los cuales se reúnen dos veces al año cerca de su hogar, en Santa

mentos naturales vegetales. Para mí, una de las claves es cocinar grandes porciones. Los fines de semana, cuando estoy con los niños, preparo mi propio pan o cocino grandes ollas de frijoles y arroz, para tenerlos ahí y que sea fácil. Creo que ésa es la parte difícil para la gente que cambia radicalmente su dieta: el factor de la conveniencia. Piensan: "Tengo que ir a trabajar, no tengo tiempo". Pero la verdad es que, si tienes tiempo de sentarte a ver *Survivor* una hora, tienes tiempo para cocinar suficiente comida que te dure toda la semana. He ido a casas de amigos y les he cocinado grandes porciones para que vean lo fácil que es. Una vez que tienes los elementos básicos listos en tu refrigerador, puedes preparar muchos platillos diferentes para tu menú. Aprender a cocinar sin aceite fue un reto al principio, pero ahora tengo muchas otras opciones.

Mi familia no come exactamente lo que yo, pero todos cenamos juntos y nuestra comida base siempre es vegana. Por ejemplo, comemos papas al horno, espagueti o tacos, y lo que yo les pongo puede ser distinto de lo que les agregan mi esposa e hijos. Pueden comer queso o tocino, mientras que yo como frijoles y verduras. Sin embargo, con el tiempo noté que mis hijos empezaron a cambiar sus hábitos, sólo por asociación conmigo.

La gente siempre me pregunta qué extraño, ¿tocino o queso? Pero la verdad es que no siento que haya perdido nada. He ganado tanto: gané años extra en mi vida, energía y vitalidad. Si alguien dice: "Toma, come un poco de tocino", yo prefiero no hacerlo porque prefiero conservar las cosas que he ganado. Y ahora mi hijo sabe que los papás *sí* corren. Incluso soy un poco más veloz que él.

Rosa, California, para un Fin de Semana de Estudios Avanzados en el que puedan aprender lo último sobre los beneficios de una dieta natural vegetal.

Durante varias décadas, McDougall ha estado sonando la alarma sobre los peligros de la dieta estándar y haciendo un énfasis particular en los beneficios de los carbohidratos de los almidones como esenciales para la salud humana. "Los ejemplos de pueblos que prosperan incluyen a Japón, China y Asia comiendo camote, trigo sarraceno y arroz; a los incas en Sudamérica comiendo papas; a los mayas y aztecas de América Central comiendo maíz, y a los egipcios en el Medio Oriente comiendo trigo —explica—. Durante el último siglo ha habido una tendencia en aumento en las sociedades occidentales en la que la gente abandona los alimentos vegetales almidonados por alimentos bajos en carbohidratos, carne y lácteos. Una epidemia mundial de obesidad, enfermedad cardiaca, diabetes y cáncer le ha seguido a este cambio dietético."[4]

En la prensa popular, muchas veces se ha tomado al doctor Dean Ornish como el opuesto dietético del doctor Atkins pero, a decir verdad, McDougall probablemente es mejor adversario sólo porque tiene tal pasión por los alimentos almidonados que muchas veces condenan los defensores de lo bajo en carbohidratos. Esta pasión surgió de su propia experiencia en medicina y en la vida. Afligido por un infarto extraño a la temprana edad de 18 años, para el que los médicos no tenían una explicación (y que todavía afecta su movimiento hoy en día), se dio cuenta de que tendría que buscar respuestas él solo. Después de la escuela de medicina, terminó en Hawai, con los miles de trabajadores de las plantaciones de azúcar y sus familias como pacientes.

Ahí, McDougall pronto se topó con la contradicción esencial de la medicina moderna: si bien podía ayudar a sus pacientes con infecciones y lesiones, había poco que pudiera hacer para mejorar las condiciones crónicas —diabetes, artritis, obesidad, enfermedad cardiaca y cáncer— que sufrían. Y su mente curiosa notó una verdad importante sobre sus pacientes en Hawai: aunque uno esperaría que las enfermedades crónicas estuvieran correlacionadas con la edad, las generaciones jóvenes de hecho estaban mucho peor que los ancianos. La razón no era un misterio. Los jóvenes habían adoptado todavía más los hábitos alimenticios de Estados Unidos. Estaban más gordos y más enfermos. ¿Qué comían las generaciones mayores? Arroz y verduras eran la base de su dieta, mientras que sus hijos y nietos añadían carne, lácteos y alimentos procesados a sus platos en grandes cantidades.

La búsqueda de McDougall por respuestas lo llevó de vuelta a la biblioteca. Leyó revistas científicas y médicas buscando más información sobre los patrones nutricionales que había visto en sus propios pacientes, y pronto amasó un cuerpo de investigación significativo, el cual mostraba que una dieta basada en alimentos almidonados, mezclados con frutas y verduras, llevaba a una salud óptima con resultados libres de enfermedad crónica.

McDougall descubrió, en un crudo contraste con las preocupaciones culturales actuales sobre los carbohidratos, que muchas civilizaciones basaron toda su dieta alrededor de los alimentos almidonados. Todas las zonas azules, como explicamos en el capítulo anterior, consumían maíz, yuca o granos para obtener un gran porcentaje de calorías, con resultados impresionantes de salud. Estas poblaciones experimentan poca obesidad, poca demencia y pocas enfermedades crónicas; lo opuesto de lo que los autores carbofóbicos quieren que creas. Como escribe McDougall en su libro *The Starch Solution: Eat the Foods You Love, Regain Your Health, and Lose the Weight for Good!*: "En toda la civilización y alrededor del mundo, seis alimentos nos han dado nuestra principal fuente de combustible: la cebada, el maíz, el mijo, las papas, el arroz y el trigo".[5] Los frijoles, los camotes y la avena podrían ser miembros honorarios de esta lista.

Nuestro cuerpo utiliza fácil y eficientemente la energía contenida en el almidón. Descomponemos los carbohidratos complejos con el tiempo en azúcares simples, dando energía sostenida para vivir. Tal vez lo más importante, los alimentos almidonados pueden saciarte mucho (ve el capítulo 2). Como resultado, tendemos a consumir menos calorías cuando adoptamos una dieta natural que es rica en almidones. Estos alimentos nos dan un tipo particular de fibra que tiene toda clase de beneficios intestinales. Están llenos de vitaminas y minerales, una fuente tanto de nutrientes como de energía.

McDougall tiene poca paciencia por las dietas veganas o vegetarianas que enfatizan otras verduras a expensas de los almidones. "La gente intenta comer dietas centradas en la col rizada, el brócoli, la coliflor, el apio, etc. —declara—, ¡y no funciona! Debes tener el almidón como centro de tu plan alimenticio. Una vez que dejas los alimentos almidonados como núcleo, todo lo demás funciona."[6]

En su investigación, McDougall se topó con el trabajo de varias personas que parecían confirmar su intuición sobre el poder de las dietas ricas en carbohidratos, incluyendo Walter Kempner, un refugiado alemán que realizó investigaciones en la Universidad de Duke, en la década de 1930, y obtuvo resultados impresionantes tratando pacientes con su famosa dieta del arroz. Mientras que su prescripción de arroz blanco, azúcar, fruta, jugos de fruta, vitaminas y hierro[7] no es una dieta que nosotros le recomendaríamos a nadie que tuviera mejores opciones, los resultados dramáticos de Kempner —los cuales incluyeron la reversión de la diabetes, la enfermedad cardiaca, la obesidad, la artritis, la hipertensión y más— iban muy en contra de las teorías convencionales bajas en carbohidratos.

Otra influencia significativa fue Denis Burkitt, un médico irlandés que pasó gran parte de su carrera en Uganda después de la Segunda Guerra Mundial. Sus contribuciones incluyen crear conciencia sobre el papel tan importante de la fibra (que se encuentra sólo en alimentos vegetales). Reconoció que las enfermedades presentes en los hospitales rurales de África son muy distintas de las occidentales, y formuló la hipótesis de que la cantidad de fibra en la dieta africana del momento puede tener un papel en proteger a la gente de ciertos alimentos comunes occidentales, los cuales son raros en Uganda y, de hecho, en toda África. Su convicción fue que muchas enfermedades crónicas podían prevenirse completamente y que el consumo de fibra era clave, lo que resumió en una simple ecuación: grandes evacuaciones = pequeños hospitales. Pequeñas evacuaciones = grandes hospitales.

Nathan Pritikin (ve el capítulo 5) fue tal vez la mayor influencia nutricional de McDougall. En 1978 alguien le dio un conjunto de cátedras de Pritikin en cintas de audio. Para este joven médico que estaba haciendo preguntas serias sobre el estado de la ortodoxia nutricional en Estados Unidos, el ejemplo de Pritikin fue como hallar oro, una confirmación importante de su propia experiencia en las plantaciones de azúcar en Hawai. Cuatro décadas después, McDougall ha ayudado a miles de pacientes a bajarse del tren de la enfermedad crónica, ha publicado libros, artículos y revistas digitales, y ha aportado una plataforma educacional para permitirles a los expertos y a los legos explorar el poder de los alimentos como medicina.

De hecho, su centro en Santa Rosa ha servido como un tipo de incubadora para el movimiento nutricional vegetal durante varias décadas. Además de sus Fines de Semana de Estudios Avanzados, los cuales combinan educación e inspiración, le da la bienvenida a un flujo constante de personas en sus semanas intensivas. Un estudio de 2014, publicado en *Nutrition Journal*, rastreó más de 1 600 personas que habían asistido a

Héroe de los alimentos naturales

Doctor John McDougall

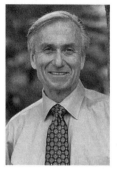

"La grasa que comes es la grasa que usas."

Contribuciones: Además de su trabajo con miles de pacientes a lo largo de los años, el doctor McDougall ha dado oportunidades educativas invaluables a través de sus conferencias, inmersiones, talleres, cursos intensivos y otras actividades diseñadas para propagar la información sobre el poder de la alimentación basada en almidones.

Datos curiosos: El doctor McDougall conoció a su esposa, Mary, en un quirófano, cuando él era estudiante de medicina y ella una enfermera de cirugía. Hoy en día su trabajo juntos ha pasado de la mesa de operaciones a la mesa del comedor, con las múltiples creaciones de recetas saludables y deliciosas que Mary McDougall ha ofrecido en los programas y libros de su esposo.

Lee esto: *The Starch Solution: Eat the Foods You Love, Regain Your Health, and Lose the Weight for Good!*

Más información: www.drmcdougall.com

estos cursos intensivos y descubrió que la pérdida de peso promedio en sólo una semana era de 1.5 kilogramos, la reducción promedio de colesterol era 22 mg/dl y casi 90% de los pacientes pudieron dejar sus medicamentos para la presión y la diabetes.[8] McDougall enfatiza orgulloso que los participantes comían tanto como querían durante esa semana. El rebosante bufet se ha vuelto famoso, con muchas recetas salidas directamente de la cocina de Mary McDougall, su esposa y colaboradora. Lo principal en cada comida son los granos enteros y las verduras almidonadas.

Forcejeando con los granos y el gluten

Entra a una tienda hoy en día y examina brevemente los alimentos que dicen ser "libres de gluten" de un anaquel a otro, y estará bien pensar que estamos en medio de una epidemia nacional de enfermedades y se encontró culpable al gluten. Mientras que las dietas bajas en carbohidratos de hoy y las filosofías se construyen con la visión de Atkins, sus argumentos muchas veces enfatizan al gluten como si tuviera un papel clave en volver a la gente gorda, enferma y estúpida.

¿Qué es el gluten? Como demostró el comediante Jimmy Kimmel en su hilarante y revelador video de 2014, incluso muchas personas que no lo comen no saben qué es. El gluten es una mezcla de proteínas que se encuentran en el trigo y otros granos, incluyendo el centeno y la cebada. Es la sustancia que ablanda el pan y los granos. Si alguna vez has trabajado una masa, es lo que le da una sensación de elasticidad.

Una serie de libros, incluyendo *Adicto al pan*, del doctor William Davis, y *Cerebro de pan*, del doctor David Perlmutter, han llegado a las listas de bestsellers culpando al trigo en general y al gluten en específico por las enfermedades crónicas, los índices de obesidad e incluso los desórdenes mentales, desde el Alzheimer hasta la esquizofrenia y el autismo. Davis, un cardiólogo, va tan lejos que ha dicho que el trigo ha matado a más personas que todas las guerras juntas. Perlmutter declara que la sensibilidad al gluten "representa una de las amenazas de salud más grandes y menos reconocidas de la humanidad".[9] Esta clase de hipérbole dramática no es poco común en la subcultura de "la guerra contra el trigo". ¿Está justificada?

La primera verdad importante que debemos reconocer es que algunas personas tienen enfermedad celiaca como resultado de ser altamente intolerantes al gluten. Cuando comen gluten, sufren daño en el intestino delgado (visible en una biopsia) que puede llevar a muchos males, incluyendo una pérdida de peso no sana y la incapacidad de absorber nutrientes. Éste es un desorden autoinmune genético y los estimados de la población afectada tienden a ser bajos, alrededor de 1%.[10] Aun así, todavía son varios millones que necesitan estar muy conscientes de los daños de ingerir gluten. Para los celiacos, una dieta libre de gluten es esencial, aunque no hay una razón para que estas personas no puedan consumir otros carbohidratos saludables, como granos sin gluten y verduras almidonadas.

La pregunta que surge entonces es qué tan legítima es la gran preocupación por la sensibilidad al gluten en el resto de la población. En años recientes, los expertos en nutrición han reconocido que de hecho hay un grupo de individuos sensible al gluten o alérgico al trigo, pero que no tiene enfermedad celiaca. Para estas personas, ingerir gluten puede provocar síntomas físicos, como dolor abdominal, inflamación, diarrea, constipación, dolor de articulaciones o huesos, dolores de cabeza y fatiga. Hay evidencia de que su sensibilidad puede afectar su estado de ánimo y también su estado psicológico. De nuevo, los estimados de esta cohorte son relativamente bajos, alrededor de 1% o quizá un poco más.[11] Desafortunadamente, estas personas viven muchas veces sin un diagnóstico.

Pero estas dos poblaciones —los celiacos y las personas sensibles al gluten— no se acercan siquiera a justificar el pánico de Estados Unidos por el gluten. La cantidad que dice tener una intolerancia al gluten o una alergia al trigo excede por mucho los estimados reales de quienes la padecen (que sumaría poco más de 2%). Los investigadores calculan que hasta 30% de los adultos en Estados Unidos están eligiendo reducir su consumo de gluten o evitarlo, y que incluso un porcentaje mayor cree que los alimentos sin gluten son opciones más saludables.[12] ¿Estas personas están equivocadas? En un estudio italiano controlado de doble ciego se analizaron pacientes que decían tener una intolerancia al gluten no celiaca bajo condiciones muy rigurosas y 86% claramente no demostraron tener nada.[13]

Curiosamente, hemos observado que, muchas veces, cuando una persona que cree tener una sensibilidad al gluten prueba una dieta natural vegetal se siente mejor a pesar de restringir o no el gluten (quizá incriminando los otros alimentos no saludables que ya dejó de comer como la verdadera causa de sus síntomas).

Desafortunadamente, la actual corriente de preocupación sobre el gluten lleva a muchas personas en direcciones poco saludables. Ya sea que se llenan de versiones libres de gluten de sus alimentos favoritos, los cuales muchas veces están más procesados que los originales, retacados de azúcar, grasa y harinas altamente refinadas libres de gluten, o se van hacia la zona libre de carbohidratos y desprecian todos los granos, tengan gluten o no. Pero la ciencia hasta hoy ha revelado consistentemente los impresionantes beneficios para la salud asociados con los granos enteros.[14] *Los granos enteros son alimentos saludables.* Un estudio reciente en el *BMJ* mostró cómo el consumo de granos enteros está asociado con una reducción en el cáncer, la enfermedad cardiaca, la enfermedad respiratoria y las enfermedades infecciosas, incluyendo una reducción de 17% de mortandad general.[15] Otro estudio que revisó los hallazgos de 12 estudios involucrando 800 000 personas a lo largo de cuatro décadas descubrió que entre mayor era el consumo de granos enteros, menor era el índice de muerte; una reducción del riesgo de 25%

para la enfermedad cardiaca y 15% para el cáncer.[16] El consumo diario de tres porciones de granos enteros incluso ha demostrado ser tan efectivo para bajar la presión sanguínea, que podría disminuir la incidencia de enfermedad arterial coronaria en 15% y de infarto en 25%.[17] El consumo de granos enteros ha demostrado aumentar la sensibilidad a la insulina, reduciendo entonces el riesgo de diabetes.[18] Éstos son sólo algunos de los múltiples resultados que a lo largo de los años han confirmado y reconfirmado los beneficios nutricionales de los granos enteros. De hecho, la evidencia positiva de salud de los granos enteros sigue creciendo a pesar de las declaraciones de los libros de dietas de moda. ¡Sería una burla ver a la gente seguir despreciando toda una serie de alimentos saludables por estar en contra de una condición que seguramente no tiene!

CÓMO SE PROCESAN LOS GRANOS Y POR QUÉ ES IMPORTANTE

Para comprender el proceso que toma un grano entero promotor de la salud y lo convierte en un riesgo de salud, usemos el ejemplo del trigo. Para obtener el grano de trigo comestible se elimina la cáscara no comestible del grano después de la cosecha. Un grano de trigo está hecho de la capa externa de salvado, la capa interna del endospermo y una semilla. Cada elemento provee beneficios nutricionales: el endospermo está hecho en su mayoría de carbohidratos almidonados, la semilla es la parte del grano involucrada en la reproducción y contiene una poderosa mezcla de vitaminas, minerales y nutrientes, y el salvado contiene la fibra, tan importante para todo el paquete nutricional de los alimentos naturales.

En un alimento de granos enteros se utiliza todo el grano de trigo. Si es harina de grano entero, todo el grano se muele, así que todavía tiene los nutrientes y la fibra. Eso es preferible a un grano refinado o a la harina blanca, donde sólo el endospermo está molido, dejando al carbohidrato almidonado con algunos nutrientes, pero sin muchos de los elementos nutricionales que hacen un grano entero una carga de energía. Además, los granos refinados muchas veces se mezclan con otros ingredientes no saludables, como azúcar y aceite. Hay evidencia de que el consumo de granos enteros está asociado con menos grasa abdominal en adultos, *pero el consumo de granos refinados es justo lo opuesto.*[19]

Lee las etiquetas de los alimentos con cuidado cuando compres productos de granos. Algunos alimentos se etiquetan como si tuvieran granos enteros, pero revisa el porcentaje antes de ponerlos en tu carrito; es posible que no sean 100% granos enteros. Otros usan términos como multigrano, lo cual simplemente significa que contienen más de un tipo de harina, pero todas pueden ser refinadas. Incluso los que sí utilizan trigo entero o ingredientes de granos enteros la mayoría de veces añaden muchas otras sustancias cuestionables, las suficientes para hacer que todo ese paquete natural no sea bueno.

Esto nos lleva de vuelta a nuestra primera regla: elige alimentos naturales en lugar de alimentos altamente procesados. Por ejemplo, elige arroz integral en lugar de blanco, o pasta de trigo entero por encima de sus alternativas refinadas. Elige panes de grano entero, idealmente horneados con harina de molido grueso y con un alto índice de fibra por encima de los carbohidratos (ve Consejos para leer la etiqueta nutrimental en la página 166 para más información sobre cómo elegir panes). Como siempre, la forma intacta de los granos será la opción más saludable. Recuerda, entre más cerca se encuentre el grano a su forma entera, proveerá más beneficios nutricionales.

Esperamos que este tipo de evidencia te convenza de no temer al trigo o a otros granos con gluten en sus formas enteras, sin importar lo que leas o escuches. A menos de que seas parte de ese 2 o 3% con enfermedad celiaca, alergia al trigo o sensibilidad al gluten, puedes abrazar los granos enteros con gluten y los productos de grano entero, incluyendo de trigo, y disfrutar todos sus beneficios. El gluten no es la fuente de todos los males nutricionales, y evitarlo tampoco será la cura milagrosa para todos tus malestares. Si decides evitar el gluten, simplemente elige granos enteros sin gluten, como arroz integral, avena, mijo, quinoa o trigo sarraceno. Y no cometas el error de pensar que una etiqueta que diga "libre de gluten" es un boleto hacia la salud. Las galletas libres de gluten siguen siendo galletas. Con todos los alimentos procesados no saludables que se producen con formas libres de gluten aplican los mismos principios para una dieta sin gluten como para cualquier dieta óptima: elige alimentos naturales, en su mayoría vegetales.

Una conversación inflamatoria

La actitud alarmista alrededor del trigo hoy en día no es sólo sobre las calorías extras, los granos pulverizados, la falta de fibra o las grasas y azúcares añadidos en algunas formas. También es sobre el coco de la "inflamación". Según algunos libros de dietas sobre trigo y granos, es como si el mal invisible de la inflamación crónica estuviera merodeando por tu cuerpo listo para atacar ¡y todo lo que necesitara fuera una pizca de trigo! La idea es que el trigo tiene un alto índice glucémico, lo que puede provocar una elevación de la glucosa, y ésta puede conllevar inflamación, lo que a su vez puede llevar a varios problemas de salud a largo plazo. De nuevo, debemos andar con cuidado y seguir a la ciencia. Hay muy poca evidencia de que los alimentos enteros de trigo resulten en inflamación. De hecho, todo lo contrario. Las dietas altas en granos enteros han demostrado consistentemente una reducción en los niveles de inflamación sistémica.[20] Por otra parte, los alimentos animales, los cuales mucha gente tiende a comer en exceso cuando reduce el consumo de granos y otros alimentos altos en carbohidratos, han demostrado incrementar la inflamación.[21]

El miedo al trigo corre peligrosamente cerca de la actitud alarmista y la seudociencia. La inflamación no es la muerte merodeando detrás de cada grano (a menos, por supuesto, de que estén involucradas alergias reales, dado que cualquier alimento al que seas alérgico te provocará inflamación). Como explica el doctor Michael Greger: "Si alguien dice que el trigo entero es inflamatorio, entonces muéstrame un solo estudio donde una población no celiaca lo diga. No conozco ninguno. Pero por supuesto, si estás hablando de granos refinados, es distinto. La gente que piensa que puede vivir con donas veganas se está engañando a sí misma".[22] Una dieta saludable basada en alimentos naturales vegetales que incluya granos enteros no impactará negativamente tus niveles generales de glucosa o de inflamación. Lo más seguro es que haga todo lo contrario.

La conclusión es ésta: La retórica sobre los granos es exagerada, indiscriminada y, bueno, inflamatoria. Ha sacado al bebé de los granos enteros con los desechos de versiones más procesadas y refinadas. La siguiente vez que tu amigo ordene una hamburguesa con tocino sin el pan "porque los carbohidratos te engordan", sabrás que sí, los bollos de harina blanca refinada probablemente te engordarán y enfermarán, pero también la carne procesada de la hamburguesa. Los carbohidratos enteros, por otro lado, harán lo opuesto. Así que, adelante, pide una gran porción de arroz integral y verduras, o incluso una hamburguesa de frijoles sobre un gran pan de trigo entero, sabiendo que los granos enteros están consistentemente asociados con la pérdida de peso, la buena salud y una larga vida.

Consejos para llevar

- **Los carbohidratos no te engordan ni te enferman, mientras provengan de alimentos naturales.** Debes saber la diferencia entre los carbohidratos procesados no saludables y los granos enteros y las verduras almidonadas que sí son saludables.
- **Los granos enteros, las verduras almidonadas y las leguminosas deberían de ser la base de tu dieta.** Estos alimentos están asociados constantemente con una mejor salud y una mayor saciedad.
- **La intolerancia al gluten y la enfermedad celiaca son raras.** A menos de que seas parte de ese 2 o 3% de la población, no hay razón para que evites los granos enteros con gluten, como el trigo.

Capítulo 8

La llegada del cavernícola

Promesas e inconvenientes de la dieta paleo

> El pasado nos define. Podemos intentar escapar
> de él, con buena razón, o escapar de lo que es malo en él,
> pero sólo escaparemos añadiendo algo que sea mejor.
> WENDELL BERRY

¿Qué tienen en común los tapetes de yoga, las sandalias y los panes de Subway? Hasta hace poco, el químico azodicarbonamida. En 2016, el gigante de las baguettes, junto con varias otras cadenas de comida rápida, apareció en los encabezados cuando anunció (discretamente) que eliminaría su "acondicionador de la masa" de sus panes. No hay duda de que fue una buena noticia para sus clientes, dado que se ha vinculado la azodicarbonamida con el asma y el cáncer, lo que nos lleva a la pregunta, ¿qué rayos estaba haciendo ahí en primer lugar? Uno podía preguntar lo mismo sobre incontables químicos que aparecen en nuestra comida. De hecho, los aditivos, conservadores, saborizantes artificiales y varios otros compuestos que forman las listas de ingredientes de los alimentos procesados en la actualidad pueden hacer que te duela la cabeza; son todo un juego de química en cada caja, botella, pechuga, pan, alita, fritura, hojuela y Cajita Feliz. Es suficiente para hacer que cualquiera extrañe los viejos tiempos, cuando la comida era, bueno, comida.

Y muchos lo extrañan. En respuesta a la creciente conciencia del exceso de alimentos industrializados, cada vez más personas están buscando una alternativa. Algunos se van unos de cientos de años antes de que los modernos sistemas de distribución de alimentos trajeran la abundancia a nuestra puerta. Algunos voltean hacia una era pretecnológica, cuando el ritmo de la vida era menos frenético. Algunos condenan la tendencia moderna de la urbanización y regresan al campo. Los alimentos naturales y orgánicos, la comida tradicional, la alimentación lenta, de la granja a la mesa; todos estos movimientos nacieron de la nostalgia de la cultura culinaria por su pasado perdido y varias inquietudes legítimas sobre los sistemas industriales de alimentación de hoy. Pero algunos llevan ese sentimiento a un nivel distinto y se vuelven paleo.

A Michael Pollan le gusta decir: "No consumas nada que tu bisabuela no reconocería como comida". La dieta paleo, una de las tendencias más populares en la actualidad, ve ese concepto y eleva a Pollan unos cientos de milenios. Dice que no comas nada que un cavernícola no reconocería como comida.

La tendencia paleo implica *dieta paleolítica*, un concepto que surgió en la década de 1970, cobró fuerza en la siguiente década gracias al artículo de S. Boyd Eaton y Melvin Konner del mismo nombre, y se popularizó a principios del siglo XXI con el autor bestseller Loren Cordain y su tribu creciente de seguidores. Aunque para algunos volverse paleo puede incluir muchos comportamientos que reflejan un estilo de vida paleolítico —como correr en pequeños intervalos intensos (como escapando de los depredadores), hacer cuclillas en lugar de sentarse para defecar (incluso puedes comprar un accesorio especial para el inodoro llamado Squatty Potty) o (para los más extremos) donar sangre regularmente para aproximar las heridas ocasionales que nuestros ancestros debieron sufrir—, generalmente se ve como una forma de alimentación, y para nuestro propósito dejaremos los otros comportamientos de estilo de vida aparte y nos enfocaremos en las recomendaciones dietéticas.

La premisa básica de la dieta paleo, como Cordain lo dice, es que "la naturaleza determinó lo que nuestro cuerpo necesitaba miles de años antes de que la civilización se desarrollara, antes de que la gente empezara a cultivar y a criar ganado".[1] Los defensores de la dieta paleo creen que nuestro cuerpo no ha cambiado significativamente desde la era paleolítica, también conocida como la Edad de Piedra o la era prehistórica, la cual empezó hace aproximadamente 2.6 millones de años. Era el tiempo en que los homínidos vivían como cazadores y recolectores, y empezaron a utilizar herramientas básicas de piedra. Anatómicamente, los humanos modernos entraron en escena durante este periodo, alrededor de 200 000 años atrás. El fin de la era paleolítica está marcado por la adopción de la agricultura a gran escala y los primeros establecimientos humanos más complejos, hace 10 000 o 12 000 años.

Las dietas paleo modernas varían mucho entre sus practicantes. En general, sin embargo, se enfocan en alimentos como carne magra de libre pastoreo o pescados salvajes (que se aproximen a lo que pudieron haber cazado o pescado) y frutas, verduras, semillas y nueces (que se aproximen a lo que pudieron haber recolectado). Evitan alimentos que ven como nacidos de la agricultura, como granos, leguminosas y verduras almidonadas, y rechazan la mayoría de los alimentos procesados, sobre todo los carbohidratos refinados (aunque, curiosamente, no ciertos aceites vegetales). También tienen sospechas por los productos lácteos, argumentando que sólo un pequeño porcentaje relativo de la población humana se ha adaptado para tolerarlos más recientemente en la historia.

Las dietas paleo son primas cercanas de las dietas bajas en carbohidratos y altas en proteína que comentamos en el capítulo anterior. Sin embargo, merecen considerarse aisladas tanto nutricional como filosóficamente. Nutricionalmente hay ciertas cosas buenas sobre la visión paleo —y algunas quizá se superponen con la dieta de alimentos naturales—, pero hay algunas cosas preocupantes también. Filosóficamente hay ciertas preguntas que requieren un escrutinio más profundo. Incluso si supiéramos exactamente lo que nuestros ancestros paleolíticos comían (y no lo sabemos), incluso si todos los argumentos de los devotos paleo sobre el pasado fueran correctos (y no lo son) e incluso si pudiéramos comer exactamente el mismo tipo de comida que nuestros ancestros (y no podemos), todavía habría serias preguntas sobre si es la dieta ideal para los humanos de hoy.

Lo bueno de ser paleo

Hay muchas cosas atractivas de la dieta paleo. Antes que nada, a diferencia de muchas modas de alimentación en las últimas décadas, la dieta paleo está totalmente enfocada en alimentos reales, naturales, que son beneficiosos para la salud. Una y otra vez hemos visto la evidencia de que los alimentos altamente procesados —cereales endulzados, botanas saladas, dulces azucarados y productos horneados, refrescos llenos de calorías— no le hacen ningún favor a nuestra salud. De hecho, la dieta paleo hizo suyo uno de los dos principios centrales de la dieta de alimentos naturales: *come alimentos naturales en lugar de alimentos procesados*. Sin duda, ésta es una razón de que muchas personas se sientan mejor y pierdan peso cuando adoptan una dieta paleo, especialmente al principio. De pronto dejan la mayoría de los alimentos procesados en su dieta, y si estaban cerca de alguna manera al estadounidense promedio, podía ser hasta 70% de sus elecciones alimentarias anteriores. En cambio, comen principalmente alimentos reales, quizá por primera vez en su vida. No es de sorprender que experimenten una diferencia dramática en su salud y bienestar.

¿Con qué están remplazando esos alimentos procesados? En parte, con un gran porcentaje de alimentos animales: huevos, pescado, carne e incluso vísceras, una dirección preocupante que discutiremos en un momento. Sin embargo, la gente que adopta una dieta paleo también sigue otro principio central de la dieta de alimentos naturales y aumenta su consumo de frutas y verduras, otra razón sin duda de que la gente muchas veces reporte resultados positivos cuando hace la transición. Quitar los alimentos procesados y comer más frutas y verduras es un buen cimiento para cualquier dieta.

Un tercer aspecto positivo de la dieta paleo es su acercamiento cuidadoso hacia los productos lácteos. El doctor Cordain comenta acertadamente que "somos la única especie en el planeta que consume la leche de otro animal a lo largo de su vida adulta. Los humanos no tienen un requerimiento nutricional por la leche de otra especie ni la de otros mamíferos".[2] Si eliges incluir lácteos en tu dieta de alimentos naturales, recomendamos que lo hagas en cantidades limitadas. La mayoría de las personas come demasiados lácteos y la dieta paleo ofrece una corrección saludable a esta tendencia.

Las desventajas de la dieta paleo

Con todos sus beneficios, en la forma de alimentos reales y frutas y verduras saludables, las desventajas de la dieta paleo son preocupantes. Empiezan con esta convicción de que los alimentos animales —en la forma de carne, pescado y huevos— deben tener un papel central en la dieta. Ya explicamos las serias preocupaciones para la salud a largo plazo si se consumen demasiados alimentos animales, junto con las enfermedades crónicas asociadas con dietas así (ve la página 68). Una dieta natural vegetal no necesita ser vegana ni vegetariana, pero depender de la carne y otros alimentos animales para llenar más de 50% de tus calorías, como sugieren algunos en los talleres paleo, no es una decisión de salud basada en evidencia. La mayoría de las personas ya come demasiada carne.

Los defensores de la dieta paleo enfatizan la adecuada elección de carnes magras de libre pastoreo y pescados y mariscos salvajes por encima de alimentos de fábrica o granjas hacinadas, llenos de maíz, antibióticos y hormonas, y muchos te advierten en contra de las carnes procesadas, señalando que un cavernícola claramente no comía embutidos, salchichas ni salami, una categoría de alimentos que hace poco designó la Organización Mundial de la Salud como carcinógena. Sin embargo, demasiados seguidores desafortunadamente parecen considerar la dieta paleo sólo como sinónimo de carne y consideran su nueva dieta "evolucionada" como un boleto para comer tocino ilimitadamente.

Otro problema con comer demasiada carne y otros alimentos animales es que tienden a impedir el paso de otras cosas a tu dieta. Los alimentos vegetales saludables de pronto se vuelven menos importantes cuando estás construyendo una cultura alimentaria alrededor de la carne. Aun cuando las frutas y las verduras pueden tener un papel significativo en los platos de algunos seguidores paleo, parecen ser un pensamiento secundario para la mayoría. Con la dieta de alimentos naturales tomamos el camino opuesto. Un poco de carne de libre pastoreo o pescado salvaje puede tener cabida en tu plato, pero nunca debería ser tan prominente que les quite espacio a los alimentos vegetales.

La otra desventaja significativa de la dieta paleo es lo que deja fuera del plano por completo: granos enteros, verduras almidonadas, frijoles y otras leguminosas. Rechazan estos alimentos principalmente por la idea de que no eran parte de la dieta humana antes de la llegada de la agricultura, aunque algunas de las inquietudes comunes de los defensores de lo bajo en carbohidratos por lo saludables que puedan ser tienden a introducirse en la literatura paleo también, junto con la tendencia de no distinguir entre los carbohidratos enteros y los procesados.

Dejemos de lado por un momento la cuestión de si los humanos evolucionaron para comer estos alimentos en la Edad de Piedra, y no tiene sentido ignorar la cantidad de evidencia sobre cómo sirven tan bien estos alimentos a la salud y la longevidad de los seres humanos modernos. Recuerda, los granos enteros están relacionados con un riego menor de muerte por todas las causas,[3] y las verduras almidonadas tienen un papel preponderante en las dietas de muchas civilizaciones. En cuanto a las leguminosas, un estudio reciente las identificó como "el predictor dietético más importante de la supervivencia en personas mayores de distintas etnias",[4] y el consumo diario de estos alimentos llenos de proteína y fibra fue uno de los denominadores comunes más impor-

Héroe de los alimentos naturales

Doctor David Katz

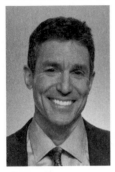

"La noción de que dos expertos en nutrición no están de acuerdo simplemente es falsa. La noción de que la opinión experta en nutrición cambia constantemente es igualmente falsa. Evoluciona, por supuesto, como requiere la ciencia, pero el verdadero buen consejo de comer alimentos cercanos a la naturaleza, consumir más plantas y evitar el exceso de azúcar añadido o los productos engañosos en general tiene décadas."

Contribuciones: Katz es una voz constante de claridad y salud mental en el mundo nutricional, y se ha dedicado a cortar a través del velo de la confusión y señalar el consenso claro mundial basado en evidencia sobre lo que constituye una dieta sana. Para este fin fundó la Iniciativa de la Verdadera Salud.

Datos curiosos: Vivek Murthy, el decimonoveno secretario de salud de Estados Unidos, es un antiguo estudiante de Katz en Yale, y lo menciona como uno de sus mentores.

Lee esto: *Disease-Proof: The Remarkable Truth about What Makes Us Well*

Más información: www.truehealthinitiative.org

tantes entre las zonas azules. En 2007, el Instituto Americano para la Investigación del Cáncer realizó el análisis más completo de la dieta y el cáncer hecho hasta ahora, y concluyó que deberíamos comer granos enteros y leguminosas *en cada comida.*[5] La extraña demonización paleo de los frijoles y otras leguminosas es lo más extraño de todo desde una perspectiva de salud.

Pídele a un defensor de la dieta paleo que justifique esta prohibición con fundamentos de salud y te dirá que los frijoles y otras leguminosas contienen "antinutrientes", incluyendo ácido fítico o fitatos, el cual puede reducir la absorción de micronutrientes, y lecitinas, que han demostrado en estudios con animales impedir el crecimiento, dañar el intestino delgado, interfiere con el páncreas y destruye el músculo esquelético. Sin embargo, aunque esto suena ominoso, el argumento no se sostiene realmente bajo un examen riguroso. Remojar los frijoles durante la noche y desechar el agua antes de cocinarlos resuelve estos problemas, así como cocinar las lentejas.

Desde un punto de vista de salud, entonces, la dieta paleo tiene una buena calificación por su enfoque en alimentos reales en lugar de alimentos procesados, aceptar frutas y verduras, y ver con cautela los lácteos, pero sí enfatiza la carne y otros productos animales, y elimina innecesariamente los granos enteros saludables, las verduras almidonadas y las leguminosas. Si te sientes atraído hacia esta filosofía nutricional, pero quieres evitar sus desventajas, ofreceremos recomendaciones para una variación natural de la dieta paleo en un momento. Primero, veamos más de cerca parte del pensamiento detrás de esta tendencia nutricional a veces positiva y a veces incomprensible.

La evolución y la dieta "natural" humana

Si vemos el pasado evolutivo, claramente podemos dar información valiosa en la búsqueda de la dieta óptima para nuestro presente y futuro. Sin embargo, la idea de que una porción en particular de ese pasado tiene el secreto de la dieta "natural" es cuestionable. Distintos momentos históricos han producido diferentes climas, cambios ambientales o presiones selectivas que llevan a las dietas en distintas direcciones. Históricamente, la dieta humana ha sido de cambio, adaptación y supervivencia, no optimización. Somos una obra en constante progreso, evolutivamente hablando, y es un error pensar que algún punto en particular en la historia humana u homínida representa un momento de perfecta adaptación a nuestro ambiente o nuestra salud evolutiva máxima. Como bióloga evolucionista, Marlene Zuk escribe en su bien argumentado libro *Paleofantasy: What Evolution Really Tells Us About Sex, Diet, and How We Live*: "La noción de que los humanos llegaron a un punto en su historia evolutiva en el que su cuerpo estaba de alguna manera en sincronía con el medio ambiente y que tiempo después se alejaron de esas raíces —ya sea por el inicio de la agricultura, la invención del arco y la flecha o la disponibilidad de la hamburguesa— refleja una mala interpretación de la evolución".[6]

Zuk sugiere que en lugar de elegir arbitrariamente un periodo deberíamos mirar todos los 30 millones de años de historia de los primates.

Los tres millones de años de la era paleolítica sólo es un breve periodo comparado con el largo viaje de nuestro pasado primate. Algunos especulan que si hubiera una dieta "natural", estaría más cerca de las hojas, semillas, flores, nueces y frutas que se consumieron en gran parte de los 20 millones de años de desarrollo homínido. Puede argumentarse también que encontraríamos la dieta "natural" en el ejemplo de nuestros primos genéticos más cercanos, los chimpancés, bonobos y gorilas, quienes comen dietas que son entre 95 y 100% vegetales.

Incluso si fuera cierto que la era paleolítica es de hecho la mina de oro dietética que sus defensores quieren creer, hay investigadores renombrados que no están de acuerdo con las conclusiones populares de la dieta paleo sobre lo que constituyó la dieta de ese tiempo. Para empezar, como dice la genetista arqueológica Christina Warinner: "No hay una dieta paleo. Hay muchas, muchas dietas paleo". Los habitantes de las costas pudieron haber comido más pescado, los cazadores y recolectores del norte en climas más extremos probablemente comían más carne y grasas animales, los habitantes de climas templados seguramente comían más frutas y verduras frescas, etc. "Cuando hablamos de las dietas paleolíticas —enfatiza Warinner—, es muy importante hablar de ellas en plural."[7]

Los investigadores también han cuestionado otro principio central de la dieta paleo: la predominancia de carne. Sin duda nuestros ancestros comían carne cuando podían cazarla, pero parece improbable que la consumieran al grado de los seguidores paleo modernos. Como algunos han sugerido, quizá la etiqueta *cazadores y recolectores* debería ser a la inversa; *recolectores y cazadores* sería más preciso. Sí, el hombre prehistórico obtiene parte de la gloria por haber cazado ocasionalmente, pero la mujer prehistórica era probablemente la principal proveedora de comida, recolectando frutas, semillas, nueces, verduras, tubérculos y toda clase de alimentos vegetales prehistóricos que tuvieran un papel más importante en la dieta diaria paleolítica.

El antropólogo Nathaniel J. Dominy es uno de los muchos investigadores y antropólogos que crea huecos en la idea de que la carne que cazaban tenía un papel tan preponderante en las dietas de la Edad de Piedra. Su investigación se ha enfocado alrededor de un gen particular que ayuda a codificar la amilasa, una proteína de la saliva que descompone los almidones en glucosa. Otros primates además de los humanos no tienen este gen, y esto hace a Dominy sospechar que es parte de lo que nos permitió dar el extraordinario salto evolutivo hacia lo que se conoce como el "*big bang* cerebral" y recorrer el camino de nuestro pasado homínido hacia el *Homo sapiens sapiens* (algo que los teóricos paleo tienden a atribuir a un aumento en el consumo de carne). Después de todo, argumenta Dominy, el alimento preferido de nuestro cerebro es la glucosa. Sugiere que los humanos en realidad no son carnívoros, sino "devoradores de almidones", consumiendo almidones para obtener los nutrientes necesarios para sus cerebros en desarrollo: "Yo diría que una mezcla de alimentos vegetales con una gran cantidad de almidones de tubérculos y semillas es el componente fundamental de la dieta humana".[8]

Esto, por supuesto, pone en tela de juicio otro principio fundamental de la filosofía paleo, el rechazo de los almidones. La bióloga evolucionista Karen Hardy también argumenta que las verduras almidonadas y los tubérculos, como los camotes, las calabazas y las papas, tuvieron un papel crítico en el desarrollo de los cerebros más grandes que distinguieron a los humanos de sus predecesores. "El consumo regular de alimentos vegetales almidonados ofrece una explicación coherente para la provisión de energía para el desarrollo del cerebro durante finales del Plioceno y principios del Pleistoceno", escribe. Esta idea está apoyada por evidencia reciente de que la cocción empezó mucho antes de lo que se creía, hace 1.8 millones de años.[9] Otros investigadores han argumentado que incluso los granos como el trigo y la cebada tuvieron un papel clave en la dieta humana mucho antes de que se cultivaran. También se ha encontrado evidencia de que los neandertales comían variedades salvajes de chícharos y habas, contradiciendo las declaraciones paleo sobre las leguminosas.[10] En general, hay mucha evidencia de que los homínidos evolucionaron un estilo alimentario en gran parte basado en plantas, con algunos alimentos animales como suplemento, aunque las proporciones a lo largo de cientos de miles de años probablemente variaban y cambiaban seguido.

Es importante recordar que, en la mayor parte de nuestra historia, obtener suficientes calorías ha sido la preocupación principal. Incluso uno de los creadores de la dieta paleo, Melvin Konner, reconoció en un artículo de 2016 que, en lugar de ser carnívoros extremos, tanto los neandertales como los primeros humanos eran "oportunistas de la alimentación". En otras palabras, comían lo que podían encontrar para permanecer vivos. Pero meramente porque *podían* y alguna vez *sí* comieron algo para sobrevivir no quiere decir que nosotros *deberíamos* comer toneladas de eso hoy en día si queremos prosperar. Es curioso

---

Héroe de los alimentos naturales

Doctor Garth Davis

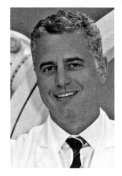

"Que los médicos no informen a los pacientes de las acciones más suaves, más seguras y más beneficiosas que pueden hacer para promover su salud es negligencia criminal."

Contribuciones: Davis es un cirujano bariátrico (de pérdida de peso) que ha pasado considerable tiempo en el centro de la epidemia de obesidad de Estados Unidos. Su libro de 2015, *Proteinaholic*, es una refutación fundamentada y apasionada de la obsesión del país con la proteína animal.

Datos curiosos: Además de tratar pacientes en su clínica en Houston, el doctor Davis también es un triatleta que compite por todo el país mientras come una dieta vegetal.

Lee esto: *Proteinaholic: How Our Obsession with Meat Is Killing Us and What We Can Do about It*

Más información: www.proteinaholic.com

---

que, en ese mismo artículo, Konner se haya distanciado de las versiones contemporáneas de la dieta, comparando su creación pródiga con el monstruo de Frankenstein.[11]

Konner también se retractó del argumento de que los últimos 10 000 años desde el nacimiento de la agricultura no fueron tiempo suficiente para que nuestro cuerpo se adaptara a digerir alimentos más recientes en nuestra dieta contemporánea, propuesto en su artículo original con Eaton y repetido por Cordain y otros. La ciencia ha seguido adelante desde entonces, y él reconoce que "en 1985, los científicos creían que habían ocurrido pocos cambios genéticos desde que fuimos cazadores y recolectores, digamos hace 10 000 años. Ahora sabemos que han cambiado muchísimos genes".[12]

Éstas son sólo algunas muestras de las múltiples críticas convincentes de la ciencia tras la dieta paleo. Incluso si dejáramos todas de lado, resultara verdadera la lectura histórica de los defensores paleo y se corroboraran las conclusiones de sus seguidores sobre su significado, todavía quedaría un problema importante con la dieta paleo moderna: sin importar cuánto nos gustaría comer como los cavernícolas, no podemos.

Imaginemos por un momento que lleváramos la filosofía paleo a su extremo y cazáramos nuestra propia carne; se parecería muy poco al venado o al jabalí magro salvaje que nuestros ancestros habrían comido. Lo mismo es cierto sobre las frutas y verduras; las que comemos hoy han sido enormemente alteradas desde sus precursores silvestres. A decir verdad, casi todos los alimentos que consumimos hoy se han transformado a lo largo de la historia y muy pocos se parecen a los de la era paleolítica. Aún más, las personas paleo modernas parecen ignorar el hecho de que la variedad de alimentos disponibles para ellas de todas partes del mundo está muy lejos del menú local de cualquier cazador y recolector nómada.

Si comes naturalmente... y eres paleo

A pesar de las declaraciones evolutivas cuestionables de los defensores paleo, no olvidemos los principios positivos que su dieta sigue promoviendo. Dejar los alimentos procesados sólo puede ser algo bueno. Comer mucha fruta y verdura y algunas nueces extenderá nuestra vida y nos protegerá contra las enfermedades. Algunas carnes magras y pescados pueden ser parte de una dieta sana. Cuando se ve de esta manera, la dieta paleo es, como escribió David Katz, "eminentemente razonable y sin duda una gran mejoría desde la dieta típica estadounidense". Sin embargo, agrega: "Cuando la etiqueta de la dieta paleo se utiliza para justificar una dieta de salchichas y hamburguesas con tocino, el concepto ya se alejó por completo de su origen".[13]

Si el ethos paleo te agrada, sugerimos hacer algunas adaptaciones para que empate con la filosofía de la nutrición natural vegetal, lo que también puede volverla más cercana a la dieta histórica de nuestros ancestros. Come muchas verduras y frutas frescas y deja que llene la mayoría de tu plato. Está bien comer carne magra, pescados y huevos, pero que sean sólo 10% o menos del total de tus calorías. Si eliges dejar los granos, al menos considera comer verduras almidonadas, como camotes, calabazas, yuca y papas. En lugar de un poco de carne, deja espacio en tu plato para leguminosas, pues parece que los cavernícolas sí las comían.

¿Los humanos necesitan comer alimentos animales?

Claramente no estamos de acuerdo con la convicción paleo de que los seres humanos necesitan grandes cantidades de proteína animal para sobrevivir y prosperar. Pero ¿la necesitamos en lo absoluto? ¿O estaríamos mejor comiendo sólo plantas?

A lo largo de estas páginas hemos recomendado una dieta que sea 90% o más plantas, lo que significa que hasta 10% de las calorías pueden provenir de fuentes animales, como carne, pescado, productos lácteos, huevos, etc. Lo hacemos no como concesión o conciliación, sino porque sentimos que la evidencia, *desde una perspectiva de salud*, no establece claramente que una dieta 100% vegetal (o vegana) sea una mejor elección. Sí, hay estudios que demuestran que la gente en una dieta vegana o vegetariana está mucho mejor que la gente consumiendo la dieta estándar de Estados Unidos, con su énfasis en los alimentos altamente procesados y sus productos animales. Sabemos que el alto consumo de alimentos animales está asociado con índices más elevados de mortandad,[14] y como dijimos en los capítulos 5 y 6, las dietas con pocos productos animales o sin ellos han demostrado revertir la enfermedad cardiaca y la diabetes. Pero ningún estudio ha comparado todavía a personas que coman una dieta natural 100% vegetal y alguien que incluya hasta 10% de productos animales. Nos encantaría ver un estudio así.

En el mundo de hoy, a diferencia de los cavernícolas, la mayoría no comemos sólo para sobrevivir. Tenemos el lujo de considerar muchos factores conforme elegimos qué comer, y la salud es uno de ellos nada más. Podemos elegir por razones éticas comer alimentos 100% vegetales y, haciéndolo hábilmente, podemos lograrlo sin comprometer la salud, particularmente si evitamos alimentos altamente procesados. De nuevo, como autores hemos tomado esta decisión, pero intentamos no hacer que nuestras convicciones éticas nublen nuestra objetividad cuando se trata de lo que la ciencia demuestra.

Ésta es una pregunta que nos hicimos al considerar si recomendamos una dieta 90% vegetal o una 100% vegetal, desde una perspectiva de salud: ¿por qué no hay ejemplos en el registro histórico de una tribu, cultura o civilización que comiera una dieta 100% vegetal? De nuevo, parece altamente probable que una dieta omnívora *en su mayoría* vegetal sea la que los humanos comieron en su evolución y sea para la que mejor nos adaptamos biológicamente, y sabemos que nuestros primos genéticos más cercanos, los chimpancés y bonobos, comen aproximadamente 95% vegetal. Por supuesto, la historia es sólo una guía, y el hecho de que ni nuestro pasado evolutivo ni nuestro pasado cultural incluyan el veganismo no constituye la última palabra de la dieta óptima actual.

Entre las zonas azules —las zonas del mundo donde la gente vive más tiempo con mejor salud (ve el capítulo 4)— sólo un pequeño subgrupo de una comunidad (los adventistas de Loma Linda) se consideraba vegano. En los estudios de salud adventista, los que incluyeron pequeñas cantidades de productos animales en su dieta tenían consecuencias de salud similares. Todas las demás poblaciones de zonas azules obtuvieron cierto porcentaje de sus calorías de alimentos animales, en general pequeño (10% en promedio, de acuerdo con el metaanálisis de Buettner).

El mejor argumento nutricional a favor de la dieta 100% vegetal proviene de los que usaron exitosamente esa dieta para revertir la enfermedad cardiaca y la diabetes. El programa de prevención de enfermedad cardiaca del doctor Esselstyn eliminó todos los productos animales de la dieta de sus pacientes (aunque inicialmente les permitía un poco de lácteos bajos en grasa), así como la dieta para revertir la diabetes del doctor Barnard, mientras que el programa del doctor Ornish mostró sólo claras de huevo y lácteos sin grasa en pequeñas cantidades. Los resultados son contundentes, y si intentas revertir enfermedad cardiaca o diabetes, deberías considerar adoptar una dieta similar.

Sin embargo, a pesar del hecho de que estas dietas son efectivas para revertir las enfermedades, todavía no se ve su impacto en la salud a largo plazo, durante décadas. El veganismo es un nuevo acercamiento dietético (el término se inventó en 1944, la práctica llegó a la contracultura en las décadas de 1960 y 1970, y se ha vuelto popular sólo en las últimas dos décadas), y todavía no hemos tenido tiempo de estudiar sus efectos a largo plazo.

El movimiento vegano creciente de hoy es un gran experimento, con millones de personas comiendo una dieta sin precedente en la historia de la humanidad. Podemos medir sus resultados positivos en el beneficio de los animales, una sustentabilidad ambiental mayor y la reversión de las enfermedades a corto plazo, pero desde una perspectiva de salud a largo plazo, el jurado sigue determinando si es superior. Por tanto, basándonos en nuestra lectura de la evidencia disponible, recomendamos una dieta natural 90% vegetal o más. Para optimizar más hábilmente tu potencial de salud, te recomendamos volver los ocho grupos esenciales de alimentos parte de tu dieta regular (ve el capítulo 10), así como considerar nuestras recomendaciones de suplementos (ve las páginas 179-181).

La evolución sigue

"Somos hombres de la Edad de Piedra viviendo en la Era Espacial", dijo Cordain una vez. Hay cierta veracidad en esta perspectiva, pero también falsedad. Sin duda la mayoría de nuestros instintos y fisiología se diseñaron en el pasado remoto, pero no somos cavernícolas. Los cavernícolas no construyeron civilizaciones ni desarrollaron culturas complejas ni estudiaron la nutrición bajo la lupa de la ciencia. Somos parte hombres de la Edad de Piedra y parte hombres de la Era Espacial. La evolución nos conecta con nuestro pasado remoto y nos señala hacia nuestro futuro próximo.

Al final, debemos tratar con las condiciones de vida de nuestro propio tiempo. Podemos aprender de nuestro pasado, pero no podemos volver a él. Nunca seremos paleolíticos otra vez. La historia se mueve en una dirección. En el mejor de los casos, el movimiento paleo ha asumido la honorable lucha para combatir los problemas de nuestro sistema alimentario moderno, industrializado y procesado, y ha vuelto a poner alimentos reales, naturales en nuestros platos. En el peor de los casos simplemente ha demonizado las elecciones alimentarias saludables en nombre de un pasado imaginario.

Con la posible excepción de algunas culturas históricas, muchas de ellas nacidas de la necesidad geográfica, la humanidad nunca ha consumido el grado de alimentos animales que actualmente comemos en el mundo desarrollado. La dieta paleo, con todas sus ventajas, no ha cambiado nada sobre ese experimento de salud tan cuestionable y, de hecho, le ha dado una máscara ideológica. Deja la culpa de las enfermedades crónicas en una serie de chivos expiatorios y perpetúa la fascinación constante con las dietas altas en proteína y el sobreconsumo de carne. Mientras tanto, como hemos visto, todos los pueblos más longevos y sanos en el mundo consumen alimentos animales en cantidades limitadas. Estamos convencidos de que no resolveremos la pesadilla de las enfermedades crónicas ni alcanzaremos nuestro verdadero potencial de salud hasta que se practiquen ambos principios de la dieta natural: comer alimentos naturales y comer una mayoría de plantas.

Una dieta natural en su mayoría vegetal es la dieta óptima de hoy, y también es la dieta más probable, cuando fue posible, de nuestros ancestros cazadores y recolectores. Una persona común viviendo en tiempo del Paleolítico pudo haber disfrutado un pescado ocasionalmente, o cazado un venado o algo incluso más grande, pero es probable que sus opciones alimentarias cotidianas fueran una variedad de diferentes plantas, ¡y muchas!

Un área en la que tenemos una ventaja significativa sobre los cavernícolas es nuestra capacidad de reflexionar conscientemente, reimaginar y reinventar nuestra dieta. No estamos confinados a las abrumadoras necesidades de la supervivencia inmediata y tenemos el privilegio evolutivo de ser capaces de examinar con cuidado nuestra relación con los alimentos y elegir el mejor camino hacia adelante. Nuestra cognición de la Era Espacial es libre hasta cierto grado de los instintos de la Edad de Piedra. Por ejemplo, tal vez se nos antoja grasa, sal y azúcar, pero no necesitamos embutirnos hamburguesas, papas fritas y malteadas todo el día. Podemos reconocer nuestras predilecciones biológicas, trabajar con nuestros instintos, elegir mejores alimentos e incluso reconfigurar nuestras papilas gustativas (como exploraremos en el capítulo 11). Es importante recordar que sólo porque nos sintamos atraídos hacia ciertos alimentos no quiere decir que *debamos* comerlos.

El futuro se acerca rápidamente. Nuestra dieta cambiará probablemente y nuestros métodos de producción de alimentos también pueden cambiar, esperemos que para bien. Lo mejor que podemos hacer es aprender de los errores del siglo xx y no permitir que nuestros sistemas de salud se adelanten a la ciencia clara y la buena nutrición. Hay mucho que no comprendemos todavía sobre los alimentos, pero tenemos más que suficiente conocimiento para vivir felices y sanos durante mucho más tiempo de lo que nuestros ancestros paleolíticos siquiera soñaron.

Una persona en una dieta natural hace lo mejor por integrar la Edad de Piedra, la Era Espacial y su propia era. Podemos aprender del pasado sin romantizarlo, integrando lo mejor del presente sin caer presas de sus patologías, y viendo hacia un futuro tecnológicamente potencializado sin adoptarlo ciegamente. Podemos seguir la mejor evidencia donde la tengamos y tomar decisiones informadas y razonables donde no la tengamos. Podemos reconocer las fortalezas de visiones como la paleo, mientras no caigamos presas de su ideología idiosincrática.

En otras palabras, podemos evolucionar.

Consejos para llevar

- **La ventaja de la dieta paleo es el énfasis en los alimentos reales.** Junto con fomentar el consumo de frutas y verduras, y reducir el consumo de lácteos.
- **La desventaja de la dieta paleo es el énfasis exagerado en la carne.** Mientras que no tienes que volverte vegano en la dieta natural, recomendamos dejar el consumo de alimentos animales hasta 10% o menos para evitar las consecuencias de salud negativas consistentemente asociadas con las dietas pesadas en carne.
- **No hay una razón convincente, evolutiva o de otra vertiente, para evitar las leguminosas y los granos enteros.** Son algunos de los alimentos más saludables del planeta.

PARTE II

El estilo de vida de los alimentos naturales

Capítulo 9

Entonces, ¿qué debo comer?
Opciones alimentarias cotidianas

> Comer es una necesidad, pero comer
> inteligentemente es un arte.
> FRANÇOIS DE LA ROCHEFOUCAULD

Tacos de frijoles negros y aguacate con tortilla de maíz. Hot cakes de moras azules. Papas al horno con salsa de champiñones.

¿Algo de eso te suena apetitoso? Ésta es la clase de comida deliciosa, nutritiva que puedes comer en la dieta de alimentos naturales. Si has leído hasta aquí, espero que estés considerando seriamente la relación entre tu dieta y tu salud, y te inspire tu propio potencial de salud. Quizá te empieces a preguntar algo muy importante: *entonces, ¿qué debo comer?*

Nuestra intención en este libro no es dictarte qué puedes y qué no puedes comer; esas decisiones sólo puedes tomarlas tú, con la información científica disponible, basándote en tus metas, tus preferencias y tus circunstancias particulares. Aunque decirte qué poner en tu boca puede funcionar para un programa dietético a corto plazo, no creemos que sea sustentable como estilo de vida. Además, los seres humanos somos criaturas contrarias y tendemos a rebelarnos contra las dictaduras de otros. Como le gusta señalar al doctor Dean Ornish, "tan pronto como alguien te dice qué hacer, quieres hacer lo contrario... Esto sucedió desde la primera intervención dietética, cuando Dios dijo: 'No te comas la manzana'".[1]

Para cambiar la forma en que comes a largo plazo, necesitas decidir qué tan dramáticos quieres que sean los cambios y luego necesitarás sentirte empoderado para hacerlos. Lo que pretendemos hacer es apoyarte para tomar esas decisiones, darte conocimiento, herramientas y confianza para tomar tu salud en tus propias manos. Esperamos que lo que has leído hasta ahora te haya inspirado para querer hacerlo, y no porque te hayamos dicho que deberías, sino porque reconoces los increíbles beneficios de cambiar. Por encima de todo, queremos que sea sencillo para ti, ofrecerte lineamientos sensatos que puedan despejar la niebla de la confusión que muchas veces rodea a la alimentación saludable. En los siguientes capítulos encontrarás:

- **Guías prácticas** para elegir los alimentos que entren en la dieta de alimentos naturales.
- **Una lista** de los ocho grupos esenciales de alimentos que te ayuden a optimizar los beneficios nutricionales de tu dieta.
- **Información y guía** para lidiar con el reto psicológico de cambiar tus hábitos y tu alimentación.
- **Consejos útiles** para lidiar con situaciones cotidianas.

Nuestras recomendaciones reflejan lo que concluimos que es una dieta óptima, basada en la mejor ciencia que tenemos disponible. ¿Debes seguir estas recomendaciones "a la perfección" para notar beneficios? Nos gusta verlo de esta manera: cada paso que des en esta dirección afectará directamente tu salud, pero entre más cambien, mayor será la transformación. ¿Quieres alcanzar y conservar tu peso ideal? ¿Dejar tus medicamentos? ¿Revertir una condición crónica? ¿Aumentar tu tiempo de vida? Consideramos que es importante que sepas lo que es óptimo y que establezcas metas altas. Demasiados expertos en nutrición adoptan una actitud condescendiente, bajando un poco lo que la ciencia muestra que es óptimo para volverlo más aceptable. Nosotros creemos que debes saber lo que es una dieta óptima y luego decidir por ti mismo lo que quieres hacer con ella.

De nuevo, la dieta humana óptima para la salud y la longevidad es comer 100% de alimentos naturales, 90% vegetales. Come muchas frutas, verduras, granos enteros y leguminosas, además de nueces y semillas. Deja los alimentos altamente procesados, sobre todo las harinas refinadas, los azúcares y los aceites. Si eliges comer alimentos animales, que sean sólo menos de 10% de tus calorías. Como autores buscamos prosperar de esta manera y nos sentimos motivados por lo sanos, vitales y nutridos que nos sentimos cada día.

Por supuesto, hay circunstancias de vez en cuando en las que simplemente no es posible tomar la decisión óptima, y entonces debemos elegir la mejor que esté disponible. Y hay veces en que elegimos disfrutar algo que no consideraríamos como el alimento más saludable, pero son raras excepciones, no la regla. No dejes que el perfeccionismo te haga tropezar. Si escuchas a la gente en el movimiento de alimentación vegetal, probablemente escucharás términos como "perfección vegetal" y "pureza perfecta". Aunque son bienintencionados, en nuestra experiencia esa clase de lenguaje puede ser contraproducente, llevando a la gente a buscar una perfección que para ella puede ser imposible de alcanzar. Esto no quiere decir que sea malo buscar ser lo mejor que puedas, pero la desventaja de intentar ser perfecto es que cualquier pequeño resbalón se percibe como fracaso, llevando fácilmente hacia una espiral negativa de culpa y duda. Y cuando nos sentimos mal sobre nosotros mismos es muy fácil buscar consuelo en nuestros viejos hábitos. Ya sentimos que fallamos de todas maneras, así que para qué intentarlo.

En cambio, toma el control de tus decisiones y toma las mejores que puedas al día siguiente. Aprende de tus errores e inténtalo de nuevo; las cosas suelen ser más sencillas la segunda vez. Ponte retos para ir más allá de lo que creíste posible y deja que los resultados te inspiren a ir todavía más lejos.

En una dieta, lo más importante es el patrón general. Acomoda las piezas grandes: *100% alimentos naturales, 90% vegetales.* La doctora Pam Popper, nutrióloga, educadora de salud y fundadora del Wellness Forum Health, compara un patrón dietético con un candado de combinación en el que los números representan los elementos más importantes de la dieta. Todos los números necesitan estar alineados para que se abra, no es suficiente sólo tener algunos bien.[2] Si cambias a una dieta principalmente vegetal, pero sigues comiendo grandes cantidades de alimentos altamente procesados, no verás los beneficios. Si eliges comer una dieta de alimentos naturales, pero sigues obteniendo un gran porcentaje de calorías de productos animales, sucede lo mismo.

Nuestro consejo es enfocarte en abrir el potencial de tu salud estableciendo un patrón general. Dentro de este patrón hay suficiente espacio para variar basándote en tus preferencias, salud, circunstancias de vida, etc. En el día a día, toma decisiones nutricionales conscientemente, sabiendo que entre más cerca te quedes de esa dieta óptima, mejor oportunidad tendrás de alcanzar una salud óptima.

Entonces, ¿qué son "mejores" opciones? Los alimentos no siempre caen en dos categorías simples etiquetadas "buenos" y "malos". Es más preciso pensar que son un *continuum*, con los alimentos que más promueven la salud en un extremo y los alimentos que más promueven la enfermedad en el otro. Entre esos dos extremos están todos los alimentos que una persona promedio se encuentra todos los días. Para poder decidir cuáles quieres, volvamos a las dos reglas generales que introducimos en el capítulo 1. Estas dos reglas pueden ser tu brújula para las decisiones que tomes a diario.

Come alimentos naturales en lugar de alimentos altamente procesados
y
come sobre todo plantas (90% o más de tus calorías).

Sigue estas dos simples reglas y rápidamente notarás que tienes más energía y vitalidad. Sigue comiendo así y alcanzarás naturalmente tu peso óptimo y encontrarás que muchas molestias se resuelven por sí solas. Veamos más de cerca cómo cada una de estas reglas funciona en situaciones específicas.

Comer alimentos naturales en lugar de alimentos altamente procesados

Procesado es una simple palabra que contiene una multitud de problemas. Puede volver un alimento saludable, nutritivo, en uno que tenga poco valor nutricional e incluso te enferme. Veamos de nuevo las distinciones clave sobre la transformación de los alimentos.

Alimentos no procesados o naturales

Son "alimentos reales". Estos alimentos están esencialmente intactos, cerca de la forma en que crecieron. Ninguna de sus partes nutritivas esenciales se ha eliminado y no se le han añadido sustancias no saludables (azúcar, sal, aceite o químicos, como saborizantes artificiales, conservadores o colorantes). Esto incluye todas las clases de fruta y verdura, granos enteros, leguminosas, nueces y semillas, así como alimentos animales sin procesar. Muchas veces encontrarás alimentos sin procesar en el perímetro de los supermercados, así como en mercados. Usualmente no necesitan empaques ni tienen largas listas de ingredientes. No contienen conservadores y muchos necesitan estar en refrigeración y consumirse pronto, a menos de que estén deshidratados, como los frijoles y los granos enteros, o se compren congelados.

Los alimentos naturales vegetales siempre son opciones saludables. Come estos alimentos en abundancia, abrazando la maravillosa variedad de la abundante naturaleza: desde verduras verdes crujientes, densas leguminosas nutritivas y verduras almidonadas que te sacian, hasta los granos enteros y las frutas dulces y vibrantes.

La única vez en la que recomendamos precaución en la categoría de alimentos naturales vegetales es con variedades densas en calorías, como nueces, semillas, aceitunas, aguacates y frutos secos. Aunque son parte de una dieta saludable, contienen un rango mucho mayor de calorías por peso. Como discutimos en el capítulo 2, puede ser bueno limitar el consumo de alimentos densos calóricamente (a menos de que seas alguien que necesite las calorías extra, como un atleta de resistencia) y te enfoques en alimentos que sean ricos en nutrientes y te sacien, pero con menos calorías, sobre todo si estás intentando perder peso.

Alimentos mínimamente procesados

Son una categoría más difícil de definir, pero usamos este término para implicar que, aunque ha ocurrido cierto procesamiento, el alimento todavía es nutritivo y no se ha alterado completamente. Esto incluye productos hechos de alimentos naturales, como harinas y pastas de grano entero, panes y tortillas de grano entero, ciertos productos de soya como el tofu y el tempeh, las mantequillas de nueces y las leches vegetales sin endulzantes, etc. Muchos de éstos todavía contienen las partes del alimento natural, pero se han descompuesto en pedazos pequeños. Una vez más, los consideramos equivalentes a alimentos naturales siguiendo la definición del doctor Michael Greger: "Nada malo añadido, nada bueno eliminado". Estos alimentos son opciones saludables, comparadas con las opciones más procesadas, especialmente cuando se utilizan como vehículo para comer más alimentos naturales vegetales. La pasta primavera de grano entero, rebosante de hermosas verduras de primavera, es un ejemplo; otro son los tacos con tortilla de maíz rellenos de frijoles, verduras asadas y salsa fresca.

Con muchos alimentos procesados, incluso los procesados mínimamente, siempre es importante poner atención a lo que se quita y lo que pudo haberse añadido. Entre más fibra se le haya quitado, más denso calóricamente será el alimento (ve el capítulo 2). El arroz blanco es un poco más denso calóricamente que el arroz integral por esta razón y tiene un valor nutricional reducido al eliminar la corteza y la semilla junto con toda fibra beneficiosa. Sin embargo, no es una mala elección si no tienes la opción del arroz integral, sobre todo si se vuelve la cama de una inmensa pila de verduras frescas y leguminosas. En general, cuando comemos alimentos empacados y panes, intentamos elegir los que al menos tengan uno o dos gramos de fibra por cada 50 calorías; así que, si lees la etiqueta y tiene 100 calorías por porción, idealmente debería tener al menos entre dos y cuatro gramos de fibra por porción.

CONSEJOS PARA LEER LA ETIQUETA DE INFORMACIÓN NUTRIMENTAL

Si te enfocas en los alimentos naturales sin procesar, la mayoría de ellos ni siquiera tendrá una etiqueta que debas leer. Cuando compres algo que viene en un paquete, es importante leer la información nutrimental (la que está atrás) y asegúrate de que:

- **Limites las grasas añadidas.** Mantén las "calorías de la grasa" en 20% o menos del total de calorías y evita los alimentos altos en grasa saturada o que contengan aceites parcialmente hidrogenados.
- **Limites la sal añadida.** Busca una proporción de 1:1 o menos de sodio (miligramos) y calorías.
- **Limites los azúcares añadidos.** Asegúrate de que no aparezcan en los primeros cinco ingredientes.
- **Evita los granos refinados.** Elige productos que sean 100% de grano entero.

Gracias al maestro en ciencia y dietista registrado Jeff Novick
por su permiso para adaptar este sistema de lectura. maestro

Con los alimentos mínimamente procesados, siempre es importante leer los ingredientes con detenimiento. Demasiada sal, aceite o azúcar añadidos pueden convertir un alimento vegetal en un riesgo de salud. Que no te engañe lo que diga el empaque. Una dona vegana de grano entero sin gluten todavía es una dona y contiene mucha azúcar y aceite. Siempre busca productos con la menor cantidad de ingredientes añadidos.

Por ejemplo, si compras leche de almendra, elige la versión sin endulzar, sin aceite añadido o sal, o si te sientes ambicioso, puedes prepararla en casa (ve la técnica en la página 271). Cuando elijas pan, asegúrate de que sea 100% de grano entero. Para condimentos, salsas o untables, pon atención al azúcar, el aceite o la sal añadidos por caloría. Si tiene una lista de 10 o 20 ingredientes, y la mitad son términos científicos, puedes estar seguro de que no es un alimento real.

Muchas personas pueden considerar que los jugos recién exprimidos de frutas y verduras frescas son alimentos vegetales mínimamente procesados; después de todo, sólo pasaron por un extractor de jugo. Sin embargo, la transformación que ha sufrido esa fruta y esa verdura es significativa. Aunque conservan muchos de sus nutrientes, ya perdieron toda la fibra esencial, junto con algunos nutrientes atados a esa fibra. Por tanto, entregan una dosis concentrada de azúcares sin la fibra natural que te ayuda a metabolizarlos. Como escribe el doctor Garth Davis: "Resulta que las frutas y las verduras están empacadas perfectamente. Los azúcares en la fruta están diseñados para trabajar casi como una pastilla de liberación prolongada por su relación y vínculo con la fibra. Cuando haces un jugo, separas este paquete perfecto al eliminar la fibra". Añade que, bajo esta luz, la idea de un ayuno de jugos prolongado para desintoxicarse no tiene sentido, dado que la "fibra es la sustancia más desintoxicante que podemos consumir. Literalmente te limpia por dentro. No puedes desintoxicarte sin fibra".[3] En lugar de beber un jugo, considera hacer un licuado con esas frutas y verduras (ve la página 272 para nuestras recetas favoritas de licuados), o mejor aún, cómelas enteras.

Alimentos altamente procesados o ultraprocesados

Estos alimentos han sido alterados significativamente de su forma original, muchas veces hasta el punto en que no se parecen a nada que creciera de la tierra o de un árbol. Ya sin fibra ni otras partes esenciales, muchas veces con sal, grasa, azúcar y químicos añadidos, se vuelven ricos en calorías y pobres en nutrientes. Esta categoría incluye todos los granos refinados y los productos hechos con ellos, como harina blanca, pasta blanca, galletas, etc. Los aceites y margarinas también entran en esta categoría (ve la página 175), al igual que los dulces, los postres y cualquier cosa de fritura profunda, como los totopos y las papas a la francesa.

Estos alimentos tienden a tener listas inmensas de alimentos llenas de términos irreconocibles y suelen tener toda clase de declaraciones saludables en su paquete. "¡Calcio añadido!", "¡Un corazón sano!", "¡Rico en fibra!" Probablemente has visto tales palabras en las cajas de cereal, las bolsas de papas, las barras de granola y muchos otros productos. Michael Pollan señala que, en contraste, el alimento que es indiscutiblemente bueno para ti —las verduras y frutas frescas— muchas veces no tienen la influencia política o el dinero para pregonar sus beneficios con publicidad. "No tomes el silencio de los camotes como señal de que no tienen nada valioso que decir sobre la salud",[4] aconseja.

LOS PELIGROS DE LO PROCESADO

Éste es un recordatorio de las tres cosas esenciales que necesitas comprender sobre lo procesado:

- **Procesarlo elimina o descompone la fibra.** Cuando la fibra se elimina o se descompone, se pierden muchos beneficios importantes de la fibra (ve la página 74).
- **Procesarlo concentra las calorías.** Dado que la fibra se eliminó o se descompuso, y se eliminó el agua, los alimentos procesados tienen más calorías en menos cantidad, lo que quiere decir que para sentirte satisfecho deberás comer más calorías de las que necesita tu cuerpo.
- **Procesarlo añade sustancias no saludables.** Muy seguido, cuando se procesan los alimentos, se les añaden aceites, azúcares, sal y químicos, aumentando su conteo calórico y otros riesgos de salud sin ningún beneficio nutricional.

Sin importar lo que diga el empaque, la mayoría de los alimentos procesados tiene poco o ningún beneficio nutricional; de hecho, muchas veces tiene efectos adversos en la salud. No tiene lugar en una dieta humana óptima.

El cuadro de la página 169 muestra lo que les sucede a algunos alimentos comunes cuando se mueven a través del espectro del procesamiento, empezando enteros, ricos en nutrientes, y terminando como sombras de lo que fueron, sin nutrientes y llenos de calorías. La dieta de alimentos naturales se enfoca en el lado derecho de este espectro.

Comer alimentos en su mayoría vegetales (90% o más de las calorías)

Aunque la distinción entre un alimento natural y uno procesado es un *continuum*, la distinción entre los alimentos vegetales y los animales es clara. Si creció de la tierra, en un árbol o una vaina, es una planta. Si tenía cara o una madre o vino de algo que tenía una cara o una madre, es un alimento animal.

EL *CONTINUUM* DEL PROCESAMIENTO

- Semilla de trigo – trigo troceado – harina de trigo entero – harina blanca – galleta
- Frijol de soya – tempeh – leche de soya – soya aislada – salchicha de soya
- Fresa – fresa deshidratada – gelatina de fresa – helado de fresa
- Naranja – jugo de naranja – helado de naranja – refresco de naranja

---

Algunas personas pueden elegir no comer ningún producto animal por razones éticas, o sólo comer productos lácteos y huevos. Si dejamos de lado las cuestiones éticas por ahora, desde una perspectiva de salud, nuestra recomendación es que las plantas sean *al menos 90%* de tu consumo calórico general.

Si el término *caloría* te recuerda muchos intentos con dietas "contando calorías", déjanos aclararte que con una dieta natural vegetal no necesitas obsesionarte con las calorías. Si la mayoría de las comidas provienen de una variedad de alimentos naturales vegetales, satisfarás naturalmente tus necesidades nutricionales y tu apetito sin comer de más (ve el capítulo 2). Sin embargo, en cuanto a los alimentos animales, pensamos que sería mejor ver las calorías con detenimiento simplemente porque la mayoría de nosotros estamos acostumbrados a comer de más estos alimentos. Es posible que necesites calcular un poco las calorías al principio, hasta que te acostumbres a las proporciones adecuadas.

Basado en una dieta de 2000 calorías al día, el cuadro de la página 171 muestra algunos ejemplos de cómo se vería ese 10% o menos. Quizá lo debas ajustar a tus necesidades calóricas particulares; fácilmente

Héroe de los alimentos naturales

Maestro en ciencias y dietista registrado Jeff Novick

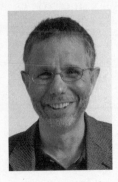

"No estamos sanos (o no) por un alimento bueno o malo. Lo que nos hace sanos o no sanos son nuestros patrones nutricionales y de estilo de vida en general."

Contribuciones: Con su inigualable experiencia nutricional, Novick ha sido un defensor poderoso de la alimentación vegetal durante décadas, contribuyendo a muchas iniciativas de salud importantes. Conocido como un maestro consagrado, ha ayudado a desarrollar material académico para el Programa McDougall, Engine 2, el Mercado de Alimentos Naturales, el Centro de Longevidad Pritikin y otros.

Datos curiosos: Como antiguo chef de pastelería, Novick tiene muchos talentos e incluso ha trabajado como vendedor para Kraft, vendiendo queso. No es sólo un experto en nutrición, sino en meditación, práctica que ha continuado durante más de 30 años.

Mira esto: "Calorie Density: How to Eat More, Weigh Less, and Live Longer" (disponible en YouTube)

Más información: www.jeffnovick.com

encontrarás herramientas para calcular tu promedio diario en internet (a nosotros nos gusta la página web www.cronometer.com, la cual ofrece también muchas otras herramientas útiles gratis). Podrías considerar los alimentos animales un "condimento", algo extra o para decorar, en lugar de verlos como el centro de tu comida, como sucede en la gastronomía asiática tradicional.

Alternativamente, si amas disfrutar de una porción más grande de tus alimentos animales favoritos, piensa en ellos como gustos ocasionales una o dos veces a la semana máximo, o guárdalos para ocasiones especiales, como hacen muchas de las culturas más longevas. Esta estrategia implica que comerás tu máximo de 10% de alimentos animales en una o dos comidas en toda una semana.

Si eliges comer alimentos animales, ten cuidado con la forma en que los criaron. Las granjas industriales modernas vuelven los alimentos ampliamente disponibles y costeables, pero a un costo importante, tanto el bienestar del animal como tu salud. Desde una perspectiva de salud, las prácticas comunes que son preocupantes incluyen tratar al ganado con antibióticos y hormonas de crecimiento, y alimentarlo con maíz y otros productos que están lejos de su dieta natural. Aunque hay personas en las zonas azules que comen pequeñas cantidades de alimentos animales, ninguna come versiones modernas de granja. Recomendamos que si eliges comer alimentos animales, sigas estos lineamientos:

- **Elige carne y productos lácteos orgánicos, de libre pastoreo, sin antibióticos, y pollo y huevos de libre pastoreo.**
- **Elige pescados y mariscos salvajes cuando sea posible, y evita los que contengan más toxinas, como el mercurio.** Las especies que debes evitar tienden a ser las que viven más y se encuentran más arriba en la cadena alimenticia, incluyendo atún, pez espada y jurel real.
- **Evita las carnes procesadas.** La Organización Mundial de la Salud categorizó recientemente las carnes procesadas como un carcinógeno de Grupo 1, junto con los cigarros y el asbesto.[5] Si decides comer carne, elige formas no procesadas y aléjate de las salchichas, el salami, la mortadela, el tocino, el jamón y similares.

Preguntas frecuentes de opciones alimentarias

Esperamos que te empieces a sentir seguro sobre hacer distinciones importantes que harán toda la diferencia en tu salud y tu bienestar. Pero probablemente todavía tienes preguntas. Intentemos responder algunas de ellas.

LOS ALIMENTOS ANIMALES COMO CONDIMENTOS

Una vez al día podrías añadir sólo uno de estos alimentos a tu ensalada o guisado, o incluirlo como complemento. Eso te dejaría dentro de tu límite diario de 10% o menos de alimentos animales. Si buscas que sea cerca de 5%, hazlo unos días sí y otros no.

- Salmón asado (110 gramos)
- Pechuga de pollo asada (110 gramos)

- Carne de res hervida (110 gramos)
- Camarones (170 gramos)
- Queso de cabra (60 gramos)

Observa que con todos estos ejemplos recomendamos elegir métodos de cocción que no involucren añadir aceite, lo que inmediatamente agrega calorías extra que no necesitas, junto con otros riesgos de salud. (Ve la página 277 para más consejos para saltear sin aceite.)

Héroe de los alimentos naturales

Mark Bittman

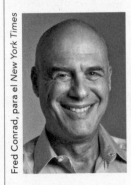

Fred Conrad, para el New York Times

"La verdadera alternativa saludable para esas papas fritas no son papas fritas falsas; es una zanahoria."

Contribuciones: Como columnista importante del *New York Times* y autor prolífico de libros de cocina, Bittman ha sido una voz influyente y educativa para mejorar la cultura culinaria en Estados Unidos, así como un promotor de los alimentos reales con un énfasis en las plantas.

Datos curiosos: Bittman creó el movimiento VB6 ("vegano antes de las seis"), invitando a la gente a comer sólo plantas hasta la cena, como forma de mejorar su salud y perder peso.

Lee esto: *A Bone to Pick*

Más información: www.markbittman.com

¿De dónde voy a obtener mi proteína?

Los seres humanos necesitamos proteína para sobrevivir y prosperar. La proteína se ha asociado en la mente de las personas con energía, vitalidad y fuerza, como un nutriente maravilloso múltiple. ¿Te sientes un poco débil? ¿Estás adelgazando? ¿Te ves un poco pálido? Seguramente no consumes suficiente proteína. Y muchas personas temen que si comen una dieta vegetal, definitivamente les faltará este macronutriente esencial. "¿De dónde sacas tu proteína?" es la pregunta común, dado que la mayoría de las personas asocian la proteína casi enteramente con los alimentos animales y están convencidas de que necesitamos mucha. Ambas suposiciones carecen de fundamento.

Primero, las plantas contienen proteína. Después de todo, ¿cómo crees que los elefantes y las jirafas viven de ellas? Los frijoles y otras leguminosas, los granos enteros, las semillas, las nueces e incluso las verduras verdes son fuentes maravillosas de proteína. Y las plantas no sólo contienen proteína, pueden ser una fuente más saludable de ella. A partir de información del estudio de salud de enfermeras, investigadores de la Escuela de Salud Pública de Harvard analizaron las dietas de más de 130 000 personas y descubrieron que en consumo mayor de proteína de fuentes animales, sobre todo carne roja y procesada, aumentaba el riesgo de mortalidad. Por otra parte, los investigadores descubrieron que un mayor consumo de proteína vegetal estaba asociado con una vida más larga.[6] Quizá sea porque la mayoría de la carne, que es una fuente común de proteína, también es una fuente significativa de calorías extra, grasa y otros nutrientes problemáticos, especialmente cuando se consume en las cantidades que se acostumbran hoy en día. Las dietas más sanas que conocemos e incluyen carne lo hacen sólo en cantidades limitadas.

LA DIETA DE ALIMENTOS NATURALES RESUMIDA

Alimentos que puedes comer libremente
- Verduras, frutas, granos enteros intactos y pasta de grano entero, frijoles y otras leguminosas, verduras almidonadas.

Alimentos que debes comer con moderación*
- Panes de grano entero, tortillas, galletas saladas, cereales secos, tofu, tempeh, leches de soya y de nueces, nueces, semillas, aguacate, aceitunas, fruta seca.
- Carne (sin procesar), pescado, huevos y productos lácteos (mantén los alimentos animales en 10% o menos de tu consumo calórico).

Alimentos que debes evitar
- Harinas refinadas, azúcares, aceites, productos horneados, dulces, comida chatarra, refrescos.
- Embutidos, tocino, salchichas, salami.

* Sobre todo si intentas bajar de peso.

Segundo, las personas tienden a sobreestimar la cantidad de proteína que necesitan. Tomamos malteadas de proteína, comemos barras de proteína, hacemos dietas altas en proteína y elegimos cereales que promueven un alto contenido de proteína. Sí, estamos lejos de una deficiencia proteínica. La mayoría de la gente que se preocupa por no consumir suficiente proteína —y que siempre está buscando más— no está consciente de lo mucho que ya obtiene ni de lo mucho que necesita para tener una salud óptima. Las recomendaciones gubernamentales en Estados Unidos son 46 gramos de proteína al día para la mujer promedio y 56 gramos de proteína al día para el hombre promedio,[7] pero la mujer promedio entre 20 y 49 años consume más de 70 gramos, y el hombre promedio entre 20 y 49 años consume más de 100.[8] De hecho podemos estar consumiendo demasiada proteína, lo que no es necesariamente bueno. El exceso de proteína puede estresar los sistemas y hacer que los riñones y el hígado trabajen demasiado duro, entre otras cosas.

Es virtualmente imposible tener deficiencia proteínica si comes suficientes calorías de alimentos naturales. Sí, así es. Si comes suficientes alimentos naturales (incluso sólo alimentos vegetales), no necesitas preocuparte por la proteína. Así que la inquietud sobre consumir suficiente proteína en una dieta vegetal es infundada. Sí, como escribe el doctor Garth Davis: "A pesar de décadas de evidencia [...] la presuposición de que la proteína es buena y que más es mejor todavía se encuentra firmemente implantada en nuestra mente".[9] Davis, cuyo libro de 2015, *Proteinaholic*, desmantela esa suposición más allá de cualquier duda razonable, vincula la actitud estadounidense hacia este nutriente con una adicción. "Nuestro consumo obsesivo e inconsciente de proteína entra en el patrón de una adicción, y sus consecuencias de salud —como personas y como sociedad— no son menos serias a largo plazo."[10]

Te prometemos que una dieta natural vegetal no será deficiente en proteína. Las fuentes vegetales de proteína son perfectamente adecuadas. Olvida el mito común de que la carne es una fuente entera de proteína y los frijoles y el arroz necesitan mezclarse para entregar todos los aminoácidos esenciales. No funciona así. El arroz o los frijoles, como cualquier otro alimento natural vegetal, están completos. (Búscalo tú mismo en cualquier calculadora nutricional.)[11] Comer muchos alimentos naturales vegetales no sólo te da suficiente proteína, también te protege de obtener demasiada, si es que fuera tu mayor preocupación.

¿Por qué los aceites quedan fuera?

La dieta de alimentos naturales recomienda alejarte de todos los aceites refinados, extraídos. Eso incluye el aceite de canola, de oliva, de girasol, de maíz, de coco y cualquiera que encuentres con ellos en el anaquel. Puede ser una sorpresa para muchas personas. De todos los alimentos altamente procesados que tendemos a comer a diario, los aceites vegetales no suelen estar en la lista de preocupaciones de la mayoría de la gente. Los usamos para cocinar, los rociamos en ensaladas y hoy en día la gente incluso los agrega a su café. Muchos consideran ciertos aceites —el de oliva y el de coco en particular— como alimentos sanos, incluso superalimentos. Sin embargo, hay varios problemas con los aceites, empezando con el hecho de que están desprovistos enormemente de cualquier valor nutrimental más allá de la grasa.

Los aceites son pobres en nutrientes. Las aceitunas, el maíz, el coco y las semillas de girasol contienen nutrientes en sus formas enteras. El aceite de oliva, el aceite de maíz, el aceite de coco y el aceite de girasol son extraídos de tal forma que elimina estos nutrientes beneficiosos, junto con la fibra, dejando sólo calorías vacías. Como puedes ver en el siguiente cuadro, el aceite de oliva extravirgen y el aceite de coco extravirgen casi no contienen otros nutrientes además del azúcar, sin embargo, aportan el doble de calorías.

Cada 100 calorías	Aceite de oliva extravirgen	Aceite de coco	Azúcar
Cantidad	2.5 cucharaditas	2.5 cucharaditas	6.2 cucharaditas
Grasa saturada (% de calorías)	1.6 gramos (14%)	9.2 gramos (83%)	0
Fibra	0	0	0
Ácidos grasos omega-3	0.1 gramos	0	0
Ácidos grasos omega-6	1.1 gramos	0.2 gramos	0
Proporción de omega-6 a omega-3 (ideal es 2:1-4:1)	11:1	Imposible calcular porque no hay ácidos grasos omega-3	0

Cada 100 calorías	Aceite de oliva extravirgen	Aceite de coco	Azúcar
Vitaminas	Pequeña cantidad de vitamina E y vitamina K	0% de referencia nutricional	0% de referencia nutricional
Minerales	Traza de hierro	0% de referencia nutricional	0% de referencia nutricional
Proteína	0	0	0
Densidad calórica	4000 calorías por cada 450 gramos	3900 calorías por cada 450 gramos	1750 calorías por cada 450 gramos

Gracias al maestro en ciencias y dietista registrado Jeff Novick
por su permiso para adaptar esta tabla.

Los aceites se encuentran entre los alimentos más densos calóricamente en el planeta. Una sola cucharada de aceite contiene 120 calorías. Dado que los aceites no contienen fibra, entregan energía concentrada, pero nada de cantidad, subiendo el conteo calórico sin saciar el estómago o cubrir la necesidad nutricional. Los aceites, en otras palabras, hacen que sea muy fácil comer de más —como si necesitáramos más ayuda—. Digamos que te sientas a cenar, empiezas con una ensalada, le sigue un platillo de pasta de grano entero con brócoli para acompañar. Si eliges un aderezo sin aceite (ve la fórmula en la página 286), sirves la pasta con salsa marinara sin aceite (ve la receta en la página 291) y cocinas el brócoli al vapor, tendrás una comida deliciosa y saciante que pueda darte 300 o 400 calorías. Sin embargo, si empapas tu ensalada con un aderezo de aceite, viertes aceite de oliva en tu pasta y salteas el brócoli, juntarás alrededor de 700 u 800 calorías, ¡más que una hamburguesa y papas fritas! Deja el aceite de lado y será mucho más fácil que estés en forma.

Es posible que hayas escuchado que las grasas poliinsaturadas de los aceites son mucho mejores que otros tipos de grasas. La realidad es que muchos aceites vegetales tienden a ser altos en ácidos grasos omega-6 y las personas en general ya consumen demasiados de todas maneras, sobre todo en relación con los ácidos grasos omega-3 (de los que sí necesitamos más). Un desequilibrio extremo en la proporción entre estos dos (la de una dieta común puede ser hasta de 15:1) ha sido implicado en muchas condiciones de salud, incluyendo cáncer, enfermedades autoinmunes e inflamatorias, y otras condiciones crónicas.[12] Disminuir el consumo de aceite vegetal puede ser una ruta rápida y virtuosa para mejorar la proporción crítica de salud (los expertos sugieren que un rango de 2:1 a 4:1 es óptimo).

Otra preocupación con los aceites vegetales poliinsaturados extraídos es que son susceptibles a la oxidación, lo que está implicado en el daño a tejidos, el envejecimiento y otras complicaciones de salud.[13] También se ha implicado en los riesgos de enfermedad cardiovascular, en realidad empeorando las placas en los vasos sanguíneos.[14]

En general, no sentimos que haya aceites buenos y malos; en cambio, van de malos a peores. Extraer toda la grasa de un alimento natural y dejarla en una botella para consumirla como aceite no es más sano que tomar todo el carbohidrato de un alimento natural y ponerlo en una bolsa para consumirlo como azúcar. Por todas estas razones, recomendamos evitar todos los aceites para una salud óptima. Esto significa estar consciente de los alimentos que tengan aceites añadidos en su lista de ingredientes, alejarte de alimentos salteados y fritos y aprender a amar las ensaladas sin aceite. Ve la página 286 para una forma fácil de preparar un aderezo para ensalada sin aceite y ve la página 277 para consejos sobre cómo cocinar fácil y eficientemente sin aceite. Si quieres sabores más ricos asociados con los aceites y las grasas (en untables, salsas, aderezos, etc.), usa alimentos naturales como nueces y semillas, aceitunas o aguacates como ingredientes enteros o licuados (ve la receta para pesto de hierbas sin aceite en la página 310).

¿Qué endulzantes debería escoger?

No recomendamos usar ningún extracto o concentrado endulzante, ya sea en la forma de azúcar blanca de mesa, jarabe de maíz de alta fructosa o cualquier endulzante de los llamados "naturales", como jarabe de maple, miel de abeja, néctar de agave, etc. Si intentas comer una dieta natural vegetal, recomendamos conformarte con fruta para satisfacer tus antojos de algo dulce. Si quieres experimentar con postres naturales, los dátiles son un buen endulzante (ve la receta de mousse de chocolate y camote en la página 317).

¿Puedo usar sal?

Añadir sodio no promueve en nada la salud fuera de ayudarte a llevar alimentos naturales a tu cuerpo. Si ése es el caso, recomiendo usar lo menos que sea necesario. Cuando lo uses, busca añadirlo a tu plato, en lugar de a la receta cuando cocines; te servirá más porque tendrás más sabor y usarás menos. Con el tiempo te darás cuenta de que necesitas menos sal conforme te mentalices en tu dieta y evolucionen tus papilas gustativas.

¿Puedo beber alcohol?

Quizá hayas leído encabezados recientes diciendo que una copa de vino es mejor para ti que una hora en el gimnasio, que el tequila es bueno para los huesos y el alcohol puede protegerte contra la diabetes. Aunque se dice mucho de estudios probando posibles beneficios de las bebidas alcohólicas, el vino en particular, todavía no hemos visto evidencia convincente de que deba considerarse un alimento saludable. Y todos conocemos los peligros del alcohol: sus propiedades adictivas y el papel que tiene en demasiados accidentes. Además, hay evidencia creciente vinculando el consumo de alcohol con ciertos cánceres.[15]

Sin embargo, también reconocemos que el alcohol ha sido parte de la cultura humana durante milenios y tiene un papel clave en vincular a la gente en escenarios sociales, como lo demostraron casi todas las zonas azules (ve el capítulo 4). Cuales sean las decisiones que tomes respecto al alcohol, ten en mente que también es alto en calorías y puede desviar tu esfuerzo en la pérdida de peso.

¿Es importante elegir orgánico?

El cambio alimentario más importante que puedes hacer es comer más frutas y verduras. Una dieta 90% vegetal o más será significativamente más saludable que la dieta común incluso si no siempre puedes comer productos orgánicos certificados. Sin embargo, si tienes la opción, elegir orgánico tiene el beneficio añadido de mantener los pesticidas químicos fuera de tu cadena alimenticia. Por supuesto creemos que es una decisión sabia, pero es mucho menos importante que la decisión de comer más frutas y verduras. Un estudio estimó que si sólo la mitad de la población de Estados Unidos aumentara su consumo de fruta y verdura, se podrían prevenir aproximadamente 20 000 casos de cáncer al año, mientras que el consumo de pesticidas podría añadir hasta 10 casos de cáncer en el mismo periodo.[16]

¿De dónde sacaré mi calcio?

Muchas personas crecieron asociando el calcio exclusivamente con los productos lácteos, sobre todo la leche. Si estás inquieto porque reducir tu consumo de alimentos animales vaya a provocar una deficiencia de calcio, no te preocupes. De hecho, el cuerpo en realidad absorbe calcio de muchos productos vegetales, como col rizada y brócoli, por ejemplo, más fácilmente que de la leche. Incluso las nueces, semillas y leguminosas son importantes fuentes vegetales de calcio que quizá no se consideran comúnmente.[17]

¿B_{12}? Sí

El nutriente que indiscutiblemente falta en una dieta vegana o en su mayoría vegetal es la vitamina B_{12}.[18] *Consideramos que tomar un suplemento de vitamina B_{12} debe ser algo no negociable para los veganos estrictos,*[19] y también sería beneficioso para los que comen 10% o menos de sus calorías de productos animales.[20]

¿Zinc, yodo, hierro, calcio? No

Muchos de los nutrientes que preocupan a los veganos por una posible deficiencia pueden obtenerse adecuadamente de alimentos naturales vegetales.[21] Esto aplica a las preguntas que generalmente se hacen sobre nutrientes como el zinc, el yodo, el hierro y el calcio. En general, tomar suplementos no debería ser necesario para alguien que come alimentos naturales hábilmente, comiendo una dieta natural vegetal saludable.[22] De hecho, la mayoría de los alimentos vegetales son ricos en una variedad de nutrientes y en general hay pocos motivos para estar preocupados por niveles adecuados. Pero si quieres subir tu consumo general de estos nutrientes, aquí hay algunos alimentos vegetales que son todavía más ricos en estos cuatro minerales:

- **Zinc:** la mayoría de las leguminosas (por ejemplo, frijoles rojos, garbanzos, frijoles blancos), semillas (por ejemplo, de calabaza, ajonjolí) y granos enteros (por ejemplo, trigo entero, avena, quinoa), champiñones secos.
- **Yodo:** verduras marinas (por ejemplo, dulse, kelp).
- **Calcio:** la mayoría de las verduras de hoja verde (por ejemplo, acelgas, brócoli, arúgula) y leguminosas (por ejemplo, frijoles rojos, garbanzos, frijoles blancos).
- **Hierro:** la mayoría de las hojas verdes (por ejemplo, acelgas, brócoli, arúgula), leguminosas (por ejemplo, frijoles rojos, garbanzos, frijoles blancos) y granos enteros (por ejemplo, trigo entero, avena, quinoa).

¿DHA? Es complicado

Desafortunadamente, no se ha definido la ciencia que apoya la suplementación en dietas ampliamente vegetales. Muchas personas, incluyendo médicos y nutriólogos muy respetados, tienen perspectivas diferentes y sus recomendaciones varían. Esto es particularmente cierto respecto a la recomendación de suplementos de EPA y DHA, o ácidos grasos de omega-3 de cadena larga. La preocupación es que las dietas vegetales tienden a ser más bajas en estas grasas esenciales. La fuente natural más rica de EPA y DHA es el pescado, particularmente los pescados grasosos, como el salmón salvaje, el jurel y el atún, así que, si comes una dieta que es menos de 100% vegetal, podrías obtener EPA y DHA incluyendo pescados y mariscos en algunas comidas. Sin embargo, dada la contaminación de muchos pescados con mercurio, dioxina, PCB y otros contaminantes, comer demasiado pescado tiene su riesgo[23] (y esta preocupación parece aplicar a los suplementos de aceite de pescado también).[24] Por ende, es recomendable añadir otros alimentos que contengan omega-3 a tu dieta. Muchos alimentos naturales vegetales contienen ácidos grasos omega-3 y algunos alimentos vegetales son particularmente ricos, incluyendo la linaza, la chía, el cáñamo, las nueces de Castilla, las hojas verdes y la soya. Sin embargo, los ácidos grasos omega-3 en estos alimentos vienen en una forma de "cadena corta", llamada ALA, que el cuerpo debe convertir en EPA y DHA de "cadena larga". Así que surge la pregunta: ¿vale la pena tomar suplementos de EPA y DHA para optimizar los niveles y tener una salud a largo plazo? Los autores de este libro llegaron a conclusiones diferentes. Las expondremos por separado.

Doctor Matthew Lederman y doctora Alona Pulde: ¿Las personas siguiendo una dieta vegetal se benefician de tomar suplementos con EPA y DHA preformados? La respuesta a esta pregunta todavía no se determina. El nivel más bajo de DHA en poblaciones veganas no se ha vinculado definitivamente con enfermedades ni deficiencias (a diferencia de la B$_{12}$, donde ya se estableció bien un vínculo). Aún más, quizá te interesaría saber que un estudio grande de más de 4000 personas descubrió que quienes no comían pescado parecían convertir bien el ALA en EPA y DHA, llevando sus niveles cerca de los que comían pescado.[25] Aun así, hay evidencia preliminar de que tomar suplementos puede estar asociado con algunos beneficios potenciales para la salud cerebral.[26] Como resultado, algunos expertos creen que es recomendable tomar suplementos de EPA y DHA rutinariamente, mientras que otros, incluidos nosotros, sentimos que la evidencia actual no es lo suficientemente grande para apoyar recomendar suplementación preventiva en una persona común.

Nuestra recomendación es que veas tu dieta, tu historia personal y tu perfil de riesgo y beneficio para tomar esa decisión. Algunas personas simplemente no tienen un historial familiar significativo y se sienten bien, y por tanto pueden elegir esperar mejor evidencia antes de tomar suplementos constantemente. Por otra parte, si tienes una fuerte historia familiar de desórdenes relacionados con el cerebro, podrías estar más inclinado a medir tu índice de omega-3[27] y, si está bajo,[28] considerar la suplementación. Si eliges tomar suplementos, recomendamos un suplemento de EPA y DHA de algas libre de los contaminantes ambientales encontrados en los suplementos de aceite de pescado.[29] Sin importar el camino que elijas para la suplementación, deberías continuar consumiendo alimentos vegetales ricos en ácidos grasos omega-3 y tomar medidas que optimicen tu capacidad de convertir las formas de cadena corta en larga (por ejemplo, minimizar el alcohol[30] y minimizar los aceites añadidos y otras fuentes de ácidos grasos omega-6,[31] lo que una persona promedio consume en exceso).

John Mackey: Llegué a una conclusión distinta de mis colegas sobre la suplementación de EPA y DHA. Necesitamos los ácidos grasos esenciales de omega-3 en cada célula de nuestro cuerpo, pero EPA y DHA son

MI HISTORIA CON LOS ALIMENTOS NATURALES

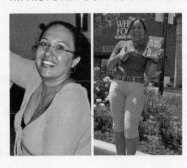

Rebeca Atkins, 46 años, Fremont, California

No hay nada como casi perder a uno de tus padres para hacer que alguien piense seriamente sobre estar saludable. Con sólo unos meses de diferencia, mis padres enfrentaron crisis de salud importantes. Mi madre tuvo un muy mal episodio con su enfermedad de Alzheimer, y luego mi padre tuvo una aneurisma y necesitó una neurocirugía de alto riesgo. Milagrosamente, se salvó, pero todo esto me hizo preguntarme cómo podía evitar que me pasaran ese tipo de cosas a mí. Tenía 15 kilogramos de sobrepeso y mi colesterol estaba alto.

Mi primera oportunidad para hacer un cambio surgió en enero de 2014, cuando hice el reto de dieta del plan de 28 días de Engine 2 de Rip Esselstyn. Mi líder de equipo en el Mercado de Alimentos Naturales nos apoyó a varios a través del reto, asegurándose de que siempre tuviéramos las comidas disponibles en el comedor. Ésa fue la primera vez que experimenté el impacto transformador de mi salud de los alimentos vegetales. Mi esposo se unió también y hacia el final del mes ya había perdido seis kilogramos y mi esposo había perdido cuatro kilogramos. Poco después de eso fui a la inmersión de siete días de Rip en Arizona. Volví a casa con un estilo de vida nuevo y el conocimiento que necesitaba para cambiar mi futuro.

En un año perdí 14 kilogramos y mi esposo perdió 13 kilogramos. Mi colesterol regresó a su rango normal. Sentí que me habían dado un nuevo comienzo. Una de mis partes favoritas de mi empleo hoy en día es trabajar con la Whole Kids Foundation para enseñar a los niños a disfrutar de los alimentos naturales. Ahora, cuando los clientes me preguntan sobre la alimentación sana, tengo las respuestas correctas para ellos y estoy orgullosa de ser un ejemplo.

particularmente críticos para el desarrollo y el mantenimiento del órgano más importante de tu cuerpo, el cerebro. Una gran parte de la estructura cerebral, de hecho, se forma de EPA y DHA. La preocupación acerca de los niveles inadecuados y la función cerebral debe tomarse en serio. Los estudios han demostrado claramente que los niveles bajos de EPA y DHA están asociados con un volumen ligeramente menor del cerebro.[32] Mientras que nuestro cerebro pierde un poco de su tamaño de forma natural conforme envejecemos, hay evidencia de que los niveles de EPA y DHA que bajan consistentemente más allá de ciertos umbrales pueden exacerbar ese proceso natural. Los estudios también han demostrado que muchos veganos (y no sólo los veganos, sino personas en general) están muy abajo de los umbrales en general aceptados de EPA y DHA. Eventualmente podría demostrarse que una persona con una dieta natural vegetal terminará convirtiendo naturalmente todo el EPA y DHA necesario para una función cerebral sana, y eso es más un problema para las dietas veganas menos saludables y para las dietas estándar. Sin embargo, los resultados de una prueba controlada al azar publicada en 2013 sugieren que la suplementación de EPA y DHA puede mejorar la función cognitiva y la salud cerebral, al menos en adultos mayores.[33] Entonces, aunque Matt y Alona están en lo correcto al decir que la evidencia para una deficiencia a largo plazo en dietas vegetales todavía no es concluyente, siento que sería prudente actuar en este caso. Hay pocas desventajas en la suplementación y puede ser beneficioso para la salud a largo plazo y el bienestar cognitivo. Además de consumir conscientemente alimentos vegetales ricos en omega-3, apoyo la suplementación de EPA y DHA y tomar personalmente 250 miligramos al día de una forma derivada de algas (perfectamente aceptable para veganos y vegetarianos).

Capítulo 10

Los ocho grupos esenciales

Alimentos promotores de salud que puedes comer diario

> Lo que incluyes en tu dieta es tan
> importante como lo que excluyes.
> DOCTOR DEAN ORNISH

Cuando escuchamos la palabra *dieta*, tendemos a asociarla con la prohibición de ciertos alimentos. Sin embargo, la salud no es sólo sobre quitar las cosas "malas"; también se trata de cargar las cosas "buenas", y por buenas nos referimos a ¡deliciosas y nutritivas!

La variedad de alimentos vegetales ricos en nutrientes, promotores de la salud, es interminable, y la buena noticia es que ¡todos son buenos para ti! Sin embargo, distintos grupos de alimentos proveen distintos beneficios. La ciencia nutricional continúa descubriendo los secretos de la mejor medicina de la naturaleza —la comida— y cada día, al parecer, aprendemos más sobre los compuestos específicos en ciertas frutas y verduras que promueven la salud. Es un tema fascinante y, aunque preferimos enfocarnos en los alimentos en lugar de los nutrientes, nunca está de más aprender más sobre por qué esos alimentos son tan poderosos para combatir la enfermedad y extender el tiempo de vida. Para ayudarte a comer más hábilmente y maximizar los beneficios de tu dieta, creamos una lista de grupos de alimentos que llamamos los ocho grupos esenciales. Cuando aprendes cómo preparar estos alimentos en formas que resalten sus increíbles sabores, puedes llenar tu plato con cosas buenas y dejar menos y menos espacio para cualquier otra cosa.

¿Qué tan seguido deberías intentar comer estos alimentos? ¡Tan seguido como puedas e idealmente a diario! Aunque algunas veces no es posible comer cada uno todos los días, adopta el hábito de ver cuántos puedes tachar diariamente, sólo para tenerlos en mente. Nosotros tenemos esta lista en la puerta del refrigerador, o en algún lugar visible en la cocina, como referencia.

LOS OCHO GRUPOS ESENCIALES

1. Granos enteros y verduras almidonadas
2. Frijoles y otras leguminosas
3. Moras
4. Otras frutas
5. Verduras crucíferas
6. Hojas verdes
7. Verduras sin almidones
8. Nueces y semillas

---

1. Granos enteros y verduras almidonadas

Una cosa que muchas personas aman sobre una dieta natural vegetal es que incluye los carbohidratos almidonados tan reconfortantes que tantas otras dietas erróneamente nos dicen que evitemos. Los camotes dulces y tiernos, las calabazas suculentas, el jugoso y tierno elote, e incluso las papas tan queridas, así como todas las variedades de granos enteros deliciosos y saciantes pueden tener un lugar constante en el plato de *La fuente de la longevidad*. En esta categoría también incluimos semillas como quinoa, mijo, amaranto, trigo sarraceno y teff, que son nutricionalmente similares a los granos.

Siempre ten en mente la importante y muchas veces ignorada distinción entre los carbohidratos naturales, como los granos enteros y las verduras almidonadas, *versus* los carbohidratos procesados y refinados. Mientras que estos últimos deben evitarse, los primeros tienen un papel clave en una dieta óptima. De hecho, no sólo deberías asegurarte de comer granos enteros y verduras almidonadas, sino que también deben ser parte de la mayoría de tu consumo calórico.

¿QUÉ ES UN ANTIOXIDANTE?

Si has estado poniendo atención a las tendencias dietéticas y las modas nutricionales de los últimos años, seguramente habrás escuchado el término *antioxidante*, usualmente acompañado de una promesa de que estas milagrosas sustancias desacelerarán el proceso de envejecimiento o te protegerán de enfermedades. Ya sea que los antioxidantes mismos provean el beneficio de salud real o sean el marcador para otros nutrientes promotores de salud (algunos de los cuales quizá no se hayan descubierto todavía) en un alimento en particular, lo importante es que los alimentos altos en antioxidantes ¡también tienden a ser altos en beneficios para tu salud!

Los antioxidantes son compuestos encontrados en ciertos alimentos que parecen ayudar a luchar contra los efectos dañinos en las células de un tipo particular de moléculas inestables llamadas *radicales libres*. Los antioxidantes pueden interactuar sin problemas con los radicales libres y estabilizarlos o neutralizarlos, previniendo el daño a células y órganos.

Los antioxidantes se encuentran sobre todo en alimentos vegetales, incluyendo verduras, frutas, granos y nueces. Su presencia muchas veces se señala por colores brillantes —otra razón para "comer un arcoíris", como dicen los nutricionistas—. Un estudio reciente midiendo el contenido de antioxidantes de más de 3 100 alimentos descubrió que los alimentos vegetales eran en promedio 64 veces más ricos en antioxidantes que los alimentos animales, y concluyó que las hierbas y especias, seguidas de las moras, eran los alimentos más ricos de todos.[1]

Los carbohidratos son la mejor fuente de energía disponible para los humanos, y a lo largo del curso de la evolución nuestro cuerpo se ha adaptado a ser capaz de metabolizarlos eficientemente.[2] Los granos enteros proveen fibra, proteína, ácidos grasos esenciales, vitaminas, minerales y fitoquímicos numerosos, así como carbohidratos, en el perfecto paquete que nos da la energía que necesitamos. Se han vinculado con una disminución en el riesgo de enfermedad cardiaca, diabetes, obesidad, ciertos cánceres y mortalidad de todas las causas.[3] Comer granos enteros también mejora la salud intestinal, ayudando a mantener las evacuaciones regulares y promover el crecimiento de la flora intestinal.

Contrario a la opinión popular, los carbohidratos en la forma de granos enteros en realidad pueden ayudarte a *perder* peso. Los granos enteros y las verduras almidonadas te dejan sintiéndote satisfecho y saciado, y por ende evitan que comas en exceso o entre comidas, y que tengas sobrepeso o lo conserves.

Hay tantas formas de añadir granos enteros y verduras almidonadas a tu menú diario. Los camotes y las papas pueden enriquecer tus sopas y guisados, o puedes hornearlas y servirlas con acompañamientos deliciosos. Tal vez estás acostumbrado a cargar una papa al horno con mantequilla y queso, pero te sorprenderá lo deliciosa que sabe si la remojas en salsa de champiñones o chili picante con frijoles y verduras (ve la receta en la página 283). También puedes preparar papas fritas sin aceite (ve la técnica en la página 305) y usar cátsup sin azúcar o un simple hummus sin aceite (ve la receta en la página 289) como dip. De la misma manera, un elote asado o al vapor no necesita estar lleno de mantequilla para tener buen sabor. Intenta complementar su dulzura natural con algo picante, como salsa o crema agria de nuez de la India (ve la receta en la página 292). Puedes rellenar calabazas con arroz y verduras, y hornearlas para tener un platillo suculento. Los granos son versátiles y puedes usarlos con creatividad en cualquier momento del día, ya sea una avena cortada para desayunar (ve la técnica en la página 271), ensalada de quinoa inflada y verduras para almorzar o arroz integral y verduras con curry para cenar. Las pastas de grano entero también pueden ser una opción saludable, con deliciosas salsas de verduras.

Conforme encuentres tu paso comiendo naturalmente, tal vez quieras experimentar con algunos granos enteros y verduras almidonadas menos familiares. El trigo sarraceno y el amaranto cocidos pueden ser un cereal delicioso, con sabor a nueces, para desayunar. Las variedades antiguas del trigo, como el farro, la espelta y el kamut añaden una textura blanda muy placentera a las ensaladas y los platillos de verduras al vapor, y son deliciosos en sopas y guisados. Las papas moradas no sólo son hermosas, sino nutritivas; pruébalas con hierbas frescas y un aderezo vegetal cremoso para tener un cambio colorido a la ensalada de papa en tu siguiente picnic.

Los granos cocidos se conservan bien en el refrigerador, así que una estrategia práctica puede ser cocinar grandes porciones: prepara una olla grande de tu comida favorita el domingo en la noche y tenla a la mano toda la semana sólo para recalentar como cama para verduras al vapor o asadas, añadirla a ensaladas o caliente con fruta para un gusto mañanero dulce. Cuando cuezas papas o camote, haz más; las sobras serán perfectas para unas tortitas de desayuno. Los granos congelados y las mezclas de granos son opciones fáciles y rápidas.

2. Frijoles y otras leguminosas

Naturales, reconfortantes, suculentos y llenos de beneficios para la salud, los frijoles y otras leguminosas son el sueño de toda persona comiendo una dieta natural. Conforme cambies a una dieta natural vegetal probablemente comerás más de estos alimentos nutritivos y disfrutarás sus múltiples beneficios, ojalá a diario. Si estás preocupado por que pueda volverse monótono, eso no pasará; este grupo de alimentos tiene más de 1 300 variedades de frijoles, chícharos y lentejas.

La familia de las leguminosas incluye todas las variedades de frijoles secos o cocidos que puedas encontrar en las tiendas: negros, pintos, blancos, cannellini, alubias, garbanzos, de carita, etc. También hay muchas variedades más de frijoles morados deliciosos que puedes encontrar en tiendas de alimentos naturales. Las leguminosas también incluyen frijoles de soya y los alimentos derivados (ve el cuadro en la página 189). Los chícharos y las lentejas, en todos sus múltiples colores, también son leguminosas. Algunas variedades, como las habas, los frijoles blancos, chícharos y los frijoles de soya (edamame), se comen frescas. Los ejotes también entran en esta categoría, pero es mejor considerarlos una verdura porque se comen con todo y la vaina, así que los incluiremos en la categoría de "verduras sin almidones" en la página 196. Otros se cosechan una vez que se hayan secado en sus vainas, y muchas veces estas leguminosas "maduras" son las más ricas en sabor y nutrientes. Los cacahuates se clasifican como una leguminosa, pero nutricionalmente se comportan más como una nuez, así que los agrupamos con las nueces y semillas, y recomendamos consumirlos en cantidades limitadas.

Las leguminosas generalmente son alimentos almidonados bajos en grasa, altos en proteína, llenos de vitaminas, minerales, compuestos antioxidantes y fibra dietética. Conforme pases a una dieta 90% vegetal o más, encontrarás que estos alimentos enormemente saciantes son un remplazo magnífico para parte de la carne que acostumbrabas comer, ofreciendo muchos de los mismos nutrientes beneficiosos sin el colesterol ni la grasa saturada, y con fibra añadida y otros micronutrientes encontrados sólo en alimentos vegetales. Casi todas las variedades de leguminosas proveen hierro, zinc, vitaminas B, magnesio y potasio, entre muchos otros nutrientes. La mayoría de las leguminosas también contienen cantidades significativas de fibra y almidón, lo que ayuda a regular las evacuaciones, eliminando toxinas y manteniendo los niveles de glucosa estables. Los frijoles bajan la presión[4] y reducen el colesterol.[5]

Todos estos factores pueden ayudar a sustentar el hecho de que el gusto por las leguminosas es un común denominador entre todas las culturas más longevas del mundo. Recuerda, cada una de las zonas azules se caracteriza por la presencia de frijoles en su plato: un promedio de una taza al día se asocia con cuatro años extra de esperanza de vida. Sin importar si son los frijoles carita favoritos en Icaria, Grecia; los frijoles de soya que comen en Okinawa, Japón; los frijoles negros que son un emblema de la nutrición en Nicoya, Costa Rica; las habas y los garbanzos populares en la isla italiana de Cerdeña; o la variedad de frijoles de los platillos adventistas en Loma Linda, California, Buettner llama a las leguminosas "una piedra angular de toda dieta para la longevidad".[6] Los científicos están de acuerdo, habiendo identificado el consumo de leguminosas como "el predictor nutricional de supervivencia más importante entre los ancianos de diferentes razas".[7]

¿LA SOYA ES SEGURA?

Cuando la gente cambia de una dieta con mucha carne a una vegetal, la leguminosa que tiende a pasar al centro del escenario en la mesa es la soya. Este alimento versátil y rico en proteína se ha convertido en un favorito entre vegetarianos y veganos, pero también ha causado temores y preocupaciones de salud.

El temor más propagado es que la proteína aislada y los fitoestrógenos en la soya pueden contribuir al crecimiento del cáncer de mama. Sin embargo, la ciencia ha demostrado exactamente lo opuesto: los fitoestrógenos en la soya parecen mejorar los índices de supervivencia de cáncer de mama y reducir el riesgo de desarrollarlo.[8] Es importante mencionar que en estos estudios los alimentos de soya se comen como parte de la dieta (en oposición a polvos o suplementos). Aún más, el consumo de soya puede reducir el riesgo de cáncer de próstata.[9] Al revisar la ciencia disponible, el doctor Neal Barnard concluye: "La evidencia hasta ahora es reconfortante […] Si eliges incluir productos de soya en tu rutina, tendrás a la ciencia de tu lado".[10]

Otro miedo común sobre la soya viene del hecho de que mucha de la soya que se cultiva hoy en día es genéticamente modificada. Mientras que hay poca evidencia concluyente de los efectos dañinos de comer frijoles de soya OGM, la mejor manera de minimizar los posibles riesgos es elegir productos de soya orgánicos (o los que tengan una etiqueta indicando que no son OGM o GMO), los cuales están disponibles en muchas partes.

Nuestro consejo es seguir las formas tradicionales de la soya entera o mínimamente procesada. La forma más natural de la soya es el frijol mismo, el cual se conoce como edamame cuando se come fresco. Es posible que los hayas comido como entrada en un restaurante japonés. Puedes cocerlos al vapor en casa o comprarlos ya pelados. Son suculentos como colaciones o en ensaladas, guisados y más. El tempeh es otra forma entera de la soya, hecho con los frijoles de soya enteros fermentados, como el miso. Intenta marinar el tempeh y hornearlo en rebanadas para un sándwich. El miso viene en distintas variedades, con versiones blancas más suaves y rojas más intensas. Puedes preparar sopa miso (añade miso al final de la cocción para evitar matar los probióticos) o mézclalo con un poco de agua caliente para formar una pasta que puedes utilizar en salsas y aderezos.

La leche de soya, el tofu y la salsa tamari son alimentos mínimamente procesados y les falta mucha de la fibra y los nutrientes originales. Sin embargo, todavía son opciones saludables que pueden tener cabida en una dieta natural vegetal. Elige variedades de leche de soya sin endulzar y variedades de salsa tamari o de soya baja en sodio y libre de glutamato monosódico.

Si comes productos de soya, trátalos como un condimento de mucho sabor: añade "crutones" de tempeh horneado a la ensalada, tofu a tu guisado de verduras o salsa miso a tus verduras horneadas, algo similar a las dietas asiáticas tradicionales.

Es mejor evitar los productos de soya altamente procesados, incluyendo las carnes falsas, los quesos de soya y los polvos de proteína aislada de soya. Si estás cambiando de una dieta con mucha carne a una vegetal, podrían ser útiles como remplazo temporal de tus alimentos conocidos, pero una vez que te acostumbres a armar tus comidas alrededor de granos enteros, verduras almidonadas y leguminosas, te darás cuenta de que puedes dejar estos alimentos sintéticos en favor de alternativas vegetales naturales.

Las opciones para comer leguminosas son interminables y puedes sacar inspiración de todas partes del mundo. En una noche invernal puedes disfrutar una sopa de chícharos y espinacas (ve la receta en la página 276) o un dal estilo hindú lleno de especias fragantes, servido con arroz basmati al vapor. En un caluroso día de verano, añade frijoles cocidos fríos o lentejas germinadas a una ensalada, o calienta lentejas cocidas en un poco de vinagre balsámico para preparar un aderezo rico en proteína. Las habas verdes o los chícharos frescos pueden hacerse en una deliciosa pasta para untar; intenta molerlos con menta fresca y servirlos sobre pan tostado de grano entero como entrada en tu siguiente reunión. Los frijoles negros o pintos, cocidos (ve la técnica en la página 297) con especias mexicanas tradicionales (ve la receta de mezcla mexicana de especias en la página 279) son un gran relleno para tacos y burritos, o un acompañamiento para arroz con verduras. Puedes incluso disfrutar las sobras como desayuno al día siguiente. El humus o una pasta de frijoles blancos para untar es una colación rápida y suculenta cuando se combina con verduras crujientes (ve el humus sencillo sin aceite en la página 289). Puedes rociar garbanzos cocidos con aminoácidos líquidos o salsa de soya y hornearlos para tener una botana crujiente.

Si bien puedes empezar con las variedades más comunes, te recomendamos explorar la amplia gama de leguminosas que hay. No sólo te quedes con lentejas y frijoles negros, prueba unas hermosas lentejas rojas, chícharos amarillos o alubias rojas. Si no estás acostumbrado a comer frijoles o lentejas, empieza poco a poco hasta que tu cuerpo se acostumbre a digerirlas. Remojar los frijoles secos en agua fresca durante la noche, tirar el agua y enjuagarlos antes de cocinar también ayuda a minimizar la inflamación y los gases. (Ve la página 297 para la forma de cocinar frijoles y lentejas.) Comprar frijoles ya cocidos es una opción conveniente, aunque sea más cara que los frijoles secos, pero te recomendamos elegir variedades con poco sodio o sin sal añadida, y luego agregar sal al gusto si es necesario cuando los cocines. Busca latas o empaques libres de BPA cuando sea posible. Como sea que elijas prepararlos, comer leguminosas a diario parece ser la prescripción para una vida larga y saludable.

3. Moras

Zarzamoras carnosas. Frambuesas ácidas. Suculentas fresas. Jugosas moras azules. Las moras son algunas de las ofrendas más dulces y más deliciosas de la naturaleza, y son excepcionalmente buenas para ti. Utilizamos el término *moras* en su forma más coloquial que científica, incluyendo las mencionadas antes y las cerezas, las uvas, los arándanos, la grosella, etc. Recomendamos que comas moras regularmente; quizá cada día si te gustan. Si te gustan los sabores dulces, pueden ser un remplazo para los postres azucarados y procesados.

Un cuerpo creciente de evidencia científica sustenta los beneficios para la salud de las moras. Han demostrado ser una protección potencial contra el cáncer y contienen altos niveles de ácido elágico, un compuesto que ha demostrado inhibir la formación de tumores.[11] Al parecer también protegen contra el declive cognitivo.[12] Algunos estudios han descubierto que consumir moras a diario aumenta el colesterol HDL "bueno" y disminuye la presión sanguínea, ambos factores asociados con un riesgo menor de enfermedad cardiovascular.[13] Estos beneficios pueden deberse a su alto contenido de antioxidantes en estos pequeños pero hermosos frutos (ve el cuadro de la página 186), pues las moras contienen más antioxidantes por porción que ningún otro alimento, excepto las especias.[14]

Algunas personas están preocupadas de que las moras (y la fruta en general) son alimentos azucarados que deberían evitarse, provocando diabetes y aumento de peso. Como explicamos en la página 121, estos miedos son infundados. Sí, las moras y otras frutas contienen altos niveles de fructosa, pero cuando viene en la forma de una fruta entera, con suficiente fibra y agua, la fructosa tiene un efecto distinto en el cuerpo que su forma altamente procesada aislada, como el jarabe de maíz de alta fructosa. Si te preocupa la diabetes, considera esto: un mayor consumo de frutas enteras está asociado con una *menor* probabilidad de desarrollar diabetes tipo 2.[15]

Así que, adelante y añade unas cuantas moras frescas a tu desayuno, con algún cereal, por ejemplo, avena. O prepara hot cakes de moras azules y trigo entero (ve la receta en la página 274). Si bebes licuados, un puñado pequeño de moras añade un toque de dulzura y es un buen compañero para muchas verduras verdes. Las moras también son un poderoso complemento para una ensalada. Agrega frambuesas enteras o licua un puñado con un poco de vinagre balsámico para una deliciosa vinagreta sin aceite. Si se te antoja algo dulce poco después de cenar, ve por unas fresas frescas o cerezas o uvas congeladas, en lugar de una galleta. Puedes licuar moras congeladas con nueces de la India y plátano para preparar un helado sin lácteos (ve nieve de frambuesa en la página 318).

Héroe de los alimentos naturales

Rip Esselstyn

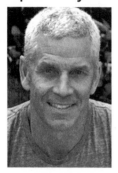

"¿Quieres comer alimentos fuertes o quieres comer alimentos débiles? Te han engatusado para hacerte creer que los filetes y los huevos y el pollo y el salmón son alimentos fuertes, cuando en realidad son alimentos débiles que están destruyendo insidiosamente tu salud. Los alimentos fuertes son las plantas: tienen todo lo que necesitas para ser la persona más sana posible."

Contribuciones: Como antiguo bombero, Rip ha sido el mensajero perfecto para el movimiento de "plantas fuertes", combatiendo contra el estereotipo de "los hombres reales comen carne". Su profesión proveyó el nombre para su dieta y marca, Engine 2, siempre una gran opción para quien come naturalmente.

Datos curiosos: Rip es hijo de otro héroe de los alimentos naturales, el doctor Caldwell Esselstyn.

Lee esto: *The Engine 2 Seven-Day Rescue Diet: Eat Plants, Lose Weight, Save Your Health*

Más información: www.engine2.com

Elige moras orgánicas cuando sea posible porque las variedades convencionales suelen tener una dosis poco sana de pesticidas. Las moras congeladas son una buena opción, conservando todos los beneficios para la salud de la fruta fresca. Ten cuidado con las moras secas, como las pasas, los arándanos secos, las moras goji o la grosella seca; aunque siguen siendo una opción saludable, la pérdida de agua los concentra, volviéndolos más densos calóricamente. Cómelos en cantidades limitadas, sobre todo si tu meta es la pérdida de peso.

4. Otras frutas

Además de las moras, la familia de las frutas ofrece una gran riqueza de opciones de donde puedes elegir. Manzanas crujientes, plátanos cremosos, duraznos jugosos, mangos y papayas exóticos, cítricos ácidos, melones refrescantes... la lista sigue y sigue. Las únicas excepciones en nuestra recomendación absoluta de comer frutas son los aguacates y las aceitunas; ambos son técnicamente frutos, pero también son altos en grasa, así que es mejor consumirlos en cantidades limitadas cuando intentas perder peso. Las frutas son altas en fibra y contienen cientos de nutrientes beneficiosos que apoyan el funcionamiento de tu cuerpo. Realmente son algunos de los alimentos más saludables que puedes comer.

Los humanos se sienten atraídos por los alimentos dulces por una razón: durante milenios, la fruta fue la única fuente de dulzura natural (además de la miel), y llegó con muchos beneficios para la salud. Desafortunadamente, hoy en día esa afinidad natural por lo dulce puede llevarnos hacia los pasillos equivocados en el supermercado. Así que, la próxima vez que tengas antojo de algo dulce, recuerda lo que nuestros ancestros hubieran hecho: elegir una deliciosa fruta fresca. Comer fruta es una forma más saludable de satisfacer tu gusto por algo dulce sin el aumento de peso que resulta de comer azúcares procesados y refinados.

Disfrútalas como prefieras. Hay tantas opciones de donde puedes elegir: puedes comer una ensalada de frutas en el desayuno, comer una manzana como colación, añadir durazno a tu licuado verde, preparar una salsa de mango para los tacos, agregar gajos de naranja a una ensalada, hornear manzanas o chabacanos para un postre delicioso, asar mandarinas e incluso licuar plátano congelado con leche de soya como una alternativa de helado natural vegetal. También rebanadas de plátano congelado con mantequilla de nueces es un postre delicioso.

Elige orgánico cuando sea posible, especialmente cuando comas la piel de las frutas. Recuerda, la fruta entera siempre es una mejor opción que el jugo de fruta, el cual perdió su fibra esencial y muchos otros nutrientes junto con ella, y llevará una dosis altamente concentrada de azúcar hacia tu torrente sanguíneo.

5. Verduras crucíferas

La familia de las verduras crucíferas, también conocidas como verduras brasicáceas, incluye el brócoli, los rábanos, la col, las acelgas, las coles de Bruselas, la coliflor, las alcachofas, la arúgula y la col rizada. Estos distintos alimentos no sólo están emparentados, también comparten extraordinarios beneficios para la salud, particularmente en la prevención del cáncer. El doctor Joel Fuhrman señala que las crucíferas son las más densas en micronutrientes de todas las verduras,[16] y las llama "los alimentos anticáncer más poderosos que existen". Esta última distinción puede deberse a un componente potente que combate el cáncer y es único y particularmente importante en este grupo de alimentos, una familia de sustancias conocidas como glucosinolatos. Éstos son responsables del aroma tan fuerte y el sabor amargo de muchas verduras crucíferas. Cuando los glucosinolatos se descomponen (ya sea durante la preparación de los alimentos o cuando masticas y digieres), forman compuestos llamados isotiocianatos e indoles, los cuales han demostrado una capacidad para inhibir el desarrollo de cáncer en numerosos estudios.[17]

A pesar de sus enormes beneficios para la salud, las verduras crucíferas muchas veces sólo tienen un papel menor en la dieta. Muchos asocian al brócoli y la col con sus comidas menos favoritas de la niñez, y aunque la col rizada ha recibido mucha atención durante los últimos años como un "superalimento", muchas personas no saben cómo prepararla de una forma sabrosa o sin mucho aceite.

Resulta que las mamás están en lo correcto cuando les dicen a sus hijos: "¡Cómete el brócoli!" La buena noticia es que hay muchas formas creativas de comer brócoli y otras verduras crucíferas que quizá tu mamá no conocía. Crudos o ligeramente cocidos al vapor, los floretes de brócoli o de coliflor proveen un complemento crujiente a las ensaladas y por sí solos cuando los sumerges en hummus. La col rizada puede ir cruda en licuados, puede añadirse "suavemente" a una ensalada (ve la ensalada Waldorf de col rizada en la página 287), o ligeramente cocida al vapor con ajo y jugo de limón. Los rábanos astringentes en rebanadas delgadas les añaden cuerpo a las ensaladas, mientras que el sabor pimentado de la arúgula es un buen cambio de la lechuga; agrega algunos puñados a una pasta caliente con verduras. La col china es una agradable adición en los guisados, con su combinación de tallos crujientes y hojas suaves; añádela justo al final de la cocción, pues necesita sólo un par de minutos.

6. Hojas verdes

¿Recuerdas la fórmula del doctor Joel Fuhrman para la salud? Come tantos micronutrientes como sea posible y no consumas calorías en exceso. Con esta medida de "densidad nutricional", los ganadores indiscutibles son las hojas verdes. Algunas de las verduras con mayor calificación también entran en la categoría de las crucíferas: la col rizada, las acelgas, la arúgula y la col china. Otras verduras particularmente potentes son los berros, el cardo suizo, las espinacas, la lechuga romana y otras hojas verdes.

Investigadores de la Universidad de Harvard encontraron que las hojas verdes son el alimento más asociado con la protección de enfermedades crónicas graves y enfermedad cardiovascular.[18] También se han asociado con una reducción del riesgo de diabetes.[19] Las hojas verdes están llenas de fibra, proteína y antioxidantes, así como una larga lista de vitaminas, minerales y fitoquímicos para combatir enfermedades.

Puedes comer hojas verdes crudas como ensalada, añadir puñados a un licuado, cocerlas al vapor ligeramente y servirlas con jugo de limón, agregarlas a una sopa o guisado al final de la cocción, hasta que se suavicen ligeramente, licuarlas para hacer salsas deliciosas estilo pesto (ve la receta en la página 310), añadirlas cocidas a un puré de papa o saltearlas con agua y ajo. Las espinacas son una adición rica en nutrientes para un hummus casero y otros untables de leguminosas. Las hojas verdes son tan extraordinariamente útiles, que las añadimos a todos los platillos que podemos. Intenta comerlas todos los días.

7. Verduras sin almidones

Sólo alrededor de uno de cada 10 estadounidenses come frutas y verduras, de acuerdo con un reporte reciente del gobierno.[20] Un estimado, de Union of Concerned Scientists, dice que si los estadounidenses comieran sólo una porción más de fruta y verdura al día se salvarían más de 30 000 vidas al año y miles de millones de dólares en costos médicos.[21] Sin importar cuántos puntos parezcan discutir los nutriólogos y los expertos dietistas, éste es uno en el que están universalmente de acuerdo: ¡come más verduras! Ya discutimos varias categorías de verduras, así que esta categoría simplemente engloba la maravillosa variedad que no hemos mencionado: calabacitas, zanahorias, pimientos, champiñones, ejotes, cebollas, berenjenas, apio, espárragos y muchas, muchas más. Cada una de estas verduras tiene su propio cúmulo de beneficios para la salud, demasiados para mencionarlos aquí, pero hay algunos consejos para asegurar que obtengas los más posibles:

Heroína de los alimentos naturales

Mary McDougall

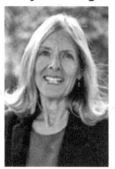

"Aunque la dieta McDougall incluye miles de recetas, nosotros comemos cosas muy sencillas y te sugerimos que hagas lo mismo. Un desayuno común es un guisado delicioso de frijoles cocidos en olla sobre papas hervidas, camote horneado o puré de papa hecho en mi olla instantánea, con una salsa dorada y cremosa. ¡Puedes ver que amamos las papas!"

Contribuciones: La ciencia nutricional es importante, pero el momento de la verdad se da en la cocina. Preparar alimentos, surtir una alacena, crear recetas deliciosas y construir todo un estilo de vida natural es simplemente esencial. Mary McDougal —autora *bestseller*, maestra, entrenadora y socia del Centro Médico y de Salud del doctor McDougall— ha sido líder y pionera en este aspecto, creando más de 3000 recetas e influyendo en personas de todo el mundo con prácticas óptimas para su estilo de vida.

Lee esto: *The New McDougall Cookbook*
Más información: www.drmcdougall.com

Come un arcoíris. Las verduras con mucho color tienden a contener más antioxidantes que las otras, y donde hay antioxidantes, hay salud. Ilumina tu plato y come cuantos colores puedas.

No olvides las de menos color. Por ejemplo, los champiñones, el ajo y la cebolla están llenos de nutrientes beneficiosos y todos son anticarcinógenos y aliados potentes del sistema inmunológico. El doctor Fuhrman recomienda cocinar los champiñones para evitar toxinas potenciales en su forma cruda.[22]

¡Agrega una verdura! Cuando cocines una de las otras categorías de alimentos, pregúntate si podrías agregar más verduras. ¿Sopa de lentejas? Añade zanahorias, jitomates, calabacitas o unos puñados de hojas verdes. ¿Salsa de tomate? Añade champiñones o pimientos. ¿Arroz integral? Vuélvelo un arroz pilaf con una variedad de verduras cocidas, picadas, y hierbas frescas.

Puedes preparar acompañamientos con verduras solas, pero algunas recetas te permiten mezclar muchas verduras. Prueba un guisado de verduras sin aceite, con pimientos de colores, col china crujiente y hongos shiitake. O prepara una vibrante pasta con brócoli, pimientos, ejotes y espárragos al vapor. Las ensaladas rápidamente pueden volverse comidas nutritivas completas con sólo añadir verduras crudas o al vapor y un puñado de granos enteros y leguminosas. Las sopas combinan una variedad de verduras, junto con leguminosas. Un plato mixto con verduras crudas rebanadas y hummus o un dip es genial para una fiesta y puede ayudarte a resistir esas papas fritas. En conclusión, cuando se trate de verduras, sin importar cómo las disfrutes, cómelas. ¡Y luego come más!

MI HISTORIA CON LOS ALIMENTOS NATURALES

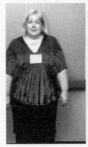 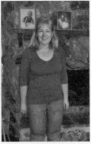

Debbie Schafer, 52 años, Dallas, Texas

Cambiar a una dieta natural vegetal me cambió la vida para siempre. Solía usar una talla 24 y tomaba pastillas para la presión, para la acidez y para la alergia. En octubre de 2012 se me dio la oportunidad de asistir a un programa de inmersión con el doctor Joel Fuhrman. Durante el año siguiente perdí más de 55 kilogramos, dejé todas mis medicinas y ahora uso talla 10. Mi historia de transformación salió en la portada de la revista *Woman's World*. A los 52 años, me siento mejor que cuando tenía 20 y casi puedo seguirle el paso a mi nieta de seis años.

8. Nueces y semillas

Las nueces y las semillas cierran nuestra lista de alimentos esenciales que debes disfrutar a diario. Sentimos que son una categoría de alimentos importante por muchas razones. La más simple, por supuesto, es que están llenas de nutrientes promotores de la salud y han estado asociadas consistentemente con buenas consecuencias de salud. Son una fuente rica de muchos nutrientes, lo que es comprensible, pues contienen la energía para crear toda una planta o un árbol.

De hecho, el consumo de nueces y semillas se ha asociado con la reducción del riesgo de enfermedad cardiaca y diabetes, así como un incremento en la esperanza de vida.[23] En las zonas azules, los centenarios consumen regularmente más o menos un puñado (alrededor de 60 gramos) de varios tipos de nueces al día. Los estudios de salud de los adventistas también señalan beneficios impresionantes: las personas que comían nueces vivían un par de años más que los demás.[24] Aunque algunas personas tienen preocupaciones sobre la densidad calórica relativamente alta de las nueces, también son extremadamente saciantes y *no* suelen estar asociadas con un aumento de peso o con el IMC.[25] Dicho lo cual, si estás intentando perder peso, limita tu consumo de nueces y semillas a menos de un puñado al día.

Esta categoría de alimentos también contiene algunas de las fuentes vegetales más concentradas de ácidos grasos omega-3. El cuerpo no puede producir estos nutrientes importantes, así que debemos obtenerlos de los alimentos o de suplementos (ve la página 180). Aunque muchos alimentos vegetales contienen pequeñas cantidades de ácidos grasos omega-3, algunas nueces y semillas, como la linaza, la chía, el cáñamo y las nueces de Castilla contienen cantidades particularmente altas.

Puedes mezclarlas fácilmente con tus alimentos favoritos. Esparce algunas almendras picadas en tu avena en la mañana o agrégalas a tus ensaladas. Las nueces se pueden licuar con hierbas frescas para preparar un aderezo para tu ensalada o un pesto cremoso (ve la receta para pesto de hierbas sin aceite en la página 310). Puedes licuar nueces de la India, después de remojarlas una noche, para preparar salsas cremosas (ve la receta de crema agria de nuez de la India en la página 292), aderezos o postres. La linaza o el cáñamo molidos se pueden añadir a licuados, esparcirse sobre el cereal o la avena del desayuno, u hornearse en panquecitos. Las semillas de chía y de linaza tienen una cualidad "aglutinante" y son ideales para espesar salsas o remplazar los huevos al hornear. De la misma manera, las semillas de chía aglutinan y absorben líquido. Remójalas en un poco de leche de soya o de almendra para hacer un budín cremoso, el cual puedes endulzar añadiendo plátano machacado, moras u otras frutas.

Capítulo 11

Más sano y más feliz

La psicología y la fisiología de los alimentos y el placer

> Damos por sentado que nuestros sentimientos
> son lo que son y no pueden cambiar [...] que no
> tenemos opción, y de hecho sí la tenemos.
> Tal Ben-Shahar, *Elige la vida que quieres*

La buena comida es uno de los más grandes placeres de la vida. La espera por tu comida favorita; el primer bocado de un platillo delicado, perfectamente preparado; los sabores sutiles de las hierbas; el calor y la camaradería de compartir el pan con nuestros seres queridos; el sentimiento de saciedad cuando terminamos. El paladar humano es un don extraordinario: sus miles de papilas gustativas dan una miríada de sensaciones placenteras e inspiran la creatividad culinaria sin paralelo de la raza humana.

Algunos de nosotros amamos el exquisito olor de las especias intensas; otros se contentan con la frescura ácida de los alimentos cítricos o fermentados; otros saborean los alimentos salados, fuertes o picantes, y otros más adoran el toque relajante de lo dulce. Cuando comemos los alimentos que amamos, no sólo disfrutamos los sabores inmediatos que estimulan nuestros sentidos, sino los recuerdos reavivados de placeres pasados que compartimos con familia, amigos y nuestra comunidad. Las preferencias alimentarias son una cuestión muy personal, entretejidas con un sentido de identidad y cultura. Muchos de nosotros, cuando consideramos cambiar nuestra dieta, tememos perdernos de todo esto. Muchas personas harán lo que sea —hacer ejercicio intenso, tomar pastillas o incluso someterse a una cirugía— antes de considerar cambiar lo que está en sus platos. Protegemos nuestra relación con la comida como amantes celosos. La ciencia puede convencernos de que cambiar es una buena idea, pero la ciencia por sí sola no nos persuadirá de transformar realmente lo que estamos comiendo porque, cuando se trata de comida, tendemos a ser más emocionales que racionales. La comida es una fuente importante de felicidad en la vida, y ninguna dieta que nos quite ese placer por mucho tiempo puede ser sustentable al final.

Sobra decir, entonces, que para cambiar exitosamente nuestros hábitos alimenticios debemos asegurarnos de que los nuevos alimentos sean deliciosos. Sin embargo, no es tan simple. Si alguna vez has tratado de cambiar tu dieta por completo, sabrás que es tanto un reto psicológico como físico. Por ende, es útil comprender algunos principios básicos sobre la psicología y la fisiología humanas relacionadas con la alimentación, el placer y el cambio de hábitos.

Primero, es importante reconocer que la relación entre la comida y el placer ha estado complicada por el ambiente en que muchos vivimos, con su sobreabundancia de alimentos altamente procesados y la mayoría de la gente a tu alrededor condonando su consumo como algo normal. Segundo, ayuda recordar que cualquier clase de cambio es un proceso que toma tiempo. Comprender la dinámica de este proceso y las etapas por las que pasarás puede darte la paciencia y la motivación para seguir haciéndolo el tiempo suficiente para cosechar las recompensas. Todos hemos hecho esta transición y hemos apoyado a miles más, amigos, seres queridos, miembros del equipo y pacientes. En las siguientes páginas compartiremos algunas de las ideas que nos parecieron más útiles durante nuestro viaje.

Escapar de la trampa del placer

"En la vida humana y animal, las metas principales son la búsqueda de placer, evitar el dolor y la conservación de la energía", declaran el psicólogo Doug Lisle y el doctor en quiropráctica Alan Goldhamer en su libro *The Pleasure Trap: Mastering the Hidden Force That Undermines Health and Happiness*. "El placer se designó como la señal indiscutible de éxito para alcanzar la supervivencia y las metas reproductivas."[1] Lisle y Goldhamer han sido extremadamente influyentes en el esclarecimiento de la relación humana con la comida.

El placer, particularmente en la forma de un químico cerebral llamado dopamina, tuvo un papel evolutivo importante al asegurar que los

MI HISTORIA CON LOS ALIMENTOS NATURALES

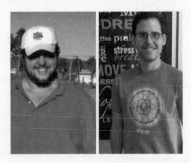

Adam Sud, 34 años, Santa Mónica, California

Hace cuatro años entré a un programa de desintoxicación. Era adicto al Adderal, pesaba más de 140 kilogramos, comía por lo general seis hamburguesas con queso al día y sufría una severa depresión. La relación con mi familia y mis amigos se había vuelto distante, casi no trabajaba y se me estaba acabando el dinero. Sabía que necesitaba ayuda, y rápido.

Un año antes había asistido a la inmersión de Engine 2, de Rip Esselstyn, pero bajo el efecto de mi adicción, no estaba listo para cambiar.

En mi primer día de desintoxicación descubrí que tenía diabetes tipo 2. Me prescribieron hasta siete medicamentos, incluyendo medicamentos para la diabetes, para la presión sanguínea, para dormir, para el TDAH, para la bipolaridad y más. Vi mi peso y mis niveles de glucosa, y supe lo que me había hecho a mí mismo, entonces decidí que, *si yo era la causa de mis problemas, entonces yo sería la solución.*

Cuando salí del programa empecé una vida sobria y de inmediato adopté un estilo de vida a base de vegetales. En tres meses revertí mi diabetes. La nutrición vegetal se volvió la columna de toda mi recuperación. En un año ya había dejado los siete medicamentos. Hoy llevo cuatro años sobrio y peso 72 kilogramos. Perdí 70 kilogramos. Mi cintura disminuyó de 120 centímetros a 80.

No diré que la transición fue fácil. Soy la séptima generación de una familia texana que creció comiendo hamburguesas y parrilladas. Pasar de eso a comer col rizada es duro, así que me dije una y otra vez que tenía que sentirme cómodo con estar incómodo. Sabía que, durante un tiempo, tendría que levantarme cada día y hacer cosas que no quería hacer. Pero la alternativa era que probablemente me iba a morir.

Para mí, una de las claves fue la simpleza. Básicamente comí la misma comida todos los días durante 10 meses. Avena para desayunar, frijoles, hojas verdes, maíz, verduras y salsa marinara para comer. Mucha fruta durante el día. La gente muchas veces se siente intimidada por la idea de aprender a comer tantos alimentos nuevos. Yo les digo que sólo encuentren uno o dos que les gusten y empiecen con ésos.

Hoy en día preparo ensaladas épicas con camote horneado y no puedo esperar para comerlas. Como más que antes. Cuando preparas una comida diseñada para crear salud y bienestar, es un acto de autocuidado. Se trata de crear una mejor versión de la persona que fuiste ayer. Ésa es la esencia de la recuperación. Construye la autoestima y, cuando tienes amor propio, te sientes como si valiera la pena salvarte todos los días. La recuperación no es sólo abstinencia, se trata de encontrar cosas nuevas que le den valor a tu vida. ¡En la actualidad soy adicto a mi estilo de vida vegetal!

Tengo un hermano gemelo que al final del año pasado estaba justo donde yo había estado, menos la adicción. Pesaba más de 110 kilogramos, tenía diabetes tipo 2, presión alta, colesterol alto y estaba deprimido. Le dije: "No te juzgo pero, ¿eres feliz así?" Dijo que no. Le pregunté si podía costear tomarse seis meses de descanso, mudarse conmigo y vivir mi estilo de vida, y estuvo de acuerdo.

Empezó a comer la misma dieta que yo y a caminar en las mañanas. En sólo una semana, su glucosa bajó más de lo que había conseguido con medicamentos antes. En tres semanas su presión arterial se normalizó. En dos meses y medio perdió más de 20 kilogramos. Ya dejó sus medicamentos para la diabetes y para la presión, y poco a poco está dejando los antidepresivos. Puedo ver la luz regresar poco a poco a sus ojos.

En cuanto a mí, me volví asesor holístico de estilo de vida certificado y desarrollé un programa para usar la nutrición como herramienta para la recuperación de las adicciones y prevenir las recaídas. Disfruto decirle a la gente todo el peso que perdí y los medicamentos que tiré, pero incluso más que eso, amo decirles lo que he ganado: una relación con mi familia, un propósito en la vida, un sentido de valor propio y confianza en mí mismo y la capacidad de ayudar a otros. Todo sobre la forma como pienso, me siento y me muevo por el mundo ha cambiado como consecuencia de esto. Nunca he estado más feliz y más sano. La alimentación vegetal no sólo salvó mi vida, me dio toda una nueva vida.

humanos comieran suficiente para sobrevivir y tuvieran sexo para reproducirse. Pero en nuestro ambiente moderno, donde podemos tener un "disparo" de placer fácil con drogas o de alimentos altamente procesados parecidos a las drogas, se vuelve una señal cada vez menos confiable. "La brújula interna natural de la vida para tomar decisiones puede engañarnos", escriben. Dado que "sentirse bien es un emblema del éxito biológico",[2] las experiencias fáciles e intensas de placer pueden confundirnos para hacernos creer que está sucediendo algo valioso, cuando de hecho podemos estar dañando enormemente nuestro cuerpo y nuestra mente. Lisle y Goldhamer lo llaman "la trampa del placer".

Una idea fundamental de *The Pleasure Trap* es que los alimentos altamente procesados funcionan de manera similar que las drogas adictivas. Esto no es sólo una analogía, los estudios han demostrado que la respuesta del cuerpo a drogas como la heroína, la cocaína, la nicotina o el alcohol es idéntica a su respuesta a la comida.[3] Puedes pensar que se te antoja un chocolate por su sabor, pero los investigadores han demostrado que, de hecho, cuando se le da a la gente un bloqueador de opioides que inhibe el efecto de la droga, es menos probable que devoren una barra de chocolate. Su antojo real era a la estimulación del placer emocional y físico.[4] Y no es sólo el chocolate. Estudios han llegado a conclusiones similares sobre los productos lácteos: encontraron que contiene una proteína llamada caseína que se descompone en el cuerpo en casomorfina, un opioide moderado.[5] Al saber esto es fácil comprender por qué amamos los lácteos, y el queso en particular, pues tiene más cantidades concentradas de caseína que la leche, el helado o la mantequilla.

El problema con las drogas, explican Lisle y Goldhamer, es que adormecen rápidamente la sensibilidad a los placeres sutiles. Mientras no consumamos drogas, nuestro cuerpo tiene un nivel normal de excitación; una vez que las personas empiezan a hacerlo con regularidad, se encuentran en un estado alterado de excitación que con el tiempo se vuelve la norma. Entonces, cuando dejamos de consumirlas, pasamos por un periodo de abstinencia y tenemos bajas terribles mientras el cuerpo se reajusta a un estado de excitación normal. De la misma manera: "La gente que come una dieta de alimentos naturales experimentará un rango normal de activación química del placer", escriben Lisle y Goldhamer. Sin embargo, si se consumen regularmente alimentos altamente procesados parecidos a las drogas, empezará un proceso conocido como neuroadaptación. Inicialmente experimentaremos esos alimentos como más placenteros que las alternativas naturales. Empezaremos a disfrutar oleadas más grandes de dopamina y a adaptarnos a esa "subida". Con el tiempo: "los nervios del gusto se adaptan a este nivel más elevado de estimulación, un proceso casi imperceptible. Después podríamos creer que nos gusta más la dieta suculenta que una dieta promotora de salud, pero esto es una ilusión".[6] En otras palabras, *empezaremos a disfrutar mejor cualquier dieta que consumamos con regularidad y nos dará un nivel similar de excitación.*

Una vez que los niveles altos de estimulación empiecen a sentirse normales (a través del proceso de neuroadaptación), cuando volvamos a comer alimentos sanos con una descarga de dopamina más baja, quizá nos sintamos excepcionalmente "deprimidos". Como los drogadictos que ya no pueden experimentar los pequeños placeres de la vida sin la estimulación de un coctel de químicos, los adictos a la comida no pueden apreciar las delicias de la abundante naturaleza hasta que la comida se haya concentrado de manera antinatural o adulterada con grasa, sal y azúcar. Caen en la "trampa del placer" y están convencidos de que nunca disfrutarán comer nada de nuevo si dejan sus favoritos altamente procesados y los remplazan con alimentos naturales.

Entonces ¿podemos escapar de la trampa del placer? Sí, podemos. Nuestro cuerpo puede aclimatarse de nuevo a nuestro nivel normal, sólo necesita un poco de tiempo y los alimentos correctos. Para comprender cómo funciona esto, piensa en lo que sucede cuando pasas tiempo afuera en un día realmente caluroso. Al principio puede ser insoportable, pero eventualmente tu cuerpo puede ajustarse y se sentirá normal. Cuando pasas a la sombra se siente más fresco, y cuando entras en una habitación con aire acondicionado, puedes sentir frío incluso. Después de cierto tiempo en la habitación con aire acondicionado, te empiezas a aclimatar y ahora se siente normal. Si sales, se sentirá caluroso de nuevo. El cuerpo se aclimata a la comida de una manera similar, aunque toma más tiempo. La clave es darle tiempo a nuestro paladar para que se readapte. Lisle y Goldhamer recomendaron considerar entre 30 y 90 días para que suceda la neuroadaptación y para que el paladar se vuelva a sensibilizar para percibir los placeres más sutiles de comer alimentos naturales.

Durante este periodo es crítico saber qué sucede en tu cuerpo y esperar que tu experiencia con la comida sea un reto y se sienta menos placentera. Cuando bajamos la densidad calórica de nuestros alimentos eligiendo alimentos naturales, y sobre todo plantas, disminuiremos inicialmente la estimulación derivada de la comida. Por eso es tan importante comer suficiente para que no empeoremos la situación al no recibir suficientes calorías.

Incluso si tenemos cuidado de comer suficientes calorías, algunas personas pueden sentir la abstinencia de los alimentos adictivos, concentrados y procesados, y la estimulación que proveen. La experiencia de estimulación está bajando de vuelta a su nivel normal, pero esa caída puede sentirse como un desplome físico similar al de reducir o dejar el consumo de cafeína u otra droga adictiva. Puede hacernos sentir cansados, ansiosos y miserables. Y más que nada, nos deja desesperados por otra dosis de dopamina, una que nos lleve de nuevo a nuestro estado elevado de excitación.

Comprender este proceso dentro de tu cuerpo puede ser reconfortante cuando estás padeciéndolo. Puedes recordarte a ti mismo que después de un periodo de resensibilización inicial tus receptores de placer y tus niveles de dopamina llegarán a su nivel básico de nuevo, dándote al final el nivel exacto de placer que tenías cuando comías alimentos altamente procesados. Además, una vez que tu paladar se normalice, podrás percibir los sabores más sutiles de los alimentos que antes no podías porque tus papilas gustativas estaban abrumadas con la sobreestimulación de los alimentos procesados. Disfrutarás otra experiencia altamente placentera: la sensación de más energía y vitalidad que te dan los alimentos que promueven la salud. Recordar estos beneficios futuros puede facilitar la molestia de la abstinencia hasta cierto grado, pero eso no significa que será fácil, especialmente al principio.

La buena noticia es que, a diferencia de las dietas tradicionales, las cuales aplican una restricción calórica, cambiar a una dieta natural vegetal se vuelve más fácil, no más difícil, conforme avanzas. Como sucede cuando aprendes un idioma nuevo, entre más te adentras en la vida y la cultura, mejor es tu dominio. Empezarás a comer hábilmente, desarrollando sistemas mejores y más eficientes para mantenerte nutrido y satisfecho, y tus papilas gustativas se desarrollarán para que empieces a amar los alimentos que te aman de vuelta, los naturales.

Lidiar con la privación

La palabra *dieta* no suele tener asociaciones positivas en la mayoría de nosotros. En la mente de muchos, es una forma inseparable de otra palabra temida, privación. La mayoría de las dietas se basa en el control

Héroes de los alimentos naturales

Doctor Doug Lisle y doctor en quiropráctica Alan Goldhamer

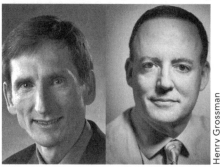

Henry Grossman

"El avance de la historia es el de la raza humana obedeciendo el mantra de la triada motivacional: intentando obtener más placer por menos dolor con una mayor eficiencia cada vez."

Contribuciones: Lisle y Goldhamer son socios desde hace mucho tiempo que trabajan en la intersección entre la alimentación y la psicología. Goldhamer fundó el Centro de Salud TrueNorth en el norte de California, donde se encontró con Lisle en 1997. Su libro, *The Pleasure Trap* es una de las obras más reveladoras sobre la motivación humana y la dieta.

Datos curiosos: Lisle y Goldhamer eran mejores amigos de niños, y Goldhamer inspiró el interés inicial de Lisle en la dieta y la salud, así como la adopción de una dieta vegetal.

Lee esto: *The Pleasure Trap: Mastering the Hidden Force that Undermines Health and Happiness*

Más información: www.healthpromoting.com

de las porciones, logrado sólo con fuerza de voluntad. Ésta no sólo es una forma muy poco placentera de vivir, también es muy poco efectiva. El sentimiento de privación que viene con el control de las porciones muchas veces hace que la gente sea más propensa a comer alimentos de una densidad calórica mayor.

La privación no sólo es una experiencia emocional que puedas ignorar, también es psicológica. Tu cuerpo tiene un sistema para hacerse saber cuándo ya comiste suficiente, el cual incluye la liberación de una hormona llamada leptina. Cuando no comes lo suficiente porque estás practicando desesperadamente el control de porciones, tu cuerpo no liberará la hormona y seguirás teniendo hambre. De hecho, sentirás antojos todavía más fuertes por alimentos densos calóricamente porque tu cuerpo siente que necesita cubrir un déficit. Cuando te privas de los nutrientes adecuados, estás trabajando en contra de los instintos naturales del cuerpo, y eventualmente tu cuerpo famélico sobrepasará tus mejores intenciones de "portarte bien" con tu fuerza de voluntad, resultando en el ciclo de atracones que las personas en dietas así conocen muy bien.

COMO PARA SER FELIZ

Tal vez no te sorprenda que ciertos alimentos pueden aumentar los sentimientos de felicidad. Pero lo que quizá te sorprenda es que no estamos hablando sobre el chocolate o el tocino. De hecho, los alimentos más relacionados con el bienestar psicológico son... ¡las frutas y las verduras! Estudios de todo el mundo muestran que la gente que tiene un consumo diario elevado de frutas y verduras es más propensa a clasificarse como muy feliz.[7] En un amplio estudio realizado en Gran Bretaña, se descubrió que entre más frutas y verduras coma una persona, más alto califica su satisfacción con la vida y su felicidad. Los investigadores controlaron muchos factores que podrían explicar el resultado, y aun así obtuvieron una correlación significativa.[8] Otro estudio descubrió que las personas que comían más frutas y verduras informaron tener más sentimientos de compromiso, significado, propósito, curiosidad y creatividad.[9]

Por supuesto, como señala el doctor Michael Greger en un video sobre el tema,[10] la causalidad podía funcionar de cualquier lado. "¿Qué fue primero, el estado de ánimo o la comida?", pregunta. Sin embargo, un estudio que cita sí demostró una correlación entre comer frutas y verduras un día, y sentirse mejor al siguiente.[11] Así que, si necesitas más razones para comer más de estos alimentos de las que ya te hemos dado hasta ahora en este libro, ¡hazlo para alejar la tristeza!

Piensa en esta transición como convertirte a un estilo de vida natural, en lugar de cambiar tu dieta. Recuerda, debes sentirte lleno y satisfecho después de comer, y dado que estás comiendo alimentos menos densos en calorías, podrás comer más, no menos. No cometas el error de quedarte con hambre y aumentar la probabilidad de que experimentes sentimientos de privación.

Si comes una dieta natural vegetal que incluya muchos alimentos que puedan saciarte, como granos enteros, verduras almidonadas y leguminosas, debes poder mitigar la desagradable experiencia de "hacer una dieta" en gran medida. Cuando tu dieta puede incluir versiones más saludables de tus alimentos favoritos, como panquecitos, papas al horno, sofritos, galletas e incluso pizza, no se siente tanto como una dieta. Sin embargo, en las primeras etapas de una transición es posible que luches con los antojos. Ponte el reto de cumplir esos antojos de una manera saludable (ve la página 216). Si te aseguras de darle a tu cuerpo los nutrientes adecuados en la forma de alimentos naturales, empezarás a reentrenar tus instintos. Con el tiempo te aclimatarás a los nuevos alimentos ¡y verás que pronto se te antojarán ésos!

SI EL HAMBRE NO ES EL PROBLEMA, COMER NO ES LA SOLUCIÓN

Muchos motivos pueden llevarnos a alimentos estimulantes, y muchos de ellos tienen poco que ver con el hambre. Éstos incluyen ansiedad, depresión, estrés, soledad, cansancio y aburrimiento. Estas condiciones algunas veces causan que comamos para hacernos sentir mejor, para obtener el golpe de placer de la dopamina que adormecerá temporalmente los sentimientos incómodos o dolorosos. Buscamos "comida emocional": chocolate, galletas, pizza, donas, papas fritas, macarrón con queso, etc., ¡y nunca elegimos brócoli!

El problema con la comida emocional, además de que son alimentos no saludables, es que, dado que los motivos no tienen nada que ver con el hambre realmente, comer hace poco por aplacar esos motivos a largo plazo. Lo que es peor, en realidad suma otras cosas a la carga emocional atrayéndonos de vuelta a la trampa de la dieta: comemos de más, subimos de peso, entramos en pánico, hacemos una dieta, nos sentimos privados y miserables, nos atracamos, luego empezamos otra vez. Por eso es tan importante estar conscientes de lo que provocan tus antojos. Si no es hambre, la comida no llenará el hueco. Sólo detenerte un momento para beber un vaso de agua y determinar qué necesitas realmente puede hacer una gran diferencia en la siguiente decisión que tomes. Y si decides ir por comida para sentirte mejor, algo que todos hacemos de vez en cuando, intenta que sea una versión natural más sana.

Si te das cuenta de que estás "comiendo emocionalmente" con regularidad, quizá sea indicador de alguna emoción subyacente que no has contemplado o de una necesidad que no has cubierto. Imagina que estás usando un par de zapatos que te encanta, pero te aprietan y lastiman tus pies. En lugar de cambiar de zapatos, vas por un masaje de espalda, lo que te hace sentir bien temporalmente, pero no hace nada para arreglar el problema subyacente, los zapatos apretados. Puede distraerte de momento, pero seguirá la molestia y te sentirás peor con el tiempo.

Intenta estar consciente del amplio rango de tus necesidades emocionales en lugar de buscar la ilusión del placer momentáneo. Quizá necesitas más apoyo porque te sientes abrumado. Tal vez te sientes privado de placer, solo o estresado. Tomar el tiempo para identificar el problema real te permite determinar una estrategia de comportamiento enfocada en cubrir tus necesidades verdaderas.

Cuando las necesidades emocionales salgan a la superficie, no las ignores. En cambio, dales la bienvenida e intenta encontrar una forma constructiva de atenderlas; sin importar cuánta fuerza de voluntad tengas, no podrás resistirlas indefinidamente. Algunas veces es necesario experimentar algunas indiscreciones en la dieta y el estilo de vida para poder conocerte a ti mismo y asegurarte de adoptar un enfoque holístico hacia tu propia vida emocional. Hay mucho que aprender cuando "recaes", tanto de lo que no debes hacer como de lo que debes hacer más. Recuerda, la única forma de caer realmente es no levantarte y volverlo a intentar.

Aprender a identificar tus necesidades de esta manera te permitirá adoptar un enfoque más compasivo hacia ti mismo, incluso en esos momentos cuando te sientes menos que perfecto, y crear estrategias que cubran más de tus necesidades sin comprometer tu salud.

Cómo pueden evolucionar tus gustos

Si estás luchando con la experiencia de nuevos alimentos, hay una buena noticia: los gustos no son innatos; se adquieren. Los has desarrollado a lo largo de tu vida, comiendo cierta clase de alimentos, particularmente los salados, grasosos o dulces, y eso significa que también pueden cambiar con el tiempo gracias al proceso de neuroadaptación (ve la página 205).

No sucederá de la noche a la mañana. Tus nuevos alimentos vegetales pueden parecer desabridos al principio, en comparación con los alimentos altamente procesados que estás acostumbrado a comer. Incluso puedes necesitar un poco más de sazonador o sal al principio; pero en algunas semanas, empezarás a ajustarte a los sabores sutiles y disfrutar tus nuevos menús.

El doctor Joel Fuhrman dice que necesitas ejercitar tu paladar, estirar tus papilas gustativas. Puede tomar varios intentos antes de que empieces a apreciar algo inusual o diferente en tu comida normal. El gusto está influido por la familiaridad, así que, conforme conoces tus nuevos alimentos, te darás cuenta de que también crece tu afecto por ellos. No te abrumes con nuevos alimentos que no reconozcas cuando estás empezando a cambiar; empieza despacio, con los más familiares. Comer hábilmente se trata de darles una oportunidad a los alimentos promotores de tu salud; descubre cuáles amas, luego enfócate en ellos, convirtiendo esas comidas en tus opciones más fáciles.

Capítulo 12

Comienza el cambio

Estrategias probadas para transiciones exitosas

> No puedes volver y empezar de nuevo, pero puedes
> empezar ahora mismo y crear un final nuevo.
> JAMES R. SHERMAN, *Rejection*

En las últimas décadas hemos visto a miles de personas cambiar exitosamente a una dieta natural vegetal. En este capítulo compartiremos algunas de las estrategias más valiosas que hemos desarrollado y descubierto para facilitar la transición y hacerla más exitosa. Algunas las creamos nosotros, otras representan las mejores prácticas que aprendimos de la magnífica comunidad dedicada de médicos, nutriólogos, asesores de salud y chefs que trabajan para promover este cambio tan importante.

Encuentra tu paso

La dieta de alimentos naturales no es un programa de limpieza y pérdida de peso a corto plazo, es un cambio de estilo de vida que ojalá dure el resto de tu larga y sana vida. Así que es importante tomarte el tiempo que necesites para hacer la transición sustentablemente, en la forma que te funcione mejor. Una transición gradual, por pasos, será el camino más efectivo para algunas personas, mientras que hacerlo todo de una vez puede ser lo mejor para otros. Los distintos tipos de personalidad requieren estrategias diferentes. También necesitarás tomar en cuenta tus circunstancias particulares de salud y la clase de dieta y estilo de vida a la que estás acostumbrado. Lo más importante, se trata de lo que verdaderamente estás dispuesto a hacer ahora, ya sea revisar la sección de recetas en la parte III de este libro, experimentar con los cambios en tu dieta un día a la semana o comprometerte a seguir el plan de 28 días de alimentos naturales.

Si decides que tu transición sea en partes, considera una estrategia como cambiar una comida diaria cada semana por una versión natural vegetal, empezando con el desayuno, luego la comida y luego la cena. Ésta es la estrategia que Alona y Matt utilizaron en *The Forks over Knives: How to Transition to the Life-Saving, Whole-Food, Plant-Based Diet*, y ha funcionado muy bien para muchas personas. O podrías enfocar tu primera semana o dos en eliminar los alimentos procesados y luego reducir o eliminar progresivamente tu consumo de alimentos animales a lo largo de varias semanas.

Si decides cambiar todo, el plan de 28 días de alimentos naturales en el capítulo 14 se diseñó para guiarte y apoyarte a través de cuatro semanas de alimentación natural vegetal.

De cualquier manera, date tiempo para ajustarte y ten confianza de que tus preferencias pueden cambiar, a veces dramáticamente (ve el capítulo 11). Muchas personas asumen que siempre tendrán antojos de cierto tipo de alimentos salados, grasosos y azucarados, y cuando piensan en cambiar su dieta, imaginan una vida de autoprivación, sin darse cuenta de que, después de un tiempo de ajuste, su cuerpo eventualmente disfrutará más de los alimentos naturales. El psicólogo Daniel Gilbert escribió a profundidad sobre lo terribles que son los seres humanos para predecir lo que los hará felices en el futuro. Pasamos toda nuestra vida imaginando y planeado lo que creemos que nos gustará o disgustará en el futuro, y cuando llegamos ahí, no nos sentimos de la manera que pensamos. Gilbert sugiere que, en lugar de poner demasiada fe en el poder de la predicción, que tantas veces sale mal, deberíamos apreciar nuestra sorprendente capacidad para adaptarnos a lo nuevo e inesperado.

Te recomendamos no pasar demasiado tiempo pensando en el futuro ahora. No intentes planear el resto de tu vida en relación con la dieta de alimentos naturales: sólo piensa en la semana o el mes siguientes. Elige un ritmo que te sientas seguro de poder mantener, en el que puedas tener un progreso constante. Siempre puedes acelerar si adquieres impulso. Idealmente, crearás nuevos hábitos, un ritual a la vez. La meta es que el ritual de comer alimentos naturales vegetales tres veces al día se vuelva tan sólido en tu vida como el ritual diario de cepillarte los dientes o peinar tu cabello.

Conoce tus razones

Como sucede con cualquier cambio significativo, es importante estar preparado. La preparación no sólo implica hacer una lista del supermercado o comprar un libro de cocina. Como escribe el doctor Thomas Campbell, coautor de *El estudio de China*, "Cuando piensas modificar radicalmente algo tan significativo como tus hábitos alimenticios, vale la pena evaluar tu mente y tu corazón antes de entrar corriendo a la cocina".[1] Esa evaluación empieza con tus razones.

Hay muchas razones para abrazar un cambio de estilo de vida como el de la dieta de alimentos naturales. Conforme te preparas para hacer tu transición, es importante saber cuáles son las tuyas. Quizá tu médico te dio algunos resultados espeluznantes y necesitas hacer cambios antes de que sea demasiado tarde. Tal vez estás intentando perder peso y mejorar tu vitalidad y bienestar en general. Quizá estás pensando en aumentar las probabilidades de estar activo y próspero en tu vejez. Tal vez un amigo, un libro o una película te convencieron de intentarlo. Es posible que ya sufras de una condición crónica como enfermedad cardiaca o diabetes y quieras revertirla y dejar tus medicamentos. O tal vez alguien que amas necesita hacer esta transición y has decidido apoyarlo en su viaje. Podrías decidir por razones éticas que ya no quieres comer alimentos animales.

Todas son razones válidas para cambiar. Abraza tu razón y responsabilízate de ella. Incluso si circunstancias más allá de tu control te llevaron hasta este paso, todavía queda en ti darlo o no. Tómate el tiempo de pensar en los resultados que probablemente verás, no sólo las cosas malas que querrás evitar, como un ataque al corazón, sino las cosas positivas que obtendrás. Imagina lo que harás con tu vida más sana y longeva: los nietos que verás crecer, la jubilación que disfrutarás, los lugares a donde viajarás si estás en forma y tienes vitalidad en tu vejez. Piensa en las metas atléticas que puedan estar a tu alcance si eres capaz de llegar a un peso ideal. Imagina la paz mental que sentirás cuando establezcas una forma de alimentación sustentable que no involucre una lucha o una autoprivación constantes. Todos estos beneficios del cambio son regalos para ti cuando elijes adoptar una dieta natural vegetal. Sé responsable de hacerlo. En pocas semanas ¡te lo agradecerás!

Heroína de los alimentos naturales

Doctora y médico neurópata Pam Popper

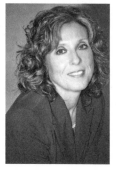

"[En Estados Unidos] hemos comido hasta la dudosa distinción de ser la población más gorda en la historia. Ahora debemos descubrir cómo vamos a enseñar a más de 300 millones de personas cómo comer para salir de este terrible estado."

Contribuciones: Además de ser autora bestseller del *The New York Times* y oradora, Popper es fundadora del Wellness Forum Health, una clínica de salud, centro nutricional y centro educativo dedicado a la promoción de la salud y el bienestar mientras se revierte el tiempo en las enfermedades crónicas.

Datos curiosos: Popper trabajó y enseñó con T. Colin Campbell en sus cursos nutricionales en Cornell y testificó en Washington como defensora de la medicina vegetal y los derechos de los pacientes.

Lee esto: *Food over Medicine: The Conversation That Could Save Your Life*

Más información: www.drpampopper.com

¡Come suficiente!

Una de las razones más comunes de que la gente luche con su transición hacia una dieta natural vegetal es que no come lo suficiente. Así es. Es mucho más probable que falles comiendo muy poco que comiendo demasiado. Muchas personas empiezan enfocándose en lo que no deberían comer y no le ponen suficiente atención a todas las cosas buenas que sí *deberían* comer. Dado que los alimentos vegetales son menos densos calóricamente que los alimentos altamente procesados y los alimentos animales, es probable que necesites comer porciones más grandes o con más frecuencia de lo que acostumbras. Intenta incluir tantos alimentos de los ocho grupos esenciales (ve el capítulo 10) en tu dieta diaria como sea posible y enfócate particularmente en las verduras almidonadas, los granos enteros y las leguminosas.

Escucha a tu cuerpo, sobre todo en los primeros días de tu transición. Si tienes hambre de nuevo sólo un par de horas después de comer, probablemente no comiste una porción lo suficientemente grande o no incluiste suficientes granos o verduras almidonadas para saciarte. Si te sientes saciado y satisfecho, deja de comer, pero si no, come más. No hay un tiempo bueno o malo para comer, sólo alimentos buenos o malos. Ahora puedes confiar en tus señales de hambre sin tener miedo de consumir calorías de más. Ya no estás en una lucha constante con tu cuerpo y tus antojos, mientras los alimentos en tu plato sean naturales (particularmente de la variedad vegetal).

Redirige tus antojos

¿Cómo lidiamos con los antojos? Muchas veces, en dietas tradicionales donde se restringen las calorías, la gente resiste y resiste y resiste utilizando su fuerza de voluntad, hasta que eventualmente cede y se atraca de comida. Y luego se siente mal. Con el tiempo, este ciclo provoca que aumente de peso.

Ignorar los antojos no funciona muy bien que digamos; de hecho, tiende a encenderlos. Como dijo Mark Twain: "Hay un encanto sobre lo prohibido que lo vuelve indescriptiblemente deseable". No te espantes cuando aparezcan los antojos. Respira profundo y luego sé consciente de tus antojos para aprender qué sabores en particular necesitas incluir en tu nueva dieta. ¡Ponte el reto de incluirlos de forma saludable! Esto *no* significa sustituir el brócoli por chocolate o el arroz integral por hamburguesas y papas a la francesa. Esto *sí* significa hacer hamburguesas veganas con papas horneadas; o mezclar cacao sin azúcar, dátiles, aguacates y leche de almendra para preparar un budín de chocolate. Lo mismo sucede con la pizza, la pasta, la lasaña, las galletas, los pasteles, etc. Existe una versión más saludable para casi todos los alimentos.

¿Anhelas comer totopos y guacamole? Prepara unos cuantos con tortillas, sin aceite (ve la técnica en la página 280), o remplaza las papas fritas con algunas verduras crudas y crujientes. ¿Extrañas tu helado favorito? Licua frutas congeladas con nueces de la India y leche vegetal sin azúcar (ve la receta de nieve de frambuesa en la página 318), y añade cacao sin azúcar si se te antoja un poco de chocolate. ¿Te gustaría poder tomar un refresco en un día caluroso? Licua algunas moras congeladas hasta hacerlas puré y añádeles agua mineral. Es perfectamente natural que se te antoje comer los alimentos a los que has estado acostumbrado toda tu vida, especialmente al principio. Por eso es tan importante crear tu transición alrededor de los alimentos que amas, pero en versiones nuevas, más saludables.

Desplazados

Uno de nuestros términos favoritos en el mundo de la nutrición es "desplazar". Simplemente significa lo siguiente: llena tu plato y tu estómago con lo bueno y no quedará mucho espacio para nada más. De nuevo, el enfoque se redirige de lo que *no deberías* comer —"dejándolo fuera"— a lo que *sí deberías* comer. Como sugiere Kathy Freston en su entretenido y muy informativo libro *The Book of Veganish*, "piensa que es cambiar alimentos en lugar de 'dejar cosas'. ¡Así será más divertido! Después de todo, estás eliminado ciertos alimentos de tu dieta para poder dejar espacio para todo un mundo nuevo de verduras, granos enteros y otras delicias más o menos veganas".[2]

Una estrategia sencilla para desplazar es comer una gran ensalada como primer plato o un gran tazón de fruta en el desayuno. Llénate de verduras, hojas verdes o fruta antes de pasar a alimentos más densos calóricamente.

Planea

Otro consejo importante es preparar estos alimentos más saludables por adelantado. No esperes a que empiecen los antojos; ése no es el momento para empezar a preparar cosas en la cocina. Ten estos alimentos ya disponibles cuando empiecen los antojos. Quizá no sepas exactamente qué se te pueda antojar, pero probablemente puedes predecir tus patrones.

Doug Lisle y Alan Goldhamer explican que los humanos han evolucionado para conservar la energía al tomar el camino de la menor resistencia y elegir la opción más fácil. Desafortunadamente, en la actualidad, el camino de menor resistencia generalmente lleva lejos de la salud y la longevidad. Por eso es tan crítico planear y crear estrategias para facilitar las opciones alimentarias saludables. ¿Recuerdas cómo se construyeron las zonas azules sobre "las influencias y el estándar", con las opciones más saludables como las más convenientes?

Héroe de los alimentos naturales

Doctor Michael Klaper

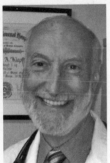

"La gran mayoría de las infecciones, inflamaciones y diversas disfunciones no requiere intervenciones de alta tecnología o tratamientos caros. Una curación exitosa requiere descubrir y mejorar la verdadera causa de estos problemas."

Contribuciones: El doctor Klaper ha sido un defensor prominente de la nutrición vegetal durante décadas. Actualmente es parte del personal del Centro de Salud TrueNorth en Santa Rosa, California y ha desempeñado diversas funciones ejecutivas y de consultoría, incluyendo en la NASA, y durante 11 años dirigió un programa de radio sobre salud y curación transmitido en Hawai y Washington, D. C.

Datos curiosos: Un hombre humano y profundamente espiritual, el doctor Klaper combina su práctica médica con un estilo de vida ético y vegano, y un régimen constante de yoga y ejercicio. Se le honró con el Premio por el Valor de Consciencia de la prestigiosa Fundación Abadía de la Paz.

Más información: www.doctorklaper.com

Si sigues el plan de 28 días de alimentación natural, ya facilitamos esta parte a tu favor. Trabajar con un plan de alimentación y con recetas diseñadas profesionalmente significa que siempre sabrás qué comprar, qué cocinar y qué comer, y puedes estar seguro de obtener una rica variedad de alimentos naturales para nutrir tu cuerpo y cubrir sus necesidades. Sin embargo, esperamos que sigas más allá de los 28 días y lo vuelvas un estilo de vida. En algún punto te sentirás lo suficientemente seguro para crear tus propios planes de alimentación alrededor de tus comidas y recetas favoritas (ve la página 256 para una guía sobre cómo hacerlo).

COMER EN TRES ETAPAS

Una forma realmente útil de practicar el principio de desplazamiento es consumir tu comida en tres etapas. Las dos primeras son obligatorias y la tercera es opcional.

Primera etapa: Frutas y verduras. Ésta es tu "medicina para la pérdida de peso y tu multivitamínico". Ya sea que se trate de un tazón de moras u otra fruta antes del desayuno, una ensalada de verduras al vapor antes de la comida o una sopa de verduras antes de la cena, asegúrate de comer una porción grande.

Segunda etapa: Alimentos naturales que te sacien, como granos enteros, verduras almidonadas y leguminosas. Piensa en ellos para "llenarte" y come una porción grande.

Tercera etapa: Alimentos más ricos o densos calóricamente (nueces, semillas, aguacate, aceitunas, fruta seca), alimentos mínimamente procesados (pastas o pan de grano entero, leche de nueces, tofu), alimentos animales (si los incluyes en tu dieta), etc. Esta etapa es opcional; si ya estás satisfecho y no lo necesitas, ¡genial! Si sigues comiendo, que sea una porción pequeña. Y antes de servirte otra vez en la etapa tres, asegúrate de servirte más en las etapas uno y dos.

Una vez que comer así se vuelva tu segunda naturaleza, puedes ponerlo todo en un solo plato, pero el sistema de tres etapas es una gran forma para entrenarte a ser consciente y comer las porciones adecuadas.

No permitas que tus preferencias no negociables te descarrilen

Todos tenemos ciertos alimentos o bebidas que amamos por encima de todo lo demás, y muchas veces éstas son las que nos vienen a la mente cuando alguien sugiere un cambio de dieta. "¿Quieres decir que ya nunca podré comer X otra vez?", preguntamos. Suele pasar que la idea de nunca volver a comer o beber X de nuevo se vuelva algo no negociable en nuestra alimentación, una razón para no cambiar nada.

Por este motivo, nosotros seguimos el viejo dicho "Nunca digas nunca". Seguro, si tu alimento favorito es algo altamente procesado, una colación densa calóricamente o alguna forma de carne procesada, no recomendamos que lo incluyas en tu dieta regularmente, pero tampoco merece ser la razón que descarrile toda tu transición. Convierte lo no negociable en aliados al permitirte un gusto ocasional. La clave es no dejar que se vuelvan un derrape de vuelta a tus viejos hábitos alimenticios.

Cuando pienses en tus alimentos favoritos, pregúntate qué es exactamente lo que amas de ellos. Algo que hemos notado es que muchas veces se relacionan con las ocasiones especiales: pizza con los amigos, helado con los nietos, waffles en el almuerzo con los mejores amigos, pizza en ese viaje tan anticipado a Italia con tu pareja. Algunas veces, estos eventos significativos —celebraciones familiares, cenas en tus vacaciones o una cita especial en la noche— no son los peores momentos para darte un gusto, mientras no se vuelvan la regla. Por supuesto, intenta elegir la versión más saludable de los alimentos disponibles en el momento, pero sobre todo hazlo conscientemente, toma responsabilidad por tu elección y no te ahorques con la culpa.

Cierto, éste puede ser un terreno peligroso. Para algunos es más fácil si tienen una línea clara dibujada entre lo que está permitido y lo que no, sin áreas grises. Depende de ti conocerte y ser honesto sobre lo que te funciona. Si tienes tendencias adictivas y sabes que te es difícil saber cuándo detenerte, sería mejor ignorar esta estrategia y dejar las cosas en blanco y negro. Si estás enfrentando una enfermedad mortal, como el cáncer o la enfermedad cardiaca, es posible que no puedas permitirte grandes desviaciones de tu dieta natural vegetal. Si se te antojan los alimentos salados, grasosos o azucarados, tal vez te sea útil dejarlos completamente fuera de tu dieta durante un tiempo, hasta que tu paladar se adapte a los sabores más sutiles de los alimentos reales (más al respecto en el capítulo 11). Sin embargo, si quieres hacer la transición pero te preocupa nunca volver a probar tus alimentos favoritos otra vez, quita el *nunca* de la ecuación y ve si te ayuda a seguir adelante.

Es mucho mejor cambiar tu dieta mientras haces espacio para tus preferencias no negociables, que no hacer ningún cambio. Nosotros recomendamos escribir lo que sea no negociable en un papel y luego eliminarlo de tus opciones. Ya no te preocupes más por ello. Enfócate en los otros alimentos y ocasiones, y después de cierto tiempo tal vez te sorprenda descubrir que tu preferencia no es tan importante como solía ser. Al final, lo que importa es lo que haces la mayor parte del tiempo, no las pequeñas excepciones que puedas hacer para una ocasión especial.

Comer bien cuando comes afuera

Comer una dieta natural vegetal en casa puede ser un reto al principio, pero una vez que estableces tus sistemas se vuelve más fácil rápidamente. La siguiente frontera para muchas personas es comer fuera de casa. No siempre es fácil comer bien en restaurantes, pero puede hacerse, sobre todo si lo planeas. Éstos son algunos consejos para manejar las comidas fuera de casa:

Elige el restaurante. Asegúrate de tener voz y voto en la decisión si es posible. Si hiciste tu tarea sobre los restaurantes locales, debes poder sugerir varias opciones para que tus compañeros elijan.

Averigua tus mejores opciones. Un restaurante de carnes tal vez no sea tu primera opción. Los restaurantes asiáticos en particular muchas veces tienen muchas opciones vegetales y suelen estar felices de preparar arroz y verduras al vapor con salsas sin aceite, con un poco de indicaciones. Los restaurantes de comida mexicana ofrecen arroz y frijoles (pero elige los frijoles enteros, nunca los refritos porque suelen cocinarse con manteca, y tortillas de maíz suaves, no fritas). Añade salsa fresca, rebanadas de aguacate y un par de tortillas de maíz y tendrás una comida natural suculenta. Prueba la comida tailandesa, india o etíope. Si vas a un restaurante de carnes o mariscos, ve si puedes elegir ensaladas y guarniciones de verduras (muchas veces hay papas al horno). O si comes alimentos animales, puede ser el momento de comer tu porción de 10% (o menos).

Planea con anticipación. Cuando sea posible, ve el menú en internet antes de ir al restaurante, o llama y pregunta si pueden cubrir tus necesidades.

Sáciate antes de salir de casa. Si no puedes elegir el restaurante —por ejemplo, si un amigo te invita a cenar por su cumpleaños en un lugar donde sabes que hay pocas opciones—, sáciate primero con un licuado verde, algunas sobras o una comida natural vegetal rápida y fácil, luego ordena una ensalada en el restaurante con vinagre balsámico como ade-rezo. Y si eliges darte un gusto, al menos tu estómago lleno evitará que comas demasiado.

Ten cuidado con los ingredientes ocultos. Esto es particularmente im-portante si intentas comer 100% vegetal. Te ayudaría preguntar sobre el caldo de pollo en las sopas de verduras, la manteca en los frijoles, la mantequilla en el arroz y el caldo o la salsa de pescado en muchos platillos asiáticos.

Sé creativo. Tal vez te sientas incómodo pidiéndole al chef que prepare algo enteramente nuevo para ti, pero está bien ser creativo con lo que ya hay en el menú. Te sorprendería saber cuántos chefs estarán felices de ayudarte a cubrir tus necesidades alimentarias si se los pides con amabi-lidad. Muchas veces es más fácil decirles lo que puedes comer en lugar de lo que no, así que siéntete libre para guiarlo un poco más si te sien-tes cómodo haciéndolo. Pide verduras al vapor en lugar de salteadas. Ordena una combinación de guarniciones y entradas si no hay un plati-llo vegetal. Asegúrate de revisar las guarniciones de los platillos, a veces no están mencionadas como "guarniciones", pero el mesero te las traerá felizmente si se lo pides. O ve si hay alguna salsa u otro platillo —ma-rinara, por ejemplo— que puedas pedir con tus verduras al vapor o tu papa al horno. Cuando ordenes una ensalada, pide el aderezo aparte o pide una botella de vinagre o jugo de limón para que puedas aderezarla tú mismo. Las sopas muchas veces pueden ser grandes salsas.

¡No tengas miedo de preguntar! El personal tal vez diga que no, pero incluso si lo hace, lo estarás concientizando de las necesidades de per-sonas como tú. No sólo estás defendiendo tu salud, sino ayudando a otros. Entre más les pidan opciones saludables vegetales a los restau-rantes, es más probable que empiecen a añadirlas al menú.

Haz lo mejor que puedas. Tal vez no seas capaz de adherirte perfecta-mente a tu dieta lejos de tu cocina, pero si no comes afuera seguido, puedes estar tranquilo sabiendo que hiciste lo mejor que pudiste y lo harás todavía mejor al siguiente día, cuando cocines por ti mismo. Si comes "fuera del plan" porque fue lo mejor que pudiste hacer, no pasa nada. Pero es importante conocerte y ser honesto sobre tus motivos. Si te sientes privado y eliges comer afuera como excusa para satisfacer tus antojos mientras te justificas diciendo que es tu única opción, entonces quizá necesitas reevaluar cómo estás implementando los cambios que quieres hacer. Tal vez vayas demasiado rápido. Tal vez no estás comiendo lo suficiente. Tal vez necesitas extender tu repertorio y encontrar mejores maneras de satisfacer los antojos de los alimentos que amas con versiones más saludables.

LA COMIDA EN UN VIAJE: CONSEJOS PARA EL VIAJERO NATURAL

Al viajar, lo mismo que al comer fuera de casa, la planeación es esencial. Haz tu tarea sobre el lugar donde estarás, las opciones de restaurantes locales y los supermercados más cercanos. Aunque puede ser difícil comer tan bien como lo haces en casa, tal vez te sorprendan las opciones disponibles cuando sabes dónde buscar.

Si estás buscando un hotel, busca cuartos que tengan una pequeña cocina. Incluso sólo un microondas y un refrigerador hacen una gran diferencia. Encuentra un supermercado local cuando llegues y compra lo básico, como leches vegetales, avena, fruta, hummus y verduras picadas.

Una buena noticia para los viajeros naturales es que el desayuno suele ser más fácil, pues la mayoría de los hoteles y los restaurantes ofrece avena y fruta fresca.

Éstas son algunas cosas que podrías considerar llevarte cuando salgas de viaje:

- Avena instantánea con fruta seca y nueces
- Galletas saladas de grano entero, pan de elote y pan de arroz integral
- Mezcla de nueces o frutos secos
- Verduras y hummus
- Mantequillas de nueces
- Cereal y leche deslactosada
- Camote y hummus (casi todos los cuartos tienen un microondas y un refrigerador)
- Totopos sin aceite y salsa o guacamole
- Pan de trigo entero o pan árabe
- Fruta

Prepara a tu familia y amigos,
¡pero no intentes convencerlos!

Cuando hablamos con la gente que está pensando hacer un cambio significativo de dieta y estilo de vida, dos de las preocupaciones más comunes que escuchamos son "¿Qué pensarán mis amigos y mi familia?" y "¿Qué voy a hacer en situaciones sociales, donde todos los demás estén comiendo alimentos que yo ya elegí no comer?" La comida tiene un papel central en las reuniones sociales, ya sea en la parrillada del domingo con la familia, las hamburguesas con los amigos después del partido, la pizza con los hijos o un almuerzo semanal con las amigas. La gente crea vínculos frente al placer compartido de la comida, como han hecho los humanos desde el principio de los tiempos, y nos da miedo que, si cambiamos nuestros hábitos alimenticios, dañaremos esos vínculos.

Las conexiones sociales, además de ser una fuente de alegría y felicidad, son esenciales para el bienestar. Un metaanálisis de 148 estudios muestra que la calidad y la cantidad de relaciones sociales de las personas están vinculadas no sólo a la salud mental, sino a la morbidez y la mortalidad.[3] Así que, si estás cambiando tu dieta y tu estilo de vida para mejorar tu salud, lo último que quieres es que ese cambio dañe tus conexiones sociales. No tiene por qué hacerlo, siempre y cuando cuides la forma como le digas a tus amigos de tu cambio de estilo de vida.

La buena noticia es que las dietas vegetales se están volviendo cada vez más comunes y socialmente aceptables. Tus amigos quizá ni se inmuten cuando les digas lo que estás haciendo.. Tal vez te apoyen, se sorprendan, se sientan confundidos o no te crean. En el peor de los casos, quizá se burlen de ti o intenten hacerte cambiar de opinión.

La doctora Popper tiene un consejo valioso para estos momentos. "La gente se dificulta las cosas creyendo que debe cambiar a todos a su alrededor",[4] dice. Aunque es comprensible que quieras que cambien, tu familia y amigos no tienen por qué cambiar junto contigo. Puedes invitarlos a unirse a ti, pero si no quieren, no gastes tu energía evangelizando. Enfócate en cambiar tus propios hábitos (y mantener tus nuevos hábitos más saludables) y quizá inspires naturalmente a otros a tu alrededor para hacer lo mismo. A la gente no le gusta sentirse presionada o humillada.

Anticipa que algunas personas pueden sentirse amenazadas por tus decisiones, incluso si no estás intentando convencerlas. Doug Lisle explica que, cuando la gente escucha que alguien está haciendo algo distinto y "más sano", lo experimentan como una amenaza para su estatus. Quizá no estés criticando sus decisiones o manifestando que las tuyas son mejores, pero de todas maneras se sienten juzgados (o se vuelven los jueces cuando ven tus nuevas decisiones) y pueden tomar tus cambios como algo personal. Lisle advierte que esto puede manifestarse en un intento de sabotearte y tentarte para que comas algo que ya dijiste que no quieres. O puede llevar a la burla, el sarcasmo o bromas. Comprender de dónde vienen estos comportamientos no los hará más tolerables, pero sí te ayudará a evitar exacerbarlos y te dará la fuerza para no sucumbir a la presión.

LA TRANSICIÓN CON TU FAMILIA

Cambiar tu propia dieta y tu estilo de vida es una cosa, pero donde muchas personas se sienten reacias es frente a la idea de que la familia también deba cambiar. "¿Cómo voy a lograr que mis hijos coman col rizada?", "Mis hijos ya son quisquillosos, ¡simplemente dejarán de comer!" Matt y Alona lidian con estas preguntas todos los días como padres y como los autores de *The Forks over Knives Family: Every Parent's Guide to Raising Healthy, Happy Kids on a Whole-Food, Plant-Based Diet*. ¿Su consejo? "Al menos la mitad de la batalla es eliminar la falsa percepción de que una dieta natural vegetal es dura y está centrada en alimentos horribles. La mejor manera de hacerlo es experimentar la realidad: que vivir de esta manera se trata de alimentos deliciosos que comparten y comen juntos."[5]

Éstos son algunos de sus consejos favoritos de *The Forks over Knives Family* para crear hogares naturales:

- "Aprendan juntos y diviértanse. Quítate la responsabilidad de ser el único proveedor de información sobre la vida natural vegetal al incluir fuentes externas e invitar a tu familia a unirse a la discusión."[6]
- "Prueba el acercamiento gradual y sé flexible. Muchas personas implementan exitosamente el estilo de vida cuando lo toman despacio [...] El éxito con un acercamiento gradual depende de mantener una actitud abierta hacia los miembros de tu familia que estás incluyendo."[7]

- "**Establece nuevos hábitos familiares.** Para reforzar la idea de que pueden implementar hábitos nuevos y mejores juntos, introduce algunos que todos estén de acuerdo en cumplir, como elegir una verdura o dos que quieran comer esta semana."[8]
- "**Encuentra un paso que sea cómodo para ti y tu familia.** Tu meta es hacer cambios que duren toda una vida, así que evalúa con cuidado y sé consciente de cuáles son las personalidades en tu casa que pueden adaptarse. No permitas que eso obstruya tus metas personales si tú quieres ir más rápido."[9]

Busca apoyo

Si vives solo o si tu pareja o familia no hará la transición contigo, es esencial que busques apoyo para tu viaje. Casi todos los médicos y nutriólogos con los que hablamos para escribir este libro mencionaban el apoyo como un factor crítico para el éxito o el fracaso de esta clase de transición. Hace toda la diferencia tener a otra persona con quien hablar sobre los cambios que estás haciendo, los retos que enfrentas, las estrategias que te funcionan y los nuevos alimentos favoritos que estás descubriendo.

Tal vez obtengas este apoyo de un profesional médico, un asesor de salud o un nutriólogo. También puedes buscar un grupo de apoyo en tu área a través de tu médico, algún programa de bienestar comunitario, un grupo de iglesia, una sociedad vegetariana o alguna fuente similar. Puedes probar igualmente grupos de apoyo en internet, que hay muchos. O podrías crear el tuyo.

Si tienes amigos que comparten tu opinión sobre esto y viven cerca, extiende este apoyo hacia un ámbito práctico y pónganse de acuerdo para que cada uno organice una cena. Si ya cocinas por ti mismo es muy sencillo cocinar para unos cuantos más, luego recibes el beneficio de un par de noches libres en que tus amigos cocinan para ti. No tienen que comer juntos para que esto funcione; simplemente preparan la comida y la entregan o la recogen.

Es importante decirle a tu familia y a tu círculo social lo que estás haciendo y por qué para tenerlos como aliados. La doctora Popper recomienda pedirles dos cosas a los amigos y la familia con la que regularmente comes: "Primero, no me animen a comer estas cosas que ya no son parte de mi dieta. Y segundo, si me ven comiéndolas, digan algo".[10]

Recluta a tu propio equipo médico

Antes de empezar tu transición, habla con tu proveedor de salud y de lo que estás planeando hacer y por qué. Si estás tomando medicamentos para manejar una condición actual, deberías hablar sobre cómo podrían verse afectados. Cambiar a una dieta natural vegetal puede tener efectos muy positivos en muy poco tiempo, así que tu médico necesitará ajustar la dosis de tus medicamentos en concordancia (sobre todo si son para bajar la presión y la glucosa) porque podrías acabar sobremedicado rápidamente. Pide unos análisis de sangre completos antes de empezar para que puedas monitorear los cambios en tus niveles de colesterol y otros indicadores de éxito importantes. Si tu médico no apoya tu decisión y parece renuente a trabajar contigo, quizá puedas considerar encontrar un aliado más comprensivo para tu viaje. Tu médico no tiene que volverse un experto en la alimentación vegetal, pero es importante que te apoye y no intente convencerte de que no es saludable. Sobre todo, encuentra un médico que sepa cómo manejar condiciones médicas (si tienes alguna) mientras apoya una dieta natural vegetal. Todavía no hemos encontrado un paciente que no pudiera seguir una dieta natural vegetal por alguna contraindicación médica; sin embargo, de vez en cuando escuchamos de pacientes cuyo médico les dijo que la dieta natural vegetal no era segura para su condición médica. Antes de conformarte con lo que dice tu médico, te convendría buscar una segunda opinión de algún médico familiarizado con el apoyo a pacientes siguiendo una dieta natural vegetal.

Registra lo que comes

Para algunas personas, tener un diario de alimentación puede ser útil durante la transición hacia un nuevo patrón alimenticio. Su propósito es simplemente mantenerte consciente de lo que comes y ayudarte a ti y a tu médico a identificar áreas que tal vez necesiten cambios si no obtienes los resultados de salud que deberías. Escribe exactamente qué comes, incluyendo colaciones y bebidas, y también escribe cómo te sentías an-

MI HISTORIA CON LOS ALIMENTOS NATURALES

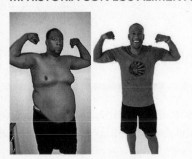

**Milan Ross,
45 años, Mesa, Arizona**

"¡Papá, prométeme que te subirás al juego de Harry Potter conmigo!" Era el séptimo cumpleaños de mi hijo y mi esposa y yo lo habíamos llevado a los Estudios Universal de Florida. Éste era el "juego más épico" por el que había estado esperando y prometí estar a su lado. Sólo había un problema: pesaba más de 180 kilogramos y no había manera de que cupiera en el asiento. Cuando mi esposa tomó mi lugar, mi hijo lloró. En ese momento decidí que tenía que cambiar.

Tenía muchos daños que reparar: décadas de comer una dieta en su mayoría de carne, alimentos procesados, alimentos fritos y bebidas azucaradas. Regularmente consumía hasta 12 000 calorías al día y no me sentía satisfecho. Nunca hice ejercicio, fumaba dos cajetillas y media al día. Lo que más llegué a pesar, cuando estaba en mis treinta, fueron 235 kilogramos. Tomaba medicamentos para presión arterial alta, colesterol, diabetes tipo 2 y para el dolor, y cada noche tenía que dormir con un respirador CPAP para asegurar que no dejara de respirar.

tes, durante y después. ¿Cuánta hambre tenías antes de comer? ¿Qué tan satisfecho estabas después? ¿Qué otras sensaciones notaste? También podrías anotar cómo te sientes al principio y al final del día. ¿Estás exhausto cuando te metes a la cama? ¿Qué tan bien duermes? ¿Despiertas sintiéndote descansado y lleno de energía, o aletargado y medio dormido? Por último, anota cualquier sensación física, como malestares estomacales, acidez o dolores de cabeza.

Revisa tu diario una vez a la semana y ve qué puedes aprender para el futuro. Si te quedas estancado en tu pérdida de peso, te sientes constantemente hambriento o tienes sensibilidad a ciertos alimentos, tu diario puede ayudarte a decodificar el problema y crear una estrategia. También puede ayudarte a notar cuando estás comiendo compulsivamente e identificar necesidades que no cubriste para que encuentres mejores

Cuando regresé de Orlando, un colega del Mercado de Alimentos Naturales, donde había estado trabajando poco más de un año, me dijo del programa de inmersión del doctor Stoll y me recomendó que aplicara. Primero pensé que era sólo otro bono laboral, una vacación gratis. En cambio, resultó ser un evento transformador que alteraría la dirección de toda mi vida.

En sólo una semana perdí 15 kilogramos y 15 centímetros de cintura. Ahora ya no tomo ninguno de mis medicamentos y ya no necesito el respirador. Mi dieta se transformó: todavía como mucho, pero ahora es nutritiva, saludable y vegetal. Voy al gimnasio cinco veces a la semana.

Cuando llegué a mi peso máximo recuerdo haberme sentido desesperanzado, condenado a una vida de obesidad y enfermedad y muerte prematura. Creía que ya le había hecho tanto daño a mi cuerpo que era imposible que se recuperara. No podía haber estado más equivocado. Solía tener que sentarme en una silla en el jardín para aventarle el balón a mi hijo. Ahora puedo jugar futbol americano con él.

Para leer la historia de Milan día tras día de la semana que cambió su vida, lee el libro que coescribió con el doctor Scott Stoll, The Change, *y prueba sus recetas en* The Change Cookbook: Using the Power of Food to Transform Your Body, Your Health, and Your Life.

maneras de responder a ellas. Si te atracas en la tarde, puede ser porque estás experimentando abstinencia de cafeína conforme te alejas de tu taza de café matutina. Podrías estar intentando satisfacer el antojo con comida, pero dejar el café y su síndrome de abstinencia resultante puede ser una mejor solución para algunas personas. Si trabajas con un nutriólogo, asesor de salud o médico, este diario puede ser una herramienta importante para ayudarle a ayudarte.

¡No te compliques!

Si te encanta lo novedoso y amas ser creativo en la cocina, por favor diviértete preparando nuevas comidas, pero si no tienes mucho tiempo

Héroe de los alimentos naturales

Doctor Scott Stoll

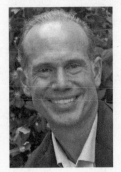

"La comida tiene el poder de prevenir, revertir o suspender las enfermedades más comunes, así como influir en tus relaciones, carrera, obras de beneficencia, vida familiar y espiritualidad. La comida es uno de los cimientos más importantes de nuestra existencia."

Contribuciones: El doctor Stoll es médico, educador y líder inspiracional del movimiento de la alimentación vegetal. Dirige inmersiones completas de salud para transiciones hacia lo vegetal y cofundó el Proyecto Plantrician, el cual desarrolla redes de médicos conscientes del poder de la nutrición vegetal. Su Conferencia Internacional de Salud y Nutrición Vegetal anual es una piedra angular para el movimiento entero.

Datos curiosos: Junto con el doctor Caldwell Esselstyn, el doctor Stoll es uno de nuestros dos héroes olímpicos de los alimentos naturales. El doctor Stoll estuvo en el equipo de trineo de Estados Unidos en 1994. Hoy es médico del equipo de trineo nacional y trabaja regularmente con atletas olímpicos.

Lee esto: *The Change* (con Milan Ross)

Más información: www.drscottstoll.com

o simplemente tienes otras prioridades, no necesitas volverte un chef gourmet o comer platillos muy complicados para ser feliz y estar sano naturalmente.

Cuando encuentres algo que te guste, cómelo seguido. Nosotros comemos a veces las mismas comidas todas las noches durante varias semanas hasta que nos aburrimos y luego las cambiamos. Tendemos a ser más creativos los fines de semana. Crea un ciclo con tus alimentos favoritos y sólo intenta probar algo nuevo cuando sientas la necesidad de un cambio. Puedes decidir desayunar lo mismo todos los días y rotar tres opciones de comida y cinco cenas. Si te funciona, está perfecto.

La calma es algo que todos necesitamos en medio de nuestra vida acelerada. Así que no vuelvas tu dieta algo muy complicado, especialmente cuando es nueva. Comprende lo básico, aprende a cocinar algunos platillos que ames y come mucho. No te preocupes por las minucias de si deberías comer este o aquel alimento. Si te preocupa si deberías comer col rizada cruda o cocida, si las papas deberían estar hervidas u horneadas, puedes encontrar suficientes personas en internet con quienes discutir apasionadamente sobre estas opciones. Nuestro consejo es éste: Una vez que te hayas acostumbrado al estilo de vida natural vegetal, puedes elegir estudiar los detalles de técnicas de preparación de alimentos más creativas, pero cuando estés empezando, no te compliques.

Capítulo 13

Cambia tu plato, cambia el mundo

John Mackey

Cada vez que me siento a comer, echo mi suerte:
por la piedad, contra la miseria; por los oprimidos,
contra el opresor, y por la compasión, contra la crueldad.
Hay mucho sufrimiento en el mundo pero ¿de cuánto
sufrimiento nos podemos ocupar con literalmente nada
de tiempo ni esfuerzo de nuestra parte? Sólo podemos
dejar de respaldarlo tomando decisiones diferentes.

BRUCE FRIEDRICH

Durante cientos de páginas, Matt, Alona y yo hemos defendido que una dieta natural vegetal es por mucho la dieta óptima para la salud, la longevidad y el bienestar físico en general. Específicamente hemos hecho estos argumentos basándonos en nuestra comprensión de lo que la mejor ciencia dice sobre los alimentos y la nutrición en este momento en la historia, y espero que en consecuencia te hayamos convencido de que tiene sentido comer más plantas, menos animales y menos alimentos altamente procesados. Éste no es un libro sobre la ética de la alimentación o sobre cómo los alimentos que consumimos pueden tener un impacto beneficioso en el mundo que nos rodea. Sin embargo, esas preocupaciones están cerca de mi corazón, así que en este capítulo exploraré los problemas y compartiré algunos de mis valores y convicciones personales.

Como dije en la introducción, soy vegano, un vegano ético. No elegí inicialmente este camino por mi salud física. No me malinterpretes, ha sido la mejor decisión que pude haber tomado por mi salud y mi bienestar, pero no fue mi motivación inicial. Creo que una dieta vegana, si está basada en alimentos naturales, puede ser una dieta extraordinariamente saludable, superando por mucho lo que la mayoría de las personas come hoy en día, y las investigaciones lo confirman. La ciencia nos muestra que los veganos que comen alimentos naturales tienen vidas longevas y sanas. Sin embargo, también es posible ser un vegano de comida chatarra no saludable, así que no debemos igualar el veganismo con la salud.

La razón de no enfatizar una dieta vegana en estas páginas es que no quiero que mis creencias éticas se metan en el camino de la ciencia. Y no creo que alguien necesite comer 100% vegetal para tener una dieta muy saludable. Como hemos visto, las culturas más longevas del mundo comen, en promedio, una dieta 90% vegetal y no hay suficiente evidencia, hasta donde puedo ver, de que las consecuencias para la salud difieran significativamente entre 90 y 100%. Algunos no están de acuerdo conmigo en este punto y defienden una dieta 100% vegana por razones de salud. Tal vez están en lo correcto, pero creo que la ciencia no ha justificado todavía esta posición (con la excepción de quienes intentan revertir una enfermedad crónica). Quién sabe, quizá un día la ciencia descubrirá que hay algunos alimentos animales que, si se comen en cantidades limitadas, son más importantes para nuestra salud general de lo que actualmente creemos. O quizá la ciencia demostrará lo contrario, que ser vegano es más beneficioso desde una perspectiva de salud que lo que consideramos actualmente.

Ya sea que uno elija comer 90, 95 o 100% vegetal, la dieta de alimentos naturales detallada en estas páginas no sólo es una dieta saludable, es una dieta ética. Hará una diferencia tremenda para disminuir el sufrimiento y otros impactos agropecuarios desafortunados. Adoptar una dieta vegetal, para mí, significa adoptar una relación profundamente ética, amorosa y compasiva con el mundo que nos rodea. Puedes elegir comer algunos alimentos animales, pero si lo haces, espero que sea conscientemente. Y también puedes elegir dejar de lado estos alimentos por tu propia visión del acto ético.

Nuestras decisiones, cuando se trata de alimentación, tienen más poder de lo que creemos. Soy un hombre de negocios y no hay nada que ame más que un trato donde todos ganan. La nutrición es una de esas raras situaciones en la vida donde todos ganan, donde lo que es mejor para nosotros, en cuanto a salud, también es lo mejor para el mundo a nuestro alrededor, para los animales con quienes compartimos este planeta, para la belleza y la salud del mundo natural, e incluso, sugeri-

Héroe de los alimentos naturales

Wayne Pacelle

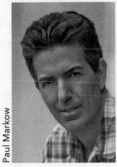

Paul Markow

"Si eres parte del orden económico inhumano, busca un nuevo plan de negocios o quítate del camino. Ya estás en peligro de que sea demasiado tarde. Cada día hay [...] menos tolerancia para las racionalizaciones egocéntricas de la crueldad calculada [contra los animales]. Se están olvidando las viejas formas de pensamiento."

Contribuciones: Como presidente y director general de la Sociedad Humana de Estados Unidos, Wayne Pacelle ha usado su posición para defender el bienestar animal desde múltiples frentes. Desde crear una nueva legislación hasta trabajar con negocios como McDonald's y Walmart para mejorar las protecciones legales de los animales, ha sido una fuerza positiva de cambio para la transformación de nuestra relación con el mundo animal.

Datos curiosos: Pacelle lleva a su perra, Lilly, a trabajar con él todos los días gracias a una política de animales en la oficina que instituyó cuando asumió la presidencia de la Sociedad Humana de Estados Unidos.

Lee esto: *The Humane Economy*

Más información: www.humanesociety.org

ría humildemente, para nuestro cuidado y el de nuestra alma. Lo que comemos no es sólo algo personal, también es político y de gran consecuencia para las comunidades donde vivimos: local, regional, nacional e incluso global.

Compasión para los animales

La ética de comer animales empieza con la realidad preocupante de los sistemas de hacinación animal que tenemos hoy: las granjas industrializadas. Respecto a la forma como tratamos a los animales durante su viaje hacia nuestro plato, en realidad matarlos puede ser el menor de nuestros crímenes. Cualquiera que haya hecho siquiera un poco de investigación sobre los métodos actuales de producción de carne y lácteos verá el horrible sufrimiento que se inflige todos los días a miles de millones de animales —cerdos, pollos, vacas, pavos— antes de que lleguen a nuestro comedor.

Las granjas de hoy no son las mismas de las primeras sociedades más agrarias, cuando podía haber un jardín trasero con gallinas y una vaca o un cerdo que vivía una vida razonablemente buena hasta que llegaba el momento de matarlo y alimentar a la familia. Hoy en día las granjas son máquinas de matar financiadas y producidas en masa. En 2015 se mataron 9.2 miles de millones de animales de granja (junto con decenas de miles de millones de criaturas marinas) sólo en Estados Unidos.[1] Por suerte, sí parece que el apetito occidental por carne y pescado tal vez está llegando a su límite, pero está aumentado rápidamente en otras partes del mundo, junto con sus poblaciones (ve la gráfica en la página 241).

Ya sea que uno decida comer animales o no, me parece que las prácticas de esta industria son extremadamente perturbadoras. No pretendo hablar mal de los negocios o sus ejecutivos, algunos de los cuales son buenas personas que intentan cubrir las necesidades de los consumidores a nivel mundial. Después de todo, hay una incesante necesidad de alimentar a más y más personas, pues el consumo de carne aumenta conforme se enriquece el mundo y su apetito crece en concordancia. Simplemente no puedes alimentar a miles de millones de personas todos los días con la carne barata de las granjas familiares de otros tiempos. Pero poco a poco, decisión tras decisión, hemos construido una máquina masiva de tortura animal y dejado la responsabilidad del consumidor a una pesadilla industrial. Y lo hemos hecho con las decisiones que tomamos todos los días: comer carne e ignorar las consecuencias.

Sería más fácil listar algunas de las prácticas inhumanas que se realizan rutinariamente —desde matar millones de pollos y la horrible realidad de destazar vacas, hasta la miseria de los criaderos—, pero te voy a ahorrar los detalles sangrientos. Basta decir que no son bonitos ni hablan bien de la naturaleza humana. Como dijo una vez Paul McCartney, un famoso vegano: "Si los rastros tuvieran paredes de cristal, todos serían vegetarianos".[2]

Los animales sufren. Sienten dolor. Muchas veces tienen vidas cortas, desagradables y brutales. Este tratamiento es algo que necesitamos superar evolucionando como sociedad, no apoyándolo. Sospecho que un día consideraremos nuestro tratamiento animal actual en la misma categoría de las prácticas menos evolucionadas, inhumanas y más brutales de la explotación infantil, la esclavitud, el genocidio, el racismo y la opresión contra las mujeres.

La gente muchas veces me pregunta cómo puedo sentirme de esta manera y seguir vendiendo carne en el Mercado de Alimentos Naturales. Yo no tengo el poder de dictaminar qué se vende y qué compra la gente. Como todos los negocios, el Mercado de Alimentos Naturales debe responder a las necesidades y los deseos de sus consumidores o quebraría, pues sus clientes se irían a otras tiendas que puedan cubrir esas necesidades y deseos. Lo que sí he podido hacer es utilizar la plataforma del Mercado de Alimentos Naturales para crear consciencia sobre las decisiones que tomamos cotidianamente cuando compramos productos animales. Mi pasión por la ética animal me ha llevado a desarrollar estándares importantes de bienestar animal en el Mercado, el primero en su clase en Estados Unidos. Sí vendemos carne, pescado y otros productos animales, pero quiero asegurarme de que los consumidores puedan ver de dónde viene su carne y cómo se crían esos animales, y los invito a adoptar mejores estándares en la industria, creando una "carrera hacia la cima" para el bienestar animal. ¡Me encantaría que se impulsara al Mercado a que vendiera sólo alimentos vegetales porque eso fuera lo que los consumidores demandaran! Pero hasta que llegue ese día, espero que el Mercado siga liderando la industria alimenticia en la promoción de mejores técnicas agropecuarias.

A pesar de los retos éticos que enfrentamos en la reforma de nuestros sistemas, sigo optimista de que se puede progresar y relativamente rápido. Los consumidores están cambiando. A pesar de la resistencia de las industrias establecidas, a pesar de muchos intentos por apoderarse y controlar los mecanismos de la investigación científica y a pesar del ascenso fetichista de la carne en muchas subculturas, se está progresando. El movimiento vegetal está creciendo rápidamente. Mi amigo Wayne Pacelle, director ejecutivo de la Sociedad Humana de Estados Unidos, quien probablemente ha hecho más que nadie por reducir el sufrimiento animal en este país, escribió en su impactante pero muy optimista libro, *The Humane Economy*:

En toda medida, la vida será mejor cuando la satisfacción y la necesidad humanas ya no se construyan sobre los cimientos de la crueldad animal. Las prácticas indefendibles ya no necesitarán defensa; los males innecesarios ya no necesitarán excusas. En su lugar, mercado tras mercado, veremos los productos de la creatividad humana inspirados por la compasión humana, una combinación que puede resolver cualquier problema y superar cualquier error [...] Nos volveremos más alertas a los animales, apreciaremos más su bondad y su belleza, y estaremos más agradecidos, como debiéramos, por la forma en que llenan el mundo de sonidos, colores e imágenes que nos enriquecen a todos en más formas de las que pensamos.[3]

Una vez que sobrepasamos la ética dolorosa de las granjas industrializadas en su forma actual, volvemos a la pregunta más fundamental de si deberíamos comer animales en lo absoluto. Hay una buena razón por la que muchas personas profundamente éticas a lo largo de la historia han decidido volverse vegetarianas. No quieren participar en la matanza de animales ni en el consumo de su carne. De hecho, el vegetarianismo es casi tan viejo como la civilización misma. Durante gran parte de la historia europea, una dieta casi vegetariana se conocía como la dieta pitagórica, nombrada por uno de los vegetarianos más famosos de la historia, el místico matemático Pitágoras, quien sentía que "todas las formas de vida deben [...] ser tratadas como iguales".[4] Plotino, los esenios, Buda, Virgilio, Leonardo da Vinci, Voltaire, George Bernard Shaw, Albert Schweitzer, Will Durant, Nikola Tesla, Isaac Newton, Gandhi e incluso Albert Einstein al final de su vida; la lista de famosos vegetarianos en la historia es larga y distinguida. Y por supuesto, hoy es una decisión cada vez más común.

Yo crecí con los queridos perros de la familia. Tengo un rancho que también es hogar de varios gatos, pollos, un burro, un caballo e incontables animales salvajes. He llegado a conocer muchos animales como seres individuales, con todas sus características, actitudes y personalidades, no humanas, pero claramente merecedoras de nuestro respeto y capaces de crear relaciones profundas. Sé que tienen sentimientos muy parecidos a los míos. Las investigaciones han demostrado una y otra vez que muchos animales tienen riqueza cognitiva, profundidad emocional y complejidad social. Simplemente porque no son humanos y no tienen las mismas cualidades autorreflexivas que son parte de nuestro repertorio cognitivo, no significa que no tengan un valor ético. Cualesquiera que sean las diferencias entre la biología, la psicología y la sociología humanas, y las de muchos animales, las similitudes son mucho más importantes. Como escribió el filósofo utilitarista inglés Jeremy Bentham, la cuestión no es "¿pueden razonar? ¿Pueden hablar? Sino, ¿pueden sufrir?"[5]

Los animales experimentan dolor. Claramente sufren, emocional y físicamente. Fuera de todo lo que podamos decir sobre las plantas, no hay ninguna evidencia convincente de que sufren realmente. Me parece que dice algo muy interesante sobre la conciencia humana que podamos desarrollar relaciones tan íntimas, sinceras y duraderas con miembros de otras especies. Sin embargo, es difícil empatar eso con la realidad de las decisiones que tomamos sobre la comida. De hecho, las múltiples contradicciones sobre lo que la profesora Melanie Joy llama "carnismo" humano, la ideología silenciosa que usamos para justificar comer carne, están bien documentadas y (yo sugeriría) son difíciles de racionalizar o defender ética y moralmente. El título de su libro, *Por qué amamos a los perros, nos comemos a los cerdos y nos vestimos con las vacas: una introducción al carnismo*, resalta el problema. ¿Estas distinciones tienen sentido? Sin lugar a dudas, los cerdos son animales extraordinarios, inteligentes y capaces de grandes emociones. ¿Deberíamos comer a nuestros perros? Algunas culturas lo hacen. Pero en este país parece una aberración. Hay una arbitrariedad injustificada por estas actitudes que habla sobre la naturaleza poco considerada de nuestra ética hacia los animales. En su clásico, *Liberación animal*, uno de los primeros libros que leí sobre el tema, Peter Singer lo dice claramente:

> Protestar sobre las corridas de toros en España, el consumo de perros en Corea del Sur o la matanza de focas bebé en Canadá mientras sigues comiendo huevos de gallinas que han pasado toda su vida hacinadas en jaulas, o comer ternera de becerros a quienes privaron de sus madres, su dieta adecuada y la libertad de acostarse con sus piernas extendidas es como denunciar el apartheid en Sudáfrica mientras les pides a tus vecinos que no les vendan sus casas a los negros.[6]

No necesitamos buscar lejos para encontrar razones éticas para no comer animales. A veces sólo necesitamos reflexionar seriamente sobre la inconsistencia de nuestras decisiones. Ya sea que la decisión de abstenerse de comer animales nazca de un profundo amor por los animales que conocemos, un respeto por la belleza y la dignidad del reino animal o simplemente por una profunda integridad ética y moral, sí creo que representa uno de los mejores ángulos de nuestra naturaleza.

Héroe de los alimentos naturales

Filósofo Peter Singer

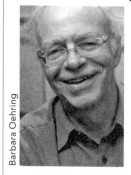

Barbara Oehring

"Todos los argumentos para demostrar la superioridad del hombre no pueden destruir este hecho contundente: en cuanto al sufrimiento, los animales son nuestros semejantes."

Contribuciones: Pocas personas en la historia han tenido tal impacto en el tema del sufrimiento animal como el filósofo moral australiano Peter Singer. Su libro, *Liberación animal*, publicado en 1975, se ha vuelto un clásico, influyendo en generaciones enteras de activistas de los derechos animales y veganos éticos.

Datos curiosos: En 2009 la revista *Time* llamó a Singer una de las personas más influyentes en la historia del mundo.

Lee esto: *Liberación animal*

Más información: www.petersinger.info

Inquietudes ambientales

Soy un senderista ávido. Mi apodo es *Caminante* porque paso mucho tiempo caminando los senderos de este país y muchos otros. Es una de las cosas que más disfruto hacer. Amo la belleza del mundo natural y me encanta pasar tiempo en esa belleza cada vez que puedo.

Aunque amo mi tiempo en la naturaleza y creo en la conservación de las zonas agrestes, no pienso que haya algún orden natural original y perfecto para el planeta que podamos conservar como si fuera un museo eterno. Los humanos han estado cambiando el medio ambiente a su alrededor de toda clase de formas durante miles de años. Más allá de nuestro esfuerzo, el mundo natural mismo siempre está en un estado fluido de cambio, a veces sutilmente y a veces dramáticamente. Aun así, muchos impactos humanos en el mundo natural están dañando significativa e innecesariamente los ecosistemas ricos y diversos que conservan gran parte de la vida en este planeta, incluyendo la nuestra. El reconocimiento de este hecho y el deseo de mitigar ese daño es la esencia del ambientalismo. Y la simple verdad es que no creo que haya un acto más grande de activismo ambiental que cambiar a una dieta vegetal.

¿Cuántos ambientalistas valoran esto? ¿Cuántos siquiera lo reconocen? Incluso si vemos más allá de la ética de matar a miles de millones de animales al año para nuestro consumo y nos enfocamos sólo en las cuestiones medioambientales, los hechos son muy poderosos. Desde el cambio climático, vaciar los océanos para el uso de suelo y la destrucción forestal, hasta la pérdida de hábitats, los problemas de agua y la creciente contaminación, nuestro actual sistema agropecuario y de alimentación no le hace ningún favor a la salud humana, la salud animal o la salud del mundo natural. Es una verdad inconveniente que ya no podemos ignorar.

El cambio climático es un tema en cuestión. Claramente no soy el primero en señalar el juicio cuestionable de quienes son apasionados de estos temas, pero todavía comen cantidades significativas de carne. Nuestro apetito por los productos animales es una causa importante de las emisiones de gas invernadero, pero la información pública sobre este tema todavía es muy poca.[7] Actualmente, incluso los estimados más bajos sugieren que la industria agropecuaria contribuye alrededor de 18% en las emisiones globales de invernadero, más que todas las emisiones de transportación juntas.[8] Con la tendencia mundial hacia consumir más carne y lácteos, se espera que esas emisiones aumenten casi 80% en las siguientes décadas.[9]

Las cosechas de pastura para alimentar a los animales consumen 56% del agua en Estados Unidos.[10] Y el impacto global en el agua por las cosechas de pastura probablemente aumentará, conforme las poblaciones más ricas de China e India se suben al tren del mayor consumo animal. Los apetitos alimentarios humanos son una de las causas principales de la extinción de las especies, de las zonas muertas en el océano y de la destrucción de hábitats. De hecho, conforme aumenta el consumo de alimentos animales en el mundo, este cambio no sólo está provocando un caos en la salud de la gente y teniendo consecuencias extremadamente negativas para los animales mismos (ya que se abren granjas industrializadas en todas partes), sino que compromete la sustentabilidad de nuestro medio ambiente global.

Respeto por la vida

Cuando estaba en mis treinta me presentaron las obras y el pensamiento de Albert Schweitzer. Me conmovieron profundamente la belleza de

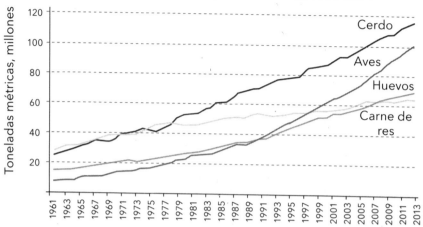

Producción mundial de proteína animal, 1961-2014

Fuente: Worldwatch, FAO. Earth Policy Institute.

su escritura y la forma en que expresaba su propia filosofía de vida. Se volvió uno de mis héroes intelectuales y espirituales. Su "respeto por la vida" es algo que desde hace mucho he considerado la piedra angular de mi propia visión de la vida.

Influido por el concepto indio de *ahimsa*, o no hacer daño y no ser violento, Schweitzer sentía que el progreso estaba inherentemente vinculado a una evolución de nuestra ética. Para él, la ética significaba que tuviéramos un profundo respeto por la vida y una responsabilidad hacia todos los seres vivos, para mejorarlos, afirmarlos y evitar sufrimiento y muerte innecesarios. Schweitzer nos pide considerar: ¿Cómo vivimos una vida lo más compasiva posible? ¿Cómo vivimos una vida consciente que minimice el sufrimiento?

Hay muy pocas áreas en la vida donde tenemos la oportunidad de reducir el sufrimiento tan directa y dramáticamente como en la decisión de abstenernos de consumir carne u otros productos animales. No estoy sugiriendo que de alguna manera podamos crear un mundo sin sufrimiento ni violencia. Por supuesto que es imposible. No es buscando una perfección inasequible o un estado de paz perfecta inalcanzable. El sufrimiento es parte de la vida y definitivamente parte de la vida animal. Los animales sufren y mueren todos los días en la naturaleza. Muchos matan para comer. Pero como seres humanos conscientes y amorosos, tenemos la inusual oportunidad de ya no aumentar ese sufrimiento con nuestros actos. A diferencia de muchos animales en la naturaleza, no *tenemos* que matar para sobrevivir. Sí creo que es una responsabilidad importante ser conscientes de las consecuencias de nuestras decisiones alimentarias, del dolor que podemos causar a estos seres sensibles que quizá nunca conozcamos ni veamos.

Aunque no creo en un mundo perfecto, sí creo en un mundo mejor. Como nunca antes en la historia, más y más personas tienen la libertad de crear conscientemente su relación con la comida y todas las consecuencias que surjan de esas decisiones. Esa libertad también es un privilegio, y uno que espero se empiece a usar para crear una sociedad más consciente, una de la que podamos estar completamente orgullosos.

La historia de los últimos cientos de años de la cultura humana, desde un punto de vista, ha sido una historia de la creciente emancipación de varias filosofías, teologías e ideologías que han circunscrito en lugar de expandir la esfera de la libertad humana. ¿Por qué deberíamos detenernos en las fronteras de la conciencia humana? "Debemos dar el paso final hacia la expansión del círculo de la ética",[11] escribe Singer. No sé si sea el paso final, pero definitivamente creo que es el paso siguiente.

Para mí, el respeto por la vida significa que podamos apreciar la magnificencia de la vida y que busquemos incrementarla y apoyarla donde sea posible, y significa que busquemos minimizar el sufrimiento que encontramos en el mundo. "Al tener respeto por la vida, entramos en una relación espiritual con el mundo",[12] escribe Schweitzer. Estoy de acuerdo con él. Es fácil que el individuo espiritualmente sensible se sienta abrumado por la cantidad de sufrimiento en el mundo y se sienta incapaz de calmar ese sufrimiento de una manera directa y significativa. En este campo, sin embargo, ése no es el caso. La elección de abstenerse de comer animales no es difícil y se está volviendo cada vez más fácil con el paso del tiempo. Para mí ha sido una de las decisiones más importantes de mi vida.

Déjame terminar este capítulo contándote una historia personal. A finales de 2004 tuve la oportunidad de conocer y llevar a cenar a uno de mis héroes personales, el gran economista ganador del Premio Nobel Milton Friedman. Mi esposa y yo fuimos a recoger a Milton y a su esposa, Rose, a su casa en San Francisco. Milton nos invitó una copa antes de la cena y nos enseñó su casa y su Premio Nobel.

Mientras platicábamos en su sala, Milton me preguntó por qué me había vuelto vegano. Le dije que era un vegano ético y que quería aliviar el sufrimiento animal innecesario. También le propuse un reto. Le dije que le propondría un debate breve y que si podía responderlo adecuadamente yo dejaría de ser vegano. Sin embargo, si él no podía responderlo adecuadamente, entonces esperaba que él cambiara su propia dieta y se volviera vegano también. Milton aceptó el reto. Había cuatro partes en el debate:

1. Si comes animales es absolutamente necesario que los animales mueran. Asimismo, en Estados Unidos, más de 99% de los animales que comes fueron criados en granjas industrializadas y vivieron llenos de miseria y sufrimiento.

2. No necesitas comer animales para tener una salud excelente. De hecho, la ciencia demuestra que una dieta natural 100% vegetal puede ser una de las dietas más saludables que puedas comer en términos de salud y longevidad.

3. La razón de que comamos animales es que nos criaron de esa manera. Es el resultado de nuestra familia y nuestra cultura. Con el tiempo hemos aprendido a 'disfrutar el sabor de los animales y se volvió una parte aceptada de nuestro estilo de vida y nuestra identidad personal.

4. ¿Puedes justificar éticamente provocar la muerte innecesaria de animales y la crueldad y el sufrimiento inevitable que la acompaña en el sistema de granjas industrializadas sólo por el placer que comer esos animales le da a tu paladar? Yo no puedo justificarlo éticamente, así que elegí ser vegano. ¿Cómo lo justificarías personalmente?

Después de plantearle esto a Milton se quedó callado algunos minutos, pensando. Luego vio su reloj y dijo que necesitábamos irnos de inmediato o llegaríamos tarde para la reservación en el famoso restaurante vegetariano Greens, en San Francisco. En el camino, Milton siguió callado y sólo me dio algunas indicaciones para llegar. Una vez ahí, nos sentamos inmediatamente y nos dieron la carta. Para entonces ya había decidido que Milton no iba a intentar responder a mi debate, y me puse a estudiar el menú pensando qué quería comer. Mi esposa, Deborah, y Milton y Rose hicieron lo mismo.

Después de un minuto estudiando su menú, ¡Milton hizo algo que me sorprendió completamente y me encantó! Dejó su menú en la mesa y dijo: "Rose, no puedo responder satisfactoriamente el argumento de John. No quiero causar sufrimiento innecesario ni la muerte de animales sólo por mi placer. ¡De ahora en adelante me volveré vegano!" Lo que sucedió después fue gracioso y encantador. Rose Friedman dejó su menú en la mesa y dijo: "¡Milton, no seas ridículo! ¡Tenemos 92 años! ¡Es muy tarde para que nos volvamos veganos!"

No sé con seguridad si Milton Friedman sí cambió su dieta en los últimos años de su vida. Fue un hombre de una integridad intelectual tremenda, así que me gusta pensar que sí. Sin embargo, quizá su esposa de 68 años tuvo la última palabra con ese comentario de sus 92 años y realmente era muy tarde para cambiar. Sin importar cuál haya sido el final de esa historia, algo que sí sé con seguridad es que no es demasiado tarde para que tú, lector, cambies. Puedes transformar tu salud personal y aliviar el sufrimiento de animales y la degradación de nuestro medio ambiente al elegir una dieta natural vegetal. Matt, Alona y yo tomamos esta decisión y te invitamos a hacerlo también.

PARTE III

El plan de 28 días de alimentos naturales

Capítulo 14

Transforma tu salud en 28 días

¡Bienvenido al plan de 28 días de alimentos naturales! Estamos muy felices de que hayas llegado a esta parte del libro y quizá estés considerando entrar de lleno en estas cuatro semanas de alimentación natural vegetal. En este capítulo encontrarás:

- **Recomendaciones de preparación**, incluyendo una *lista básica de compras naturales* (ve la página 248).
- **Básicos naturales:** una guía rápida y sencilla para crear platillos naturales vegetales cuando tengas mucha prisa para usar una receta (ve la página 252).
- **Cómo usar el menú de 28 días**, incluyendo instrucciones para *preparar porciones grandes* (ve la página 256) y *aprovechar las sobras* (ve la página 257).
- **El plan de 28 días de alimentación natural**, el cual incluye instrucciones para el desayuno, la comida y la cena de cada día, y para cocinar porciones grandes los fines de semana (ve la página 258).

En el siguiente capítulo encontrarás más de 30 recetas suculentas y nutritivas, desde las más básicas del día a día, hasta delicias para una fiesta.

Prepárate para tu plan de 28 días de alimentación natural

Para la preparación de tus 28 días comiendo alimentos reales, hay dos pasos críticos que seguir: limpiar tu casa (deshacerte de todos los alimentos que ya no vas a comer) y llenarla de nuevas opciones saludables.

LISTA BÁSICA DE COMPRAS NATURALES

- **Granos enteros.** Arroz integral, quinoa, cebada, mijo, etc. *Puedes comprarlos en bolsa o a granel.*
- **Frijoles y lentejas secos.** Frijoles negros, frijoles cannellini, garbanzos, alubias, frijoles pintos, lentejas rojas, lentejas cafés, etc. *Puedes comprarlos en bolsa o a granel.*
- **Frijoles en lata** (sin sal añadida). Negros, cannellini, garbanzos, alubias, pintos, etc. *Son más caros que los frijoles secos, pero es bueno tenerlos a la mano cuando necesitas una comida rápida.*
- **Avena.** En grano o en hojuela.
- **Pasta de grano entero.** 100% trigo entero, junto con arroz integral, quinoa, espelta entera, etcétera.
- **Jitomates enlatados** (sin sal añadida)
- **Salsa marinara sin aceite ni azúcar**
- **Caldo de verduras** (bajo en sodio, sin aceite añadido)
- **Fruta congelada.** Moras, mangos, uvas, plátanos y otras favoritas. Úsalas en licuados, agrégalas a la avena o cómelas recién salidas del congelador como colación.
- **Verdura congelada.** Maíz, mezcla de verduras verdes y cualquier otra favorita. Úsalas cuando tengas muy poco tiempo; promueven la salud tanto como las verduras frescas.
- **Granos enteros cocidos congelados.** Busca arroz integral o mezclas de granos enteros. *Ten un poco a la mano; puedes descongelarlos en el microondas, al vapor o agregarlos directamente a una sopa.*
- **Nueces** (sin aceite, sal ni azúcar)
- **Semillas de linaza y chía**
- **Cereales fríos** (sin azúcares añadidos ni granos refinados). Maíz, arroz, mijo y kamut inflados.
- **Condimentos.** Busca mostaza sin azúcar, salsa picante, sriracha, Tabasco, etcétera.
- **Salsa de soya** (baja en sodio) o aminoácidos líquidos Bragg
- **Vinagres.** Balsámico, de manzana, de vino tinto, etcétera.
- **Fruta fresca.** Moras, plátanos, manzanas, limones verdes o amarillos para los aderezos, y cualquier otra favorita. *Son perecederas, así que sólo compra lo que necesitarás para una semana.*

- **Verdura fresca.** Hojas verdes (como espinacas, col rizada, lechuga romana), verduras crucíferas (como brócoli o coliflor), verduras almidonadas (como papas o camotes), otras verduras (como ejotes, calabacitas, pimientos, cebollas, champiñones, ajos) y cualquier favorita que tengas. *Son perecederas, así que sólo compra lo que necesitarás para una semana.*
- **Salsa fresca** (sin aceite)
- **Hummus.** A nosotros nos gustan las marcas Roots y Engine 2, sin aceite añadido.
- **Tofu**
- **Tempeh**
- **Miso.** Empieza con variedades más ligeras si no estás acostumbrado a comerlo.
- **Fruta seca.** Dátiles, pasas, mango y cualquier otro favorito.
- **Salsa de manzana sin endulzar**
- **Leche de nueces o de soya** (sin endulzar). Nos gusta la marca WestSoy, específicamente la leche de soya simple sin endulzar.
- **Hamburguesas veganas congeladas.** Nos gusta la marca Engine 2, sin aceite añadido. *Son geniales para una comida o una colación rápidas, ¡y puedes calentarlas en el tostador!*
- **Tortillas de maíz o de trigo entero.** También puedes usarlas para preparar totopos sin aceite (ve la técnica en la página 280). Para burritos nos gustan las marcas Engine 2 y Ezekiel.
- **Masa para pizza de grano entero.** Nos gusta también la marca Engine 2 y Nature's Hilights, que también es libre de gluten. *Consérvalas en el congelador para una cena rápida.*
- **Pan 100% de grano entero.** Nos gusta el pan Ezekiel y la marca Dave's Killer Bread.
- **Pan de elote y de arroz integral, o de otro grano entero, galletas saladas sin aceite** (prueba las variedades sin gluten de Mary's Gone Crackers).
- **Mantequilla de nueces** (sin aceite ni azúcar añadidos)
- **Hierbas y especias.** Albahaca, orégano, tomillo, hojas de laurel, cebolla en polvo, ajo en polvo, jengibre, pimienta negra, nuez moscada, canela, páprika, pimienta cayena, hojuelas de chile seco, cúrcuma.

Paso uno: ¡limpiar la casa!

Cuando empiezas una transición a un estilo de vida natural vegetal y decides eliminar ciertos alimentos de tu dieta, es bueno eliminarlos de tu cocina también. Si esos alimentos son fácilmente accesibles, serán mucho más tentadores. Lani Muelrath, quien ha escrito una guía útil y detallada para la transición de esta dieta, *The Plant-Based Journey*, escribe: "Lo que sea que te lleve hacia la alacena, te llamará la atención, sin importar qué tan amable le pidas que no lo haga. Si puede ser un problema que te preocupe, será mejor no tenerlo en la casa por ahora".[1]

EQUIPA TU COCINA: HERRAMIENTAS ÚTILES

- **Licuadora y procesador de alimentos.** Si te gustan los licuados, una licuadora de alta potencia hace toda la diferencia. También verás que es útil para preparar aderezos, salsas y sopas. Las dos mejores de alta potencia que conocemos son Vitamix y Blendtec, y aunque son inversiones considerables, valen la pena. Un procesador de alimentos también puede ser útil para preparar untables, como hummus. Una batidora de mano también es fantástica para las sopas.
- **Sartenes antiadherentes.** Para cocinar sin aceite, una buena sartén antiadherente hace toda la diferencia. Elige cerámica de titanio o hierro para evitar los de teflón, los cuales tienen toxicidades potenciales asociadas. Si no quieres comprar todo un juego nuevo ahora, empieza con una sartén grande, honda, o un wok; puedes utilizarlo para guisados, sofritos, salsas e incluso sopas.
- **Un buen cuchillo y una tabla para picar.** Comer naturalmente involucra muchas verduras, así que te ayudará tener un cuchillo bien afilado para su preparación.
- **Olla exprés.** Si tienes el tiempo contado para preparar una comida, usar una olla exprés es una forma maravillosa de acelerar el proceso para cocer frijoles, sopas, guisados y muchos otros alimentos.
- **Una arrocera o una olla de cocción lenta.** Estas herramientas sorprendentemente baratas le quitan la dificultad a cocer granos y te permiten cocinar durante la noche, desde sopas y guisados, hasta avena.

Empieza eliminando cualquier alimento altamente procesado, sobre todo los que contienen mucha azúcar, harina blanca, aceite y sal. No quieres dificultar tu transición conservando la alacena llena de galletas y papas fritas, y tu refrigerador lleno de refrescos y helado. Desecha las carnes procesadas, como salchichas, carnes frías y tocino. Necesitarás espacio para todos los maravillosos productos frescos y los alimentos naturales que comprarás. Toma tiempo limpiar tu casa y preparar tu cocina tanto práctica como simbólicamente para tu nuevo estilo de vida. Si te sientes mal por tirar comida, considera donarla a un albergue.

Si vives con familiares o amigos que no vayan a hacer la transición contigo, quizá no sea posible eliminar todos los alimentos que ya no vas a comer. Tal vez puedas reacomodarlos para que estén en cierta alacena o en otra repisa. Los miembros de tu familia tal vez estén dispuestos a apoyarte dejando fuera de la casa ciertos alimentos, incluso si los siguen consumiendo.

Paso dos: abastece

Una vez que hayas limpiado tu refrigerador y tu alacena, estarás listo para ir de compras. ¡Querrás mantener suficientes alimentos deliciosos y saludables disponibles en tu hogar! Tus recetas te ayudarán a saber qué necesitas comprar para ciertas comidas, pero también hay algunos elementos básicos que necesitas tener a la mano. En las páginas 248-249 encontrarás nuestra lista de compras y con el tiempo podrás desarrollar tus propias listas de favoritos.

TUS NIVELES DE SALUD

Hay muchas medidas de salud y queremos que veas el progreso en esas áreas que son importantes para ti. Además de sentirte mejor y ver potencialmente cómo mejoran los síntomas de alguna enfermedad, también podrás ver mejoría en algunos de los siguientes marcadores de salud: presión arterial, ritmo cardiaco, peso, cintura, índice de masa corporal (IMC), colesterol en la sangre (colesterol total, triglicéridos, LDL, HDL) y marcadores de diabetes (por ejemplo, hemoglobina A1c). Antes de empezar la dieta de alimentos naturales vegetales, aborda tu historia clínica con tu médico particular junto con los marcadores que deberían medir antes y después de que empieces tu programa personal (ve la página 227 para más sobre cómo tener a tu médico de tu lado).

Básicos naturales

Las recetas creadas por un chef son maravillosas para presentarte nuevos sabores y formas frescas de preparar comidas deliciosas y nutritivas. Pero todos tenemos días en los que simplemente no tenemos tiempo de ir por el libro de cocina y sólo queremos preparar algo rápido mezclando ingredientes del refrigerador, el congelador o la alacena. Ahí es donde entran los básicos naturales. No necesitas una receta para crear estos platillos, sólo sigue la guía básica y crea tus propias comidas usando los ingredientes que tengas a la mano. Cualquiera de estas opciones te dará una comida sencilla y suculenta que no te tomará mucho tiempo preparar.

Nota
Las cantidades sugeridas son por porción; adáptalas para sentirte satisfecho.

Desayuno natural en un tazón

Avena o cereal frío como base para combinaciones de frutas y algunas nueces.

Base: avena (cocida, ve la técnica en la página 271) o cereal frío (sin endulzar) con leche de soya u otra sin lácteos
Para decorar: tu fruta favorita, fresca o congelada
Opcional: 1 puñado pequeño de nueces o fruta seca picada

Burrito natural

Perfecto para un almuerzo para llevar. Un burrito de grano entero con una pasta de leguminosas y muchas verduras frescas puede darte una comida suculenta y portátil.

Tortilla grande de grano entero: de trigo entero, arroz integral u otro
Untable: hummus (ve la receta en la página 289), frijoles negros o blancos machacados, u otro

Un par de puñados de hojas verdes: lechuga romana, espinaca baby, arúgula, mezcla de lechugas u otro

Otras verduras crudas: prueba zanahoria o calabacita ralladas, pepinos rebanados, rábanos, jitomates o pimientos, o cualquier cosa que tengas en el refrigerador

Un condimento: mostaza de grano entero, salsa, salsa sriracha, pesto de hierbas sin aceite (ve la receta en la página 310), pepinillos

Opcional

para preparar una comida más suculenta, añade granos cocidos fríos, como arroz integral o quinoa, o rebanadas de aguacate.

Ensalada natural

Las ensaladas no tienen que ser entradas. Añade granos enteros y leguminosas, junto con hojas verdes y suficientes verduras crudas o cocidas para preparar una comida completa.

Un gran tazón de hojas verdes: lechuga romana, espinacas verdes, arúgula, col rizada, mezcla de lechugas u otro

1 taza de verduras crudas o cocidas: brócoli o coliflor al vapor, chícharos crujientes, rábanos, pepinos, pimientos u otro de tus favoritos

½-1 taza de frijoles (precocidos o de lata, enjuagados): negros, pintos, cannellini, garbanzos u otro

½-1 taza de granos enteros (precocidos o congelados): arroz integral, quinoa, cebada o el grano que cocinaste en porciones grandes esta semana

Aderezo sin aceite (ve la receta en la página 286)

Tazón natural

Las variaciones de una comida en un tazón son interminables (ve las páginas 294-298 para algunas de nuestras favoritas). Ésta es una fórmula sencilla para preparar tus propios tazones naturales.

1-2 tazas de hojas verdes crudas o al vapor: espinacas, col rizada, lechuga romana u otras

1 taza de granos enteros (precocidos o congelados): arroz integral, quinoa, cebada o el grano que hayas preparado en grandes cantidades esta semana

1-2 tazas de verduras al vapor: brócoli, coliflor, hojas verdes, calabaza u otras

1 taza de frijoles (precocidos o de lata, enjuagados): caliéntalos con caldo de verduras, un poco de salsa de soya o aminoácidos líquidos Bragg y tus hierbas y especias favoritas. Añade suficiente líquido para que se forme una salsa.

Para preparar, acomoda las hojas en un tazón, apila granos y verduras cocidas encima, luego vierte tus frijoles y la salsa sobre todo el tazón, ¡y disfruta!

Opcional:
También puedes experimentar preparando salsas libres de aceite para tus tazones (como la marinara sin aceite de la página 291, o una variedad de salsas de nueces y semillas que puedes preparar fácilmente en tu licuadora de alta potencia).

Licuado natural

A veces necesitas desayunar rápido y un licuado es una opción perfecta. Para los que intentan perder peso, comer en el desayuno (por ejemplo, avena y fruta) en lugar de beber su desayuno (por ejemplo, un licuado), puede ayudarte a alcanzar tus metas más eficientemente. Encontrarás dos de nuestras recetas de licuados favoritas en la página 272, pero cuando quieras preparar el tuyo sigue esta guía:

1 plátano

1 taza de otras frutas (frescas o congeladas): moras, manzana, mango, pera u otras

Un par de puñados de hojas verdes: col rizada, espinacas, lechuga romana u otras

1 pequeño puñado de nueces, o una cucharadita de semillas de chía o linaza molida

Agua o leche vegetal sin endulzar: 1-2 tazas, dependiendo de lo espeso que te guste tu licuado

Licua todos los ingredientes y disfruta

LOS ALIMENTOS ANIMALES EN EL PLAN DE 28 DÍAS DE ALIMENTOS NATURALES

Este plan puede ser 100% vegetal o puedes comer algunos alimentos animales (10% o menos de tus calorías) si lo deseas. Algunas de las recetas que recomendamos incluyen una opción de proteína animal; otras pueden adaptarse fácilmente. Por ejemplo, podrías añadir un poco de pollo a la parrilla o pescado asado a una ensalada o un sofrito, añadir un poco de queso encima de tu pasta o ensalada, o añadir un huevo al desayuno.

Mantén tus alimentos animales en menos de 10% de tus calorías, trátalos como condimento y no los comas más de una vez al día (ve la página 171 para un ejemplo de cantidades) o guárdalos para una ocasión especial una o dos veces a la semana en porciones más grandes.

Cómo usar el menú de 28 días

Diseñamos un menú diario de 28 días de alimentos naturales utilizando las recetas en el capítulo 15 de este libro. Puedes seguirlo exactamente o mezclarlo para adaptarlo a tus preferencias. Si no tienes tiempo, siempre puedes contar con alguno de nuestros básicos naturales (ve la página 252).

Recuerda, queremos que comas lo suficiente y te sientas satisfecho, así que, si alguna de nuestras sugerencias no te llena, añade más fruta o verduras, como un poco de pan de grano entero con tu sopa o empieza tu comida con una gran ensalada que incluya granos y leguminosas.

Conforme adquieras confianza para cocinar y comer naturalmente, utiliza este modelo para crear tus propios menús basándote en tus favoritos. Éstos son algunos principios básicos fundamentales en nuestro plan, los cuales puedes usar cuando empieces a crear el tuyo:

Planea las comidas de toda una semana. Si trabajas de lunes a viernes, podrías hacer tu planeación el viernes en la noche o el sábado en la mañana, incluyendo una lista de compras para que puedas utilizar parte de tu fin de semana en comprar y preparar. Si sigues nuestro plan, ve las recetas que sugerimos y haz las listas de compras correspondientes.

Prepara ingredientes que te sirvan para todo. Especialmente si estás cocinando para una o dos personas, tiene sentido planear varias comidas utilizando ingredientes similares. De esa manera no terminarás con sólo bolsas de fruta o verdura a la mitad, manojos de hierbas, latas de frijoles o frascos de condimentos.

Cocina grandes cantidades. Si puedes dejar un par de horas a la semana para cocinar porciones grandes —preparar ciertos alimentos en grandes cantidades para que los consumas a lo largo de la semana o los congeles en porciones individuales para recalentar—, puedes ahorrar mucho tiempo en tus comidas diarias. A muchas personas les gusta hacerlo el domingo en la tarde o noche. Verás que el plan de 28 días de alimentos naturales incluye una sesión semanal de cocina de grandes porciones, con tareas como:

- Cocina una gran olla de granos enteros
- Cocina una gran olla de frijoles (o usa frijoles de lata si lo prefieres)
- Cocina una gran olla de sopa que puedas recalentar para un par de almuerzos
- Hornea papas o camotes
- Preparara los ingredientes de sándwiches o burritos (hummus, tofu horneado, etcétera)

También puedes:

- Cocer al vapor una gran cantidad de mezcla de verduras; durará varios días y puedes añadirla a ensaladas frías
- Lavar las frutas y las verduras
- Lavar y secar las hojas verdes

- Cortar bastones de zanahoria, apio y pimientos
- Licuar un frasco de aderezo para ensalada sin aceite (ve la receta en la página 286)
- Preparar leche de nueces casera (ve la técnica en la página 271)

Si no tienes tiempo para hacer todo esto o no te sientes con ganas de pasar tiempo en la cocina, considera comprar versiones de estos alimentos ya lavados, picados o preparados que hay disponibles en muchos mercados.

¡Ama tus sobras! Incluso cuando no sea tu sesión semanal de cocina en grandes cantidades, adquiere el hábito de preparar más de lo que necesitarás. Nuestro plan muchas veces reutiliza las sobras de la cena para la comida del día siguiente y te diremos cuándo necesitas cocinar extra. También puedes cocinar y congelarlo en contenedores individuales para las noches en que no tengas tiempo de hacer nada más que descongelar, calentar y servir.

Plan de 28 días de alimentos naturales

Una nota sobre las porciones:
La mayoría de nuestras recetas está diseñada para cuatro personas (a menos de que se indique lo contrario), pero son simples lineamientos y queremos que cocines y comas lo suficiente como para sentirte satisfecho y que adaptes las recetas en concordancia. En nuestras instrucciones para cocinar grandes cantidades te decimos cuántas porciones necesitas preparar por persona para que puedas calcular la cantidad adecuada. Conforme te familiarices con esta forma de cocinar, aprenderás cuánto preparar. Y nunca es un problema si preparas demasiado, sólo cómelo como sobras o congélalo para después.

Semana 1

El fin de semana	Lunes	Martes	Miércoles
Cocina arroz integral *(ve la técnica en la página 295).* Cocina suficiente para al menos cinco porciones por persona. **Hornea tofu** *(ve la técnica en la página 293).* Prepara suficiente para al menos dos porciones por persona. Corta la mitad en cubos (para decorar) y el resto en rebanadas (relleno de sándwich). **Preparar hummus** *(ve la receta en la página 289).* Prepara suficiente para al menos dos porciones por persona. (Si no tienes tiempo, compra hummus sin aceite.) **Prepara sopa de chícharos y espinacas** *(ve la receta en la página 276).* Prepara suficiente para al menos dos porciones por persona. Consejo: no añadas la espinaca todavía; agrégala cuando recalientes para que esté fresca y verde.	**Desayuno** Tazón natural para desayunar con avena o cereal frío, fruta fresca *(ve la página 252 para una receta básica e ideas)* o Licuado *(ve la receta en la página 272); come más fruta fresca si todavía tienes hambre).*	**Desayuno** Tazón natural para desayunar con avena o cereal frío, fruta fresca *(ve la página 252 para una receta básica e ideas)* o Licuado *(ve la receta en la página 272); come más fruta fresca si todavía tienes hambre.*	**Desayuno** Tazón natural para desayunar con avena o cereal frío, fruta fresca *(ve la página 252 para una receta básica e ideas)* o Licuado *(ve la receta en la página 272); come más fruta fresca si todavía tienes hambre.*
	Comida Burrito natural con hummus y verduras Utiliza el hummus que preparaste (o una marca sin aceite) en una tortilla de grano entero y añade muchas hojas verdes y verduras *(ve la receta en la página 252).*	**Comida** Sopa de chícharos y espinacas, pan de grano entero La preparaste el fin de semana; caliéntala, agrega las espinacas baby y disfruta.	**Comida** Sándwich de tofu horneado con aguacate y germen Utiliza el tofu que horneaste el fin de semana como relleno para este delicioso sándwich, junto con mostaza, hojas verdes frescas o germen y jitomate rebanado.
	Cena Tazón romántico de arroz con pollo o tofu *(ve la receta en la página 294).* Utiliza el arroz y los cubos de tofu horneado que preparaste el fin de semana, o añade pollo si prefieres.	**Cena** Penne a la puttanesca con salsa de pimiento rojo asado sobre la pasta de grano entero y ensalada de hojas verdes *(ve la receta en la página 307).*	**Cena** Stroganoff de hongos con arroz integral y ensalada verde *(ve la receta en la página 301).* Puedes calentar el arroz que preparaste al vapor o en el microondas. Nota: Prepara el doble de lo que necesitas; lo comerás de nuevo en la comida de mañana.

Jueves	Viernes	Sábado	Domingo
Desayuno Tazón natural para desayunar con avena o cereal frío, fruta fresca *(ve la página 252 para una receta básica e ideas)* o Licuado *(ve la receta en la página 272); come más fruta fresca si todavía tienes hambre.*	**Desayuno** Tazón natural para desayunar con avena o cereal frío, fruta fresca *(ve la página 252 para una receta básica e ideas)* o Licuado *(ve la receta en la página 272); come más fruta fresca si todavía tienes hambre.*	**Desayuno** Verduras y tofu revueltos *(ve la receta en la página 273).*	**Desayuno** Hot cakes de moras azules y trigo entero *(ve la receta en la página 274).*
Comida Stroganoff de hongos con sobras de arroz integral y ensalada verde	**Comida** Burrito natural con hummus y pesto de hierbas Usa el hummus que preparaste el fin de semana o una marca sin aceite; añade el pesto de hierbas de la noche anterior como condimento y añade muchas verduras frescas.	**Comida** Tazón de arroz con piña y jengibre, y sobras de ensalada Waldorf de col rizada Usa las sobras de la cena de ayer.	**Comida** Ensalada de pasta para picnic con verduras, hierbas y aderezo de tahini, miso y naranja Disfruta la pasta de anoche otra vez para la comida de hoy.
Cena Sopa de chícharos y espinacas, pizza con pan árabe, pesto de hierbas y hojas verdes Usa el resto de la sopa que preparaste el fin de semana *(ve la receta de la pizza con pan árabe en la página 309).* Nota: prepara pesto de hierbas extra para usarlo en el burrito de mañana.	**Cena** Tazón de arroz con piña, jengibre y edamame, ensalada Waldorf de col rizada *(ve las recetas en las páginas 296 y 297).* Prepara más para que sobre para la comida de mañana.	**Cena** Ensalada de pasta para picnic con verduras, hierbas y aderezo de tahini, miso y naranja, verduras al vapor *(ve las recetas en las páginas 312 y 313).* Prepara extra; esta ensalada de pasta se sirve fría y será una comida perfecta para mañana.	**Cena** Camote horneado con crema agria de nuez de la India, verduras al vapor, ensalada *(ve la receta en la página 292).* Nota: Prepararás camotes horneados como parte de tu cocina en grandes cantidades para la siguiente semana, así que prepara suficiente para la cena.

Semana 2

El fin de semana	Lunes	Martes	Miércoles
Hornea camotes Cocina suficiente para tener al menos tres porciones por persona. (*¡Cocina un poco más si quieres intentar preparar nuestro mousse de chocolate y camote en la página 317 esta semana!*) **Cuece quinoa** *(ve la técnica en la página 296).* Cocina suficiente para tener al menos tres porciones por persona. **Cuece frijoles pintos** *(ve la técnica en la página 297).* Cocina suficiente para tener al menos tres porciones por persona. (*Si no tienes tiempo, usa frijoles de lata.*) **Prepara ensalada sin atún** *(ve la receta en la página 285).* Prepara suficiente para tener al menos dos porciones por persona. **Preparar salsa fresca** *(ve la receta en la página 291).* Prepara suficiente para tener al menos dos porciones por persona. (*Es muy fácil de preparar, pero si no tienes tiempo, compra salsa sin aceite.*)	**Desayuno** Tazón natural para desayunar con avena o cereal frío, fruta fresca *(ve la página 252 para una receta básica e ideas)* o Licuado *(ve la receta en la página 272);* come más fruta fresca si todavía tienes hambre.	**Desayuno** Tazón natural para desayunar con avena o cereal frío, fruta fresca *(ve la página 252 para una receta básica e ideas).* Prueba machacar un poco del camote horneado y agregarlo a tu avena con canela. o Licuado *(ve la receta en la página 272);* come más fruta fresca si todavía tienes hambre.	**Desayuno** Tazón natural para desayunar con avena o cereal frío, fruta fresca *(ve la página 252 para una receta básica e ideas)* o Licuado *(ve la receta en la página 272);* come más fruta fresca si todavía tienes hambre.
	Comida Burrito natural con ensalada sin atún Usa la ensalada que preparaste el fin de semana para rellenar tu burrito, junto con hojas verdes frescas o las verduras que tengas en tu refrigerador.	**Comida** Tallarines con ajonjolí y cacahuate Disfruta la cena de anoche como una ensalada fría de tallarines.	**Comida** Sándwich de ensalada sin atún, crema de coliflor y sopa de frijoles blancos con crutones de ajo *(ve la receta en la página 281).*
	Cena Crema de coliflor y sopa de frijoles blancos con crutones de ajo *(ve la receta en la página 281).* ¡Prepara más! Tallarines con ajonjolí y cacahuate *(ve la receta en la página 305).* Prepara más para la comida de mañana; son sensacionales fríos.	**Cena** Gran tazón de bienestar *(ve la receta en la página 295).* Usa quinoa precocida para esta comida nutritiva en tazón.	**Cena** Tacos de frijoles refritos y aguacate *(ve la receta en la página 311).* Usa los frijoles pintos que cocinaste el fin de semana. Prepara más frijoles refritos para usarlos en el burrito de la comida de mañana. Usa salsa fresca también.

Jueves	Viernes	Sábado	Domingo
Desayuno Tazón natural para desayunar con avena o cereal frío, fruta fresca *(ve la página 252 para una receta básica e ideas)* o Licuado *(ve la receta en la página 272)*; come más fruta fresca si todavía tienes hambre.	**Desayuno** Tazón natural para desayunar con avena o cereal frío, fruta fresca *(ve la página 252 para una receta básica e ideas)* o Licuado *(ve la receta en la página 272)*; come más fruta fresca si todavía tienes hambre.	**Desayuno** Verduras y tofu revueltos *(ve la receta en la página 273)*.	**Desayuno** Hot cakes de moras azules y trigo entero *(ve la receta en la página 274)*.
Comida Burrito natural Usa los frijoles refritos extra de anoche junto con quinoa cocida, salsa, aguacate y lechuga para preparar un burrito delicioso con tu tortilla de grano entero favorita.	**Comida** Ensalada natural con quinoa y frijoles pintos Usa lo que queda de tu quinoa precocida y los frijoles para llenar tu gran ensalada.	**Comida** Burrito natural con hummus, hojas verdes y verduras *(ve la receta en la página 252)*.	**Comida** Chili picante con frijoles y verduras *(ve la receta en la página 283)*. Prepararás este suculento platillo para la siguiente semana en grandes cantidades, pero adelántate para prepararlo como comida también.
Cena Camote machacado, ensalada Waldorf de col rizada *(ve la receta en la página 287)*. Usa parte de tu camote horneado.	**Cena** Pizza con pan árabe, pesto de hierbas y hojas verdes *(ve la receta en la página 309)*. Prueba diferentes verduras de la última vez que preparaste eso. Prepara mucho más pesto, lo necesitarás mañana en la cena.	**Cena** Espagueti de grano entero con pesto de hierbas y verduras horneadas Usa la mitad del pesto extra que preparaste anoche como salsa para la pasta. Usa el resto para bañar las verduras (lo que tengas en el refrigerador) y hornearlas hasta que empiecen a dorarse.	**Cena** Papas al horno con crema agria de nuez de la India y cebollín, ensalada Hornearás papas como parte de tu preparación de grandes cantidades para la próxima semana, ¡así que prepara suficientes para la cena también! *(Ve la receta en la página 292)*.

Semana 3

El fin de semana	Lunes	Martes	Miércoles
Hornea papas Prepara suficiente para tener al menos dos porciones por persona.	**Desayuno** Tazón natural para desayunar con avena o cereal frío, fruta fresca *(ve la página 252 para una receta básica e ideas)*	**Desayuno** Tazón natural para desayunar con avena o cereal frío, fruta fresca *(ve la página 252 para una receta básica e ideas)*	**Desayuno** Tazón natural para desayunar con avena o cereal frío, fruta fresca *(ve la página 252 para una receta básica e ideas)*
Prepara hummus de frijoles blancos *(ve la receta en la página 289; sustituye los frijoles cannellini por garbanzos).* Prepara suficiente para tener al menos dos porciones por persona.	o Licuado *(ve la receta en la página 272)*; come más fruta fresca si todavía tienes hambre.	o Licuado *(ve la receta en la página 272)*; come más fruta fresca si todavía tienes hambre.	o Licuado *(ve la receta en la página 272)*; come más fruta fresca si todavía tienes hambre.
Cuece cebada (o arroz integral si prefieres libre de gluten *(ve la técnica en la página 295).* Prepara suficiente para tener al menos dos porciones por persona.	**Comida** Burrito natural con hummus de frijoles blancos y verduras *(ve la receta en la página 252)*; usa el hummus que preparaste el fin de semana.	**Comida** Sobras de curry de tempeh con camote y ejotes	**Comida** Sándwich de grano entero con hummus de frijoles blancos, pimientos rojos horneados y aguacate
Prepara chili picante con frijoles y verduras *(ve la receta en la página 283).* Prepara suficiente para tener al menos tres porciones por persona.	**Cena** Curry de tempeh con camote y ejotes, arroz integral, ensalada *(ve la receta en la página 302).* Prepara más curry para que puedas comerlo mañana en la comida.	**Cena** Tazón natural con pasta y salsa marinara sin aceite *(ve la receta en la página 291).* Sé creativo con las verduras que tengas en el refrigerador, cocínalas al vapor y añádelas a una pasta de grano entero para preparar un tazón simple con la salsa marinara que preparaste el fin de semana.	**Cena** Chili picante con frijoles y verduras sobre cebada (o arroz integral si prefieres libre de gluten), ensalada verde Usa el chili y la cebada que preparaste el fin de semana.
Prepara marinara sin aceite *(ve la receta en la página 291).* Prepara suficiente para tener al menos una porción por persona, y un poco más para congelar. (Si no tienes tiempo, compra marinara sin aceite.)			

Jueves	Viernes	Sábado	Domingo
Desayuno Tazón natural para desayunar con avena o cereal frío, fruta fresca *(ve la página 252 para una receta básica e ideas)* o Licuado *(ve la receta en la página 272)*; come más fruta fresca si todavía tienes hambre.	**Desayuno** Tazón natural para desayunar con avena o cereal frío, fruta fresca *(ve la página 252 para una receta básica e ideas)* o Licuado *(ve la receta en la página 272)*; come más fruta fresca si todavía tienes hambre.	**Desayuno** Verduras y tofu revueltos *(ve la receta en la página 273).*	**Desayuno** Hot cakes de moras azules y trigo entero *(ve la receta en la página 274).*
Comida Sobras de chili picante con frijoles y verduras, ensalada verde	**Comida** Sobras de Stroganoff de hongos, cebada y ensalada verde	**Comida** Sobras de ensalada asiática de arroz salvaje y col rizada	**Comida** Sobras de ensalada natural con hamburguesas vegetariana y especias de la India Rebana las hamburguesas extra que preparaste anoche para decorar una rica ensalada con granos enteros y muchas verduras.
Cena Stroganoff de hongos con puré de papa y ensalada Waldorf de col rizada *(ve las recetas en las páginas 301 y 287).* ¡Prepara extra para la comida de mañana! ¿Recuerdas el delicioso Stroganoff de hongos con arroz integral de la semana 1? Ahora pruébalo como complemento del puré de papa (prepáralo con papas horneadas, machacadas con un poco de leche vegetal).	**Cena** Ensalada asiática de arroz salvaje y col rizada, con semillas tostadas y aderezo de miso y cítricos *(ve la receta en la página 288).* ¡Prepara más para la comida de mañana!	**Cena** Hamburguesas vegetarianas con especias de la India, camote frito sin aceite *(ve las recetas en las páginas 303 y 305).*	**Cena** Crema de coco y elote, pan de grano entero, verduras al vapor *(ve la receta en la página 279).* Prepararás esta deliciosa sopa en grandes cantidades para la siguiente semana, así que prepara suficiente para cenar hoy también. Sírvela con pan de grano entero y verduras al vapor.

Semana 4

El fin de semana	Lunes	Martes	Miércoles
Tempeh horneado *(ve la técnica en la página 293).* Prepara suficiente para tener al menos cuatro porciones por persona. **Cuece frijoles negros** *(ve la técnica en la página 297).* Prepara suficiente para tener al menos tres porciones por persona. **Cuece arroz integral** *(ve la técnica en la página 295).* Prepara suficiente para tener al menos tres porciones por persona. **Prepara crema de coco y elote** *(ve la técnica en la página 279).* Prepara suficiente para tener al menos dos porciones por persona. **Prepara salsa fresca** *(ve la técnica en la página 291).* Prepara suficiente para tener al menos tres porciones por persona. (*Si no tienes tiempo, compra salsa sin aceite.*)	**Desayuno** Tazón natural para desayunar con avena o cereal frío, fruta fresca *(ve la página 252 para una receta básica e ideas)* o Licuado *(ve la receta en la página 272);* come más fruta fresca si todavía tienes hambre. **Comida** Burrito natural con tempeh horneado, hummus, hojas verdes y otras verduras *(ve la receta en la página 252).* **Cena** Sofrito jap chae con tallarines *(ve la receta en la página 306).* Prepara más para que puedas comerlo el miércoles.	**Desayuno** Tazón natural para desayunar con avena o cereal frío, fruta fresca *(ve la página 252 para una receta básica e ideas)* o Licuado *(ve la receta en la página 272);* come más fruta fresca si todavía tienes hambre. **Comida** Ensalada de frijoles negros con aderezo de aguacate y limón *(ve la receta en la página 286).* Es una ensalada fácil de preparar utilizando los frijoles precocidos y elote congelado. Sirve sobre una cama de hojas verdes. **Cena** Tazón de arroz con piña, jengibre y edamame *(ve la receta en la página 296).*	**Desayuno** Tazón natural para desayunar con avena o cereal frío, fruta fresca *(ve la página 252 para una receta básica e ideas)* o Licuado *(ve la receta en la página 272);* come más fruta fresca si todavía tienes hambre. **Comida** Sofrito jap chae con tallarines Recalienta las sobras de la cena del lunes para la comida. **Cena** Tazón de tacos Austin *(ve la receta en la página 297).* Usa tus frijoles negros precocidos y arroz integral para preparar este rápido platillo. Prepara más para que utilices las sobras en un burrito mañana.

Jueves	Viernes	Sábado	Domingo
Desayuno Tazón natural para desayunar con avena o cereal frío, fruta fresca *(ve la página 252 para una receta básica e ideas)* o Licuado *(ve la receta en la página 272); come más fruta fresca si todavía tienes hambre.*	**Desayuno** Tazón natural para desayunar con avena o cereal frío, fruta fresca *(ve la página 252 para una receta básica e ideas)* o Licuado *(ve la receta en la página 272); come más fruta fresca si todavía tienes hambre.*	**Desayuno** Verduras y tofu revueltos *(ve la receta en la página 273).*	**Desayuno** Hot cakes de moras azules y trigo entero *(ve la receta en la página 274).*
Comida Burrito natural Utiliza las sobras del tazón de tacos de anoche para preparar un fácil burrito en la comida.	**Comida** Sándwich de grano entero con tempeh Utiliza el tempeh horneado y añade lechuga y jitomate.	**Comida** Sopa picante de tortilla con frijoles negros Disfruta las sobras de la sopa de anoche para comer.	**Comida** Sobras del penne a la puttanesca con salsa de pimiento rojo asado, ensalada verde
Cena Crema de coco y elote, pan de grano entero, ensalada Usa las sobras de la sopa que hiciste el fin de semana para esta cena sencilla y suculenta.	**Cena** Sopa de tortilla picante con frijoles negros *(ve la receta en la página 278).* Usa lo último de tus frijoles negros para esta sopa de viernes en la noche.	**Cena** Penne a la puttanesca con salsa de pimiento rojo asado, ensalada verde *(ve la receta en la página 307).* ¿Recuerdas esta deliciosa pasta ácida de la semana 1? Prepara suficiente para que la disfrutes en la comida de mañana también.	**Cena** Cacciatore de papa rellena con una gran ensalada natural *(ve las recetas en las páginas 314 y 253).* Puedes planear cocinar papas al horno en grandes cantidades para la próxima semana mientras preparas tu cena.

Capítulo 15

Recetas con alimentos naturales

DESAYUNOS
- Malteada de fruta y avena
- *Cómo cocer avena*
- *Cómo preparar leche de nueces*
- Licuado de pay de calabaza
- Licuado verde para desayunar
- Verduras y tofu revueltos
- Hot cakes de moras azules con trigo entero

SOPAS
- Sopa de chícharos y espinacas
- *Cómo saltear sin aceite*
- Sopa de tortilla picante con frijoles negros
- *Mezcla de especias mexicana*
- Crema de coco y elote
- *Cómo preparar totopos sin aceite*
- Crema de coliflor y sopa de frijoles blancos con crutones de ajo
- Chili picante con frijoles y verduras

ENSALADAS
- Ensalada sin atún
- Ensalada de frijoles negros con aderezo de aguacate y limón
- *Cómo preparar aderezo para ensalada sin aceite*

- Ensalada Waldorf de col rizada
- Ensalada asiática de arroz salvaje y col rizada, con semillas tostadas y aderezo de miso y cítricos

UNTABLES, SALSAS Y RELLENOS PARA SÁNDWICH
- Hummus sencillo sin aceite
- Salsa BBQ de tahini picante
- *Cómo preparar glaseado de vinagre balsámico blanco*
- Salsa marinara sin aceite
- Salsa fresca
- Crema agria de nuez de la India
- Cómo preparar tofu o tempeh horneados

TAZONES NATURALES
- Tazón romántico de arroz
- *Cómo cocer arroz*
- Gran tazón de bienestar
- *Cómo cocer quinoa*
- Tazón de arroz con piña, jengibre y edamame
- *Cómo cocer frijoles*
- Tazón de tacos Austin
- Pico de gallo con pimiento
- Crema de aguacate y jalapeño

ENTRADAS
- Stroganoff de hongos
- Curry de tempeh con camote y ejotes
- Hamburguesas vegetarianas con especias de la India
- *Cómo preparar frituras sin aceite*
- Tallarines con ajonjolí y cacahuate
- Sofrito jap chae
- Penne a la puttanesca con salsa de pimiento rojo asado
- Pizza con pan árabe, pesto de hierbas y hojas verdes
- Pesto de hierbas sin aceite
- Tacos de frijoles refritos y aguacate

- Ensalada de pasta para picnic con verduras, hierbas y aderezo de tahini, miso y naranja
- Cacciatore de papa rellena

POSTRES Y DULCES
- Galletas de avena y pasas
- Mousse de chocolate y camote
- Nieve de frambuesa

Desayunos

Malteada de fruta y avena

Creada por Derek Sarno
Rinde 2 porciones

¿Preparaste demasiada avena? Ésta es una forma muy útil de utilizar la avena extra para una malteada rápida y nutritiva con opciones de sabor.

1 taza de avena ya preparada y fría (ve la técnica básica abajo)
1 manzana sin corazón y troceada
1 plátano pelado y cortado a la mitad
1 taza de espinacas baby
2 tazas de agua de coco
2 tazas de hielo
½ cucharadita de canela molida
1 cucharadita de extracto de vainilla

Agrega todos los ingredientes a la licuadora.
Licua de bajo a alto durante varios minutos, hasta que esté suave.

Nota
juega con diferentes versiones utilizando leche vegetal en lugar de agua de coco para más cremosidad, o usando diferentes frutas, como moras o mango (frescas o congeladas). Ajusta la textura añadiendo más o menos líquido.

Por porción: 270 calorías, 1.5 gramos de grasa total, 0 gramos de grasa saturada, 0 miligramos de colesterol, 65 miligramos de sodio, 58 gramos de carbohidratos totales (7 gramos de fibra dietética, 28 gramos de azúcar, 0 gramos de azúcares añadidos), 5 gramos de proteína, 2 miligramos de hierro.

CÓMO COCER AVENA

La avena es un desayuno maravillosamente nutritivo que permite muchas variaciones de complementos y sabores. Puedes probar las hojuelas de avena, las cuales se cuecen rápidamente y tienen una textura suave, o la avena cortada, que tarda un poco más y produce una avena más gelatinosa. La avena puede prepararse con agua o con tu leche vegetal favorita (aunque esta opción aumenta la densidad calórica). También puedes cocinar avena durante la noche: sólo hiérvela, apaga la flama y tapa la olla. En la mañana sólo debes recalentar y servir.

- **Hojuelas de avena:** usa 1 taza de avena seca por 2 tazas de agua o leche vegetal. Deja que hierva, baja la flama, mueve ocasionalmente hasta que la avena esté suave y tenga la consistencia que prefieras (entre 5 y 12 minutos).
- **Avena cortada:** usa 1 taza de avena seca por 2 o 3 trazas de agua o leche vegetal. Deja que hierva, baja la flama, mueve ocasionalmente, hasta que la avena esté suave y tenga la consistencia que prefieras (entre 10 y 30 minutos, dependiendo de la marca). Si tienes una arrocera, intenta remojar la avena durante la noche, luego enciéndela en la mañana; tu avena estará lista en 20 minutos más o menos.
- **Complementos:** añade algunas moras congeladas y algunas nueces, o un puñado pequeño de pasas, fruta fresca, camote cocido con canela, vuélvela salada con salsa tamari, espinacas y nueces picadas. ¡Sé creativo!

CÓMO PREPARAR LECHE DE NUECES

1 taza de nueces rinde alrededor de 2¾ tazas

Preparar leche de nueces es fácil, sólo dales tiempo para remojarse. Intenta con almendras, nueces de Castilla, nueces de la India o avellanas.

Remoja las nueces al menos 10 horas en agua fría.

Agrega las nueces y 3 tazas de agua fresca a la licuadora y licua hasta que quede suave.

Cuela la leche en una manta de cielo de doble grosor, un colador fino o una bolsa para leches vegetales (opcional).

Nota: a menos de que utilices la leche de nueces para café o té, no necesita colarse y puede mantener toda la fibra saludable. Sólo revuélvela cada vez que la utilices.

Refrigérala en un contenedor hermético hasta por tres días.

Licuado de pay de calabaza

Rinde 2 porciones

Este delicioso y saludable licuado está lleno de nutrientes. Decora cada porción con linaza molida o una pizca de nuez moscada si gustas.

1 taza de puré de calabaza
1 plátano maduro grande
1 taza de leche de soya o de almendra sin endulzar
2 dátiles sin hueso
½ cucharadita de extracto de vainilla puro
1¼ de cucharaditas de especias para pay de calabaza
5 hielos
Linaza molida, al gusto (opcional)
1 pizca de nuez moscada (opcional)

Agrega todos los ingredientes a la licuadora y licua hasta que quede suave.

Por porción: 150 calorías, 2.5 gramos de grasa total, 0 gramos de grasa saturada, 0 miligramos de colesterol, 65 miligramos de sodio, 30 gramos de carbohidratos totales (4 gramos de fibra dietética, 17 gramos de azúcar, 0 gramos de azúcares añadidos), 5 gramos de proteína, 1 miligramo de hierro.

Licuado verde para desayunar

Creada por Chad Sarno
Rinde 2 porciones

Este licuado lleno de verduras y frutas es una comida nutritiva para llevar. Al añadir el té verde matcha en polvo, este licuado te dará la energía que necesitas para empezar tu día.

1 taza de pepino pelado y picado (1 pepino mediano)
2-3 tazas de hojas de col rizada
½ taza de espinacas baby
1 plátano pelado

½ taza de mango congelado

3 cucharadas de corazones de cáñamo (puedes comprarlas en la mayoría de las tiendas naturistas)

1 cucharadita de matcha (puedes encontrar este té verde en polvo en la sección de tés de la mayoría de las tiendas naturistas)

1 taza de la leche vegetal de tu elección, sin endulzar

Agrega todos los ingredientes a la licuadora y licua a velocidad alta hasta que esté suave.

Por porción: 210 calorías, 8 gramos de grasa total, 1 gramo de grasa saturada, 0 miligramos de colesterol, 120 miligramos de sodio, 29 gramos de carbohidratos totales (3 gramos de fibra dietética, 18 gramos de azúcar, 0 gramos de azúcares añadidos), 8 gramos de proteína, 3 miligramos de hierro.

Verduras y tofu revueltos

Rinde 4 porciones

Esta alternativa vegana y cargada de verduras en lugar de los huevos revueltos es un desayuno, una comida o una cena grandiosos. Picar finamente las verduras en un procesador de alimentos ahorra tiempo, y este paso puede hacerse una noche antes de la mañana frenética. Sírvelo con tortillas de grano entero y tu salsa picante favorita si gustas.

2 tazas de hojas de espinacas ligeramente compactadas

1 jitomate grande, cortado en cuartos

½ pimiento rojo o amarillo, cortado en cuartos

½ cebolla morada, cortada en cuartos

3 dientes de ajo

1 paquete de tofu firme (400 gramos), bien escurrido*

⅛ de cucharadita de sal de mar fina

En un procesador de alimentos, agrega las espinacas, el jitomate, el pimiento, la cebolla y el ajo, y pulsa hasta que estén picados finamente (o

* Para colar, quita el empaque, envuélvelo en toallas de papel y presiona ligeramente.

pícalos con un cuchillo). Esta mezcla puede taparse y refrigerarse hasta un día.

Agrega la mezcla de verduras a una sartén grande y cocínalas a fuego medio-alto. Desmorona el tofu y espolvoréale la sal. Cocina, moviendo y rompiendo cualquier pedazo grande de tofu, hasta que casi todo el líquido se haya evaporado, alrededor de 8 minutos. Sirve caliente.

Por porción: 120 calorías (60 de grasa), 7 gramos de grasa total, 1 gramo de grasa saturada, 0 miligramos de colesterol, 100 miligramos de sodio, 7 gramos de carbohidratos totales (2 gramos de fibra dietética, 2 gramos de azúcar, 0 gramos de azúcares añadidos), 12 gramos de proteína, 2.7 miligramos de hierro.

Hot cakes de moras azules con trigo entero

Rinde 4 porciones

Estos hot cakes de trigo entero están salpicados de moras azules calientes y son un gusto saludable en la mañana. Congela hot cakes en torres de tres para los desayunos de la semana.

2 tazas de harina de trigo entero para pastelería
2 cucharaditas de polvo para hornear
1 cucharadita de canela molida
¼ de cucharadita de sal de mar fina
1 taza de leche de almendra sencilla, leche de soya o leche de arroz, sin endulzar
¼ de taza de salsa de manzana sin endulzar
1 cucharadita de extracto de vainilla
1¼ tazas de moras azules frescas o congeladas

En un tazón grande, revuelve la harina, el polvo para hornear, la canela y la sal. En otro tazón, revuelve la leche de almendra, ¼ o ½ taza de agua (o leche de almendra adicional), salsa de manzana y vainilla hasta que esté bien incorporado. Vierte la mezcla de leche a la mezcla de harina y revuelve hasta incorporar. Deja la mezcla reposar 10 minutos (la masa estará muy espesa).

Calienta una sartén de hierro o una sartén antiadherente sobre fuego medio. Agrega las moras azules a la masa. Vierte alrededor de ¼ de taza de masa en la sartén y cocínala alrededor de 2 minutos o hasta que se dore de abajo. Voltéala y cocínala 1 o 2 minutos más, hasta que esté bien cocida.

Por porción (alrededor de 3 hot cakes): 260 calorías (15 de grasa), 2 gramos de grasa total, 0 gramos de grasa saturada, 0 miligramos de colesterol, 350 miligramos de sodio, 52 gramos de carbohidratos totales (10 gramos de fibra dietética, 7 gramos de azúcar, 0 gramos de azúcares añadidos), 9 gramos de proteína, 3 miligramos de hierro.

Sopas

Sopa de chícharos y espinacas

Creada por Derek Sarno
Rinde 4-6 porciones

Hay algo muy nutritivo sobre un tazón caliente de sopa en tus manos, con tu pan de grano entero favorito. Esta sopa reconfortante es una comida completa perfecta para los días fríos.

1 taza de cebolla blanca picada
½ taza de zanahoria picada
½ taza de apio picado
1 taza de papas rojas
4 dientes de ajo picados finamente
1 cucharada de tomillo fresco picado finamente
7-8 tazas de caldo de verduras bajo en sodio (al gusto)
1½ tazas de chícharos secos remojados una noche*
¼ de taza de perejil, ligeramente compactado, picado, y más para
   decorar
2 cucharadas de jugo de limón fresco
1 cucharadita de pimienta negra molida
115 gramos de espinacas baby
1 limón cortado en cuartos para decorar

Calienta la olla a fuego medio-alto. Cuando esté caliente, agrega la cebolla y saltéala (ve la técnica en la página 277) hasta que la cebolla empiece a pegarse y se transparente un poco. Añade la zanahoria, el apio, las papas, el ajo y el tomillo, revuelve bien y permite que se cocinen otros 2 minutos. Agrega alrededor ¼ de taza de caldo de verduras para despegarlo de la olla si es necesario.

Agrega los chícharos y el caldo de verduras. Déjalo hervir y permite que se cocine a fuego medio-bajo alrededor de 20 o 25 minutos.

* Si no remojas los chícharos, duplica el tiempo de cocción (ve las indicaciones de arriba para más detalles).

CÓMO SALTEAR SIN ACEITE

Cocinar sin aceite puede ser nuevo para ti, pero no es difícil, y es una forma fácil de preparar comidas mucho más saludables.

* **Para las cebollas:** Calienta una sartén a fuego medio-alto. Cuando esté caliente, agrega las cebollas y saltéalas en seco, moviendo frecuentemente hasta que empiecen a pegarse, empieces a ver cierta coloración al fondo de la olla y las cebollas empiecen a transparentarse. Añade alrededor de 2-3 cucharadas de caldo de verduras (o agua) para despegarlas de la olla y caramelizar las cebollas para empezar tu platillo.
* **Para otras verduras:** Calienta una sartén sobre fuego medio-alto y añade un poco de caldo de verduras o agua para cocerlas al vapor.

Añade el perejil, el jugo de limón, la pimienta y un poco más de caldo si necesitas adelgazarlo. Permite que se cocine 5 u 8 minutos más.

Apaga la flama y agrega las espinacas. Las espinacas se cocerán al vapor y se suavizarán con el calor de la sopa conforme las añadas.

Decora con perejil fresco y cuartos de limón.

Revuelve y sirve con una rebanada de tu pan de grano entero favorito.

Nota
También puedes prepararlo en una olla de cocción lenta durante 6 u 8 horas.

Por porción: 290 calorías, 1 gramo de grasa total, 0 gramos de grasa saturada, 0 miligramos de colesterol, 260 miligramos de sodio, 56 gramos de carbohidratos totales (17 gramos de fibra dietética, 12 gramos de azúcar, 0 gramos de azúcares añadidos), 18 gramos de proteína, 4 miligramos de hierro.

Sopa de tortilla picante con frijoles negros

Rinde 8 porciones

Esta sopa sencilla y picante es genial para fiestas. Crea un bufet para "preparar tu propia sopa" con aguacate, crema agria de nuez de la India (ve la receta en la página 292), lechuga picada, cebolla morada y muchas hierbas frescas, luego deja que los invitados creen sus propios tazones.

4 tortillas de maíz
1 cebolla amarilla pelada y picada (alrededor de 1 taza)
1 chile jalapeño sin semillas, picado
2 cucharadas de mezcla mexicana de especias
    (ve la receta abajo)
Ralladura y jugo de 1 limón
2 latas (de 800 gramos) de jitomates picados sin sal añadida
    (o 2 kilogramos de jitomates frescos, picados)
¼ de taza de cilantro fresco picado
1 lata (de 400 gramos) de frijoles negros sin sal añadida, colados y
    enjuagados, para decorar
1 aguacate picado, para decorar

Precalienta el horno a 175 °C. Acomoda las tortillas en una sola capa sobre una charola para hornear. Cocínalas alrededor de 10 minutos, volteándolas a la mitad del tiempo. Sácalas del horno cuando estén crujientes. Rómpelas en trozos medianos.

Calienta una olla honda a fuego alto. Agrega la cebolla, el jalapeño, la mezcla mexicana de especias y la ralladura de limón. Cocínalos hasta que las especias suelten su aroma y la cebolla empiece a suavizarse, alrededor de 3 minutos. Agrega agua como sea necesario para evitar que se queme. Añade los jitomates picados y 2 tazas de agua. Espera que hierva, baja la flama a fuego lento y tapa la olla. Déjala cocinar entre 15 y 20 minutos. Haz puré la sopa con un bastón de inmersión. Agrega el jugo de limón y el cilantro. Sirve con trozos de tortilla horneada sin aceite (ve detalles de la técnica abajo), frijoles negros y aguacate.

Por porción (alrededor de 1 taza): 170 calorías (40 de grasa), 4.5 gramos de grasa total, 0.5 gramos de grasa saturada, 0 miligramos de colesterol, 30 miligramos de sodio, 27 gramos de carbohidratos totales (17 gramos de fibra dietética, 8 gramos de azúcar, 0 gramos de azúcares añadidos), 6 gramos de proteína, 1 miligramo de hierro.

MEZCLA MEXICANA DE ESPECIAS

Rinde 6 cucharadas aproximadamente

Mezcla estas especias de gran sabor para resaltar cualquier platillo, desde un simple arroz con frijoles o tacos de tofu, hasta una crema de calabaza. Guárdala en un contenedor hermético.

- 2 cucharadas de páprika
- 2 cucharadas de chile en polvo sin sal añadida
- 1½ cucharaditas de cebolla en polvo
- 1½ cucharaditas de ajo en polvo
- 1½ cucharaditas de comino molido
- 1½ cucharaditas de pimienta negra molida
- ¼ de cucharadita de pimienta cayena o chile chipotle molido (opcional)

Crema de coco y elote

Creada por Derek Sarno
Rinde 6 porciones

¡Nutritiva, divertida y deliciosa! Es una de nuestras favoritas.

3 papas rojas, peladas y cortadas en cubos grandes
5-6 dientes de ajo
1 taza de cebolla blanca picada
1 cucharada de ajo picado finamente
2 cucharadas de jengibre picado finamente
1 cucharadita de pimienta negra molida
1 cucharadita de hojuelas de chile de árbol
1 hoja de laurel
1 kilogramo de elotes frescos o congelados, desgranados

1 lata (de 400 mililitros) de leche de coco

Jugo de 2 limones

¼ de taza de hojas de menta frescas, troceadas, más algunas
enteras para decorar

1 cucharadita de sal de mar fina

CÓMO PREPARAR TOTOPOS SIN ACEITE

Los totopos de tortilla están cargados con aceite y sal, ¡pero puedes preparar fácilmente una versión más saludable en casa! Corta tortillas de grano entero en triángulos, esparce páprika o pimienta cayena (si te gustan picantes) y hornéalas a 175 °C hasta que estén crujientes.

Agrega las papas y los dientes de ajo enteros a una olla mediana con suficiente agua para cubrirlos. Hiérvelos y cocínalos hasta que estén suaves y puedas encajarles fácilmente un tenedor. Cuélalos, enjuágalos y guarda el agua de la cocción, el equivalente a 6 tazas.

Calienta una olla grande sobre fuego medio-alto. Cuando se caliente, añade la cebolla y saltéala en seco (ve la técnica en la página 277), moviendo frecuentemente hasta que la cebolla empiece a pegarse ligeramente y veas un poco de color en el fondo de la olla, alrededor de 1 o 2 minutos. Agrega ajo picado, jengibre, pimienta negra y chile de árbol, y revuelve otro minuto.

Añade el caldo de papa (el agua que sobró de la cocción), el laurel y ½ kilogramo de elote. Espera a que hierva. Una vez que suelte el hervor, baja la flama a fuego medio-bajo y déjalos cocerse a fuego lento.

Aparte, en una licuadora, añade la otra mitad de elote, 1 taza de las papas cocidas y la leche de coco, y licua hasta que adquiera una consistencia cremosa (añade un poco más de agua si es necesario para suavizarla y que se licue parejo).

Lentamente añade esta mezcla cremosa a la olla, revolviendo bien con los otros ingredientes. Añade el resto de papas cocidas picadas y permite que la mezcla vuelva a hervir, moviendo constantemente.

Justo antes de servir, añade el jugo de limón y sal, e incorpora la menta troceada. Decora con menta fresca entera; es opcional agregar chiles adicionales.

Variaciones

Esta receta tan versátil se presta para variaciones creativas. Añadir albahaca es una buena suma a la menta y también para decorar. Para los amantes de lo picante, añade chiles rojos o jalapeños; también son buenos para decorar en esas ocasiones especiales. Para una avena más salada y espesa, revuelve 1 taza de avena enjuagada al mismo tiempo que el agua. Para un estilo festivo, ten la opción de otros condimentos, como germen de frijol fresco, cilantro, menta, albahaca y una variedad de verduras, para decorar.

Por porción: 370 calorías, 15 gramos de grasa total, 12 gramos de grasa saturada, 0 miligramos de colesterol, 420 miligramos de sodio, 60 gramos de carbohidratos totales (6 gramos de fibra dietética, 8 gramos de azúcar, 0 gramos de azúcares añadidos), 8 gramos de proteína, 4 miligramos de hierro.

Crema de coliflor y sopa de frijoles blancos con crutones de ajo

Creada por Chad Sarno
Rinde 4-6 porciones

La combinación de coliflor cremosa y frijoles cannellini es la mejor prescripción para un día frío. Acompaña esta rica sopa con crutones de ajo para una comida nutritiva entera o como un principio delicioso antes de varios platillos.

SOPA

2 tazas de cebolla blanca picada

¼ de taza de ajo picado

7 tazas de caldo de verduras bajo en sodio

4 tazas de floretes de coliflor

½ taza de camote blanco pelado y picado en cubos

1 lata (de 400 gramos) de frijoles cannellini blancos, colados y bien enjuagados

2 cucharadas de levadura nutricional

¼ de cucharadita de pimienta blanca molida

1½ cucharadas de cebolla granulada

1½ cucharadas de ajo granulado

Sal de mar, al gusto

CRUTONES

4 rebanadas de pan de grano entero cortadas en cubos grandes

1 cucharada de ajo granulado

½ cucharada de cebolla granulada

¼ de cucharadita de pimienta negra molida

Chorrito de caldo de verduras bajo en sodio

Calienta una olla para sopa sobre fuego medio-alto. Cuando esté caliente, añade la cebolla y saltéala en seco hasta que empiece a pegarse y se transparente ligeramente (ve la técnica en la página 277). Agrega el ajo y revuelve bien, salteándolo otros 2 minutos. Vierte alrededor de ¼ de taza de caldo de verduras para despegar la cebolla del fondo de la olla y revuelve bien.

Baja la flama a fuego medio. Añade los ingredientes restantes y déjalos cocerse alrededor de 12 minutos. Apaga la flama.

Quita la olla del fuego y, usando un bastón de inmersión, licua la sopa hasta que tenga una consistencia suave. De lo contrario, viértela con cuidado en una licuadora y lícuala hasta que esté suave, luego devuélvela a la olla. Coloca la olla a fuego bajo y déjala cocinarse 5 u 8 minutos, permitiendo que la sopa se reduzca un poco. Sazona con sal al gusto.

Para preparar los crutones: precalienta el horno a 175 °C. En un tazón, revuelve el pan con las especias y el caldo de verduras. El caldo ayudará a que las especias se adhieran al pan.

Acomódalos en una charola para hornear cubierta con papel encerado y hornéalos entre 4 y 6 minutos, o hasta que estén crujientes. Saca los crutones y utilízalos para esta sopa o para ensaladas.

Por porción (sopa y crutones): 230 calorías, 2 gramos de grasa total, 0 gramos de grasa saturada, 0 miligramos de colesterol, 440 miligramos de sodio, 39 gramos de carbohidratos totales (6 gramos de fibra dietética, 12 gramos de azúcar, 0 gramos de azúcares añadidos), 11 gramos de proteína, 2 miligramos de hierro.

Chili picante con frijoles y verduras

Creada por Derek Sarno
Rinde 4-6 porciones

Ésta es una receta ideal para una olla de cocción lenta. Puedes dejarla y olvidarte durante horas. Entre más lento se cocine, más sabor tendrá. Si no tienes una olla de cocción lenta, prepáralo en la estufa, en una olla grande. Debe ser suficiente para que te sobren porciones. Sirve acompañándolo con arroz integral, cebada, farro u otro grano entero.

- 2 latas (de 400 gramos) de alubias (sin sal añadida), coladas
- 2 latas (de 400 gramos) de frijoles pintos (sin sal añadida), colados
- 1 lata (de 800 gramos) de jitomates picados (sin sal añadida)
- 1 lata (de 700 gramos) de jitomates secos
- 1 lata (de 200 gramos) de pasta de tomate
- ½ taza de dátiles, molidos (remójalos en agua caliente durante una hora y machácalos para formar una pasta)
- 1 camote de buen tamaño, pelado y picado en cubos medianos
- 2 zanahorias grandes, cortadas en medias lunas gruesas
- 1 nabo grande, picado
- 1 cebolla mediana, picada
- 4 cucharadas de chile en polvo
- 4 cucharadas de comino molido
- 1 cucharada de ajo granulado
- 1 cucharada de cebolla granulada
- 1 cucharada de pimienta negra molida
- 1 cucharadita de sal de mar gruesa (opcional)
- 1 cucharadita de páprika ahumada
- 2 hojas de laurel

En olla de cocción lenta: Añade todos los ingredientes, revuelve para incorporar y cocínalo entre 4 y 6 horas a temperatura alta, o entre 6 y 8 horas en baja.

En la estufa: Añade todos los ingredientes, revuelve para incorporar y cocina a fuego medio-bajo durante varias horas, moviendo constantemente para evitar que se queme y se pegue al fondo de la olla. Si tienes una olla holandesa, precalienta el horno a 150 °C y mete la olla para que se cueza a 160 °C durante 3 horas, moviendo cada 30 minutos.

Sirve con granos enteros, como arroz integral y condimentos (ve la nota abajo).

Nota y opciones:
Esta receta se presta para una variedad de guarniciones y decorados. Éstas son algunas ideas:

¼ de taza de jalapeños rebanados finamente

1 taza de cebolla morada picada

½ taza de hojas de cilantro fresco para decorar

1 taza de crema agria de nuez de la India (ve la receta en la página 292)

½ taza de aceitunas negras, picadas

2 aguacates picados

½ taza de pimientos picados (de varios colores para hacerlo más llamativo)

Por porción (sin las guarniciones): 400 calorías, 2.5 gramos de grasa total, 0 gramos de grasa saturada, 0 miligramos de colesterol, 320 miligramos de sodio, 79 gramos de carbohidratos totales (10 gramos de fibra dietética, 26 gramos de azúcar, 0 gramos de azúcares añadidos), 18 gramos de proteína, 5 miligramos de hierro.

Ensaladas

Ensalada sin atún

Rinde 3 tazas

Disfruta el sabor y la textura de la ensalada de atún con esta mezcla vegetariana de garbanzos, manzana y nueces de nogal. Es perfecta para sándwiches o burritos, o con galletas saladas.

1 lata (de 400 gramos) de garbanzos sin sal añadida, enjuagados y colados

½ manzana sin corazón y picada

¼ de taza de apio picado finamente

¼ de taza de nueces de nogal picadas

2 cucharadas de eneldo seco

2 cucharadas de cebolla morada picada finamente

2 cucharadas de eneldo fresco picado

2 cucharadas de jugo de limón fresco

1 cucharadita de kelp granulada

Pimienta negra molida, al gusto

Muele los garbanzos en un procesador de alimentos hasta que estén troceados. Pásalos a un tazón y agrega la manzana, el apio, las nueces, el eneldo, la cebolla morada, el jugo de limón y la kelp granulada. Revuelve hasta mezclar bien. Sazona con pimienta y refrigérala hasta que vayas a servir.

Por porción (½ taza): 90 calorías, 4.5 gramos de grasa total, 0 gramos de grasa saturada, 0 miligramos de colesterol, 55 miligramos de sodio, 11 gramos de carbohidratos totales (3 gramos de fibra dietética, 3 gramos de azúcar, 0 gramos de azúcares añadidos), 3 gramos de proteína, 0 miligramos de hierro.

Ensalada de frijoles negros con aderezo de aguacate y limón

Rinde 4 porciones

Esta colorida ensalada contiene un aderezo rápido hecho de aguacate cremoso, jugo de limón agrio y cilantro ácido.

1 aguacate maduro, machacado
¼ de taza de cilantro fresco picado

CÓMO PREPARAR ADEREZO PARA ENSALADA SIN ACEITE

Las nueces y las frutas pueden ser aderezos para ensalada cremosos, jugosos y con mucho sabor, sin agregar aceites extraídos. Además, obtienes los beneficios para la salud de alimentos densos en nutrientes. Ahorra dinero usando tu imaginación y lo que tienes en la alacena para crear nuevas combinaciones de sabores y dejar los aderezos comerciales, que no son tan saludables ni tan ricos.

* ⅓ de taza de nueces picadas, como nueces de Castilla, nueces de la India, almendras o nueces de nogal
* ½ taza de fruta fresca picada, como ciruelas, duraznos, moras azules o fresas
* ¼ de taza de leche de soya o de nueces sin endulzar
* 1 cucharada de jugo de limón (o vinagre)

Muele todos los ingredientes en un procesador de alimentos o en una batidora de alta potencia hasta que se forme un puré suave.

---

2 cucharadas de jugo de limón
2 latas (de 400 gramos) de frijoles negros sin sal añadida, enjuagados y colados
4 tazas de lechuga romana troceada
1 taza de jitomates cherry cortados a la mitad
1 taza de granos de elote fresco o descongelado
1 pimiento rojo pequeño, picado
½ taza de pepitas de calabaza tostadas

En un tazón grande, mezcla el aguacate, el cilantro y el jugo de limón hasta que se integre. Añade los frijoles, la lechuga, los jitomates, el elote, el pimiento y las pepitas de calabaza, y revuelve para cubrir uniformemente con el aderezo.

Por porción: 400 calorías, 17 gramos de grasa total, 2.5 gramos de grasa saturada, 0 miligramos de colesterol, 30 miligramos de sodio, 49 gramos de carbohidratos totales (17 gramos de fibra dietética, 4 gramos de azúcar, 0 gramos de azúcares añadidos), 19 gramos de proteína, 2 miligramos de hierro.

Ensalada Waldorf de col rizada

Rinde 4-6 porciones

En esta variación de la clásica ensalada Waldorf se usa col rizada en lugar de lechuga y se añade manzana y nueces de Castilla al aderezo para tener una consistencia cremosa sin la típica base de mayonesa.

4 tazas de col rizada picada finamente, compactadas
1 manzana roja grande, picada
3 tallos grandes de apio rebanados finamente
½ taza de nueces de Castilla tostadas y picadas
¼ de taza más dos cucharadas de pasas
2 cucharadas de mostaza Dijon
1 cucharada de vinagre de vino tinto
⅛ de cucharadita de sal de mar fina

Acomoda la col rizada en un tazón, añade la mitad de la manzana, el apio, ¼ de taza de las nueces de Castilla (guarda ¼ de taza para el aderezo) y ¼ de taza de pasas (guarda 2 cucharadas para el aderezo).

Licua la manzana restante con ¼ de nueces de Castilla, las otras 2 cucharadas de pasas, la mostaza, 2 cucharadas de agua, vinagre y sal. Licua hasta que se forme un puré bien integrado y ligeramente espeso. Añade agua si necesitas adelgazarlo. Vierte el aderezo en la ensalada y revuelve para cubrir.

Por porción: 130 calorías (60 de grasa), 7 gramos de grasa total, 0.5 gramos de grasa saturada, 0 miligramos de colesterol, 120 miligramos de sodio, 16 gramos de carbohidratos totales (3 gramos de fibra dietética, 11 gramos de azúcar), 2 gramos de proteína, 0.7 miligramos de hierro.

Ensalada asiática de arroz salvaje y col rizada, con semillas tostadas y aderezo de miso y cítricos

Creada por Chad Sarno
Rinde 4 porciones

Esta ensalada está inspirada en la gastronomía asiática, el sabor del arroz salvaje se complementa con las semillas tostadas, la col rizada troceada y el aderezo agridulce con un toque de jengibre.

3 tazas de arroz salvaje cocido
3 cucharadas de cebollita de cambray rebanada
¼ de taza de zanahoria rallada
2 tazas de col rizada sin tallos y troceada
3 cucharadas de cilantro fresco picado
¼ de taza de jugo de naranja natural
1 cucharada de vinagre de arroz sin condimentos
2½ cucharadas de miso blanco
1 cucharada de jengibre picado finamente
1 diente de ajo picado finamente
3 cucharadas de ajonjolí tostadas en seco

Después de cocer el arroz salvaje y permitir que se enfríe, agrega con las manos la cebollita, la zanahoria, la col rizada, el cilantro y revuelve. Reserva.

En un tazón pequeño, bate el jugo de naranja, el vinagre, el miso, el jengibre y el ajo hasta que tenga una consistencia suave.

Integra la salsa bien para cubrir la mezcla de arroz.

Decora con el ajonjolí y sirve.

Por porción: 210 calorías, 4 gramos de grasa total, 0 gramos de grasa saturada, 0 miligramos de colesterol, 330 miligramos de sodio, 36 gramos de carbohidratos totales (3 gramos de fibra dietética, 5 gramos de azúcar, 1 gramo de azúcares añadidos), 8 gramos de proteína, 2 miligramos de hierro.

Untables, salsas y rellenos para sándwich

Hummus sencillo sin aceite

Rinde 4 porciones

Este hummus casero se hace sin el tradicional aceite de oliva y es un dip delicioso, perfecto para reuniones o como colación. Acompáñalo con pan árabe ligeramente tostado, verduras crujientes, hojas de parra rellenas y una selección de aceitunas. Puedes sustituir los garbanzos con frijoles cannellini o blancos.

2 dientes de ajo
1 lata (de 400 gramos) de garbanzos sin sal añadida, enjuagados y colados
3 cucharadas de jugo de limón
2 cucharadas de tahini (pasta de ajonjolí)
½ cucharadita de comino molido
½ cucharadita de salsa tamari baja en sodio
¼ de cucharadita de cilantro seco molido
Pimienta cayena, al gusto
2 cucharadas de perejil fresco, picado finamente

Trocea los dientes de ajo en un procesador de alimentos. Añade los garbanzos, ¼ de taza de agua, el jugo de limón, el tahini, el comino, la salsa tamari, el cilantro y una pizca de pimienta cayena, y procesa hasta que adquiera una consistencia cremosa y suave. Pásalo a un tazón, tápalo y refrigéralo al menos 1 hora.

Antes de servir, saca el hummus del refrigerador para templarlo. Incorpora el perejil.

Por porción: 80 calorías, 3.5 gramos de grasa total, 0 gramos de grasa saturada, 0 miligramos de colesterol, 25 miligramos de sodio, 10 gramos de carbohidratos totales (2 gramos de fibra dietética, 1 gramo de azúcar, 0 gramos de azúcares añadidos), 4 gramos de proteína, 0 miligramos de hierro.

Salsa BBQ de tahini picante

Rinde 1½ tazas aproximadamente

Esta deliciosa salsa picante puede usarse en tus tazones naturales, con verduras al vapor, papas al horno y más.

CÓMO PREPARAR GLASEADO DE VINAGRE BALSÁMICO BLANCO

Este simple jarabe de vinagre es maravilloso para rociar sobre verduras al horno o al vapor.

Vierte 2 tazas de vinagre balsámico en una olla pequeña. Caliéntalo a fuego medio. Cuando empiece a sacar vapor, baja la flama a medio-bajo y sigue reduciendo el vinagre hasta que se espese y se reduzca a ⅓ o ½ taza aproximadamente. (Asegúrate de encender el ventilador de la estufa durante este proceso; el aroma es fuerte, pero vale la pena por la dulce acidez de este jarabe.)

½ taza de tahini
⅓ de taza de salsa picante con vinagre, estilo Luisiana
1 cucharada de pasta de tomate
1 cucharada de levadura nutricional
1 cucharadita de comino molido
1 cucharadita de chile en polvo
½ cucharadita de páprika ahumada
½ cucharadita de sal de mar gruesa
½ cucharadita de pimienta negra molida

Licua todos los ingredientes o bátelos en un tazón con ⅓ de taza de agua, hasta que adquieran una consistencia suave.

Por porción (alrededor de 2 cucharadas): 100 calorías, 8 gramos de grasa total, 1 gramo de grasa saturada, 0 miligramos de colesterol, 210 miligramos de sodio, 4 gramos de carbohidratos totales (0 gramos de fibra dietética, 0 gramos de azúcar, 0 gramos de azúcares añadidos), 3 gramos de proteína, 1 miligramo de hierro.

Salsa marinara sin aceite

Rinde 3 tazas aproximadamente

Usa esta salsa marinara sencilla con tu pasta favorita de grano entero o encima de verduras al vapor.

½ taza de cebolla blanca picada finamente
4 dientes de ajo picados finamente
$\frac{1}{8}$ de cucharadita de hojuelas de chile de árbol (opcional)
2 cucharadas de pasta de tomate sin sal añadida
2 latas (de 400 gramos) de jitomates picados sin sal añadida
1 cucharada de vinagre balsámico
2 cucharadas de albahaca fresca picada finamente
1 cucharada de orégano fresco picado finamente
¼ de cucharadita de sal de mar fina
Pimienta negra recién molida

En una sartén grande sobre fuego medio-alto, hierve un poco de caldo. Agrega la cebolla, el ajo y el chile de árbol, y cocínalo hasta que la cebolla se trasparente, alrededor de 5 minutos. Agrega la pasta de tomate y cocínala 1 minuto moviendo constantemente. Baja la flama a fuego medio, agrega los jitomates y déjalos cocer alrededor de 15 minutos para incorporar los sabores, moviendo ocasionalmente para asegurarte de que la mezcla no se pegue a la sartén. Quita la olla del fuego e incorpora el vinagre, la albahaca, el orégano, la sal y la pimienta. Sirve caliente o refrigérala hasta que vayas a servir.

Por porción (alrededor de ¼ de taza): 25 calorías (0 de grasa), 0 gramos de grasa total, 0 gramos de grasa saturada, 0 miligramos de colesterol, 95 miligramos de sodio, 4 gramos de carbohidratos totales (1 gramo de fibra dietética, 3 gramos de azúcar), 1 gramo de proteína, 0.7 miligramos de hierro.

Salsa fresca

Rinde 2 tazas aproximadamente

La salsa tiene muchas ventajas: parece una indulgencia, pero en realidad es una opción saludable porque no tiene grasa y está cargada con verduras de gran sabor. Es barata, sobre todo si los ingredientes son caseros o están en temporada. Es versátil porque puedes hacerla más picante con más chiles o dulce con fruta. ¡Y es sencilla!

2 tazas de jitomates picados (o una combinación de jitomates y duraznos, mandarinas, mangos o uvas frescos)

⅓ de taza de cebolla amarilla o blanca picada

2 cucharadas de cilantro fresco picado

2 cucharadas de jugo de limón

1-2 chiles jalapeños o serranos, desvenados, sin semillas y picados finamente

¼ de cucharadita de sal de mar fina (opcional)

Mezcla bien todos los ingredientes en un tazón y sirve frío o a temperatura ambiente.

Por porción (alrededor de ½ taza): 25 calorías (0 de grasa), 0 gramos de grasa total, 0 gramos de grasa saturada, 0 miligramos de colesterol, 5 miligramos de sodio, 6 gramos de carbohidratos totales (1 gramo de fibra dietética, 3 gramos de azúcar), 1 gramo de proteína, 0.3 miligramos de hierro.

Crema agria de nuez de la India

Rinde 1¼ tazas aproximadamente

Esta crema agria vegana es sencilla y tiene un sabor maravilloso. Pruébala con ensaladas en lugar de mayonesa, con cualquier cosa de gastronomía mexicana o sola, como dip para verduras o galletas saladas.

1 taza de nueces de la India crudas

2 cucharadas de vinagre de manzana

1 cucharadita de jugo de limón amarillo

⅛ de cucharadita de sal de mar fina

Acomoda las nueces de la India en un tazón pequeño y cúbrelas con agua hirviendo. Déjalas remojar 30 minutos. Cuélalas y lícualas con vinagre, jugo de limón, sal y ¼ de taza de agua aproximadamente hasta que la mezcla adquiera una textura muy suave, añadiendo más agua si es necesario para molerla.

Variaciones:

Usa jugo de limón verde en lugar de amarillo y agrega jalapeños al gusto para una crema agria picante a la mexicana. Añade cebollín fresco picado o eneldo para preparar un delicioso acompañamiento para las papas horneadas.

Por porción (alrededor de ¼ de taza): 150 calorías, 12 gramos de grasa total, 2 gramos de grasa saturada, 0 miligramos de colesterol, 60 miligramos de sodio, 8 gramos de carbohidratos totales (1 gramo de fibra dietética, 2 gramos de azúcar, 0 gramos de azúcares añadidos), 5 gramos de proteína, 1 miligramo de hierro.

CÓMO PREPARAR TOFU O TEMPEH HORNEADOS

El delicioso tofu o tempeh horneados pueden usarse para rellenar un sándwich o añadirle a ensaladas o tazones naturales. Prueba esta sencilla marinada o experimenta añadiendo diferentes hierbas y especias.

Es suficiente marinada para un bloque de ½ kilogramo de tofu o tempeh

- ¼ de taza de salsa de soya baja en sodio
- ½ taza de vinagre balsámico
- 2 dátiles
- 1 cucharada de mostaza Dijon

Precalienta el horno a 175 °C. Licua todos los ingredientes de la marinada hasta que adquieran una consistencia suave. Escurre el tofu y presiónalo ligeramente con toallas de papel para eliminar el exceso de líquido. Corta el tofu o el tempeh en cubos (para ensaladas o tazones) o en rebanadas (para sándwiches). Vierte encima la marinada, cúbrelos y déjalos reposar al menos media hora. Esparce el tofu o el tempeh sobre una charola para hornear y hornéalo entre 15 y 20 minutos.

Tazones naturales

Tazón romántico de arroz

Rinde 2 porciones

No tiene que ser San Valentín para que compartas este "tazón de arroz creado para dos" desde un tazón bonito y grande con dos pares de palillos chinos.

- ¾ de taza de caldo de verduras o de pollo bajo en sodio
- ⅔ de taza de arroz integral crudo
- 115 gramos de lomo de pollo o de tofu en cubos
- 2 tazas de floretes de brócoli
- 2 zanahorias rebanadas finamente
- ½ pimiento rojo rebanado finamente
- ½ aguacate rebanado finamente
- 1 hoja de nori tostada, cortada o troceada en pedazos pequeños
- ¼ de taza de jugo de naranja natural
- ½ cucharadita de miso de cebada

En una olla mediana, agrega caldo, ⅔ de taza de agua, el arroz y el pollo (si lo usaras) y déjalo hervir. Baja la flama a fuego medio-bajo, tapa la olla y déjalo cocer hasta que el arroz esté casi listo, alrededor de 35 minutos.

Esparce brócoli y zanahorias sobre la mezcla de arroz, tapa la olla y sigue cocinando hasta que las verduras estén suaves, entre 6 y 8 minutos más. Pasa el brócoli y las zanahorias a un plato, luego deshebra el pollo o añade tofu, incorporándolo al arroz. Sirve arroz y pollo en un tazón grande y decora atractivamente con el brócoli, las zanahorias, los pimientos, el aguacate y el nori encima. En un tazón pequeño, bate el jugo de naranja y el miso, y rocía el tazón o sírvelo aparte para remojar.

Por porción: 290 calorías (80 de grasa), 9 gramos de grasa total, 1.5 gramos de grasa saturada, 35 miligramos de colesterol, 210 miligramos de sodio, 34 gramos de carbohidratos totales (8 gramos de fibra dietética, 8 gramos de azúcar, 3 gramos de azúcares añadidos), 20 gramos de proteína, 1.8 miligramos de hierro.

CÓMO COCER ARROZ

Usa 1 taza de arroz por 2 tazas de agua. Agrega el arroz y el agua a una olla pequeña y déjalo hervir a fuego medio-alto. Baja la flama a fuego medio-bajo, tapa la olla y déjalo cocerse hasta que el líquido se absorba por completo y el arroz esté suave, alrededor de 40 minutos. No destapes la olla hasta entonces; se escapa el vapor. Quita la olla del fuego y déjala reposar tapada 10 minutos, luego mueve el arroz con un tenedor.

Para tener un arroz perfecto siempre, podrías considerar invertir en una arrocera.

Gran tazón de bienestar

Rinde 4 porciones

Estamos seguros de que este platillo colorido se volverá tu nuevo favorito.

1 taza de quinoa
1 taza de lentejas verdes germinadas o frijoles verdes o mango germinados
1 manojo de col rizada sin tallos, picada y cocida al vapor, o
    1 cabeza de brócoli en floretes y cocida al vapor
450 gramos de tofu, pollo o salmón asado (opcional)
1 aguacate rebanado

Para servir
Aminoácidos líquidos Bragg
Mezcla de hierbas frescas, como perejil, cilantro o albahaca
1 limón cortado en cuartos

Cuece la quinoa (indicaciones abajo) y cuece las lentejas o los frijoles por separado siguiendo las instrucciones de empaque. Divide la quinoa entre cuatro tazones. Acomoda lentejas, col rizada o brócoli encima, y tu elección de tofu, pollo o salmón si lo añadirás. Decora con aguacate. Sirve con aminoácidos líquidos, hierbas y cuartos de limón.

CÓMO COCER QUINOA

Usa 1 taza de quinoa por 2 tazas de agua. Enjuaga la quinoa en una malla delgada hasta que el agua salga clara, cuélala y pásala a una olla mediana. Añade el agua y sal, y espera a que hierva. Tapa la olla, baja la flama a fuego medio-bajo y déjala cocer hasta que se absorba el agua, 15 o 20 minutos. Apaga la flama y déjala reposar 5 minutos. Destapa la olla y muévela con un tenedor.

Por porción (no incluye el tofu, pollo o salmón adicional): 440 calorías, 12 gramos de grasa total, 1.5 gramos de grasa saturada, 0 miligramos de colesterol, 75 miligramos de sodio, 70 gramos de carbohidratos totales (16 gramos de fibra dietética, 3 gramos de azúcar, 0 gramos de azúcares añadidos), 21 gramos de proteína, 2.7 miligramos de hierro.

Tazón de arroz con piña, jengibre y edamame

Rinde 4 porciones

Este tazón es delicioso como tal o decorado con tofu horneado, pescado al vapor o pollo asado. Si no tienes arroz integral a la mano, usa un paquete de arroz integral precocido congelado para prepararlo más rápido.

¾ de taza de caldo de verduras bajo en sodio
1 cucharada de jengibre rallado finamente
2 cucharadas de miso de arroz integral o miso amarillo claro
4 tazas de arroz integral cocido
2 tazas de edamame sin cáscara
1½ tazas de piña fresca picada
¼ de taza de cilantro fresco picado

En una sartén honda grande, hierve caldo y el jengibre sobre fuego medio-alto durante 2 minutos. Quita la sartén del fuego y revuelve el miso. Devuelve la sartén a la estufa, añade el arroz, el edamame y la piña, mezcla suavemente y cocínalo hasta que el líquido se haya absorbido y el arroz esté caliente, 3 o 5 minutos más. Integra el cilantro y sirve.

Por porción: 360 calorías (40 de grasa), 5 gramos de grasa total, 0 gramos de grasa saturada, 0 miligramos de colesterol, 380 miligramos de sodio, 66 gramos de carbohidratos totales (10 gramos de fibra dietética, 8 gramos de azúcar), 20 gramos de proteína.

CÓMO COCER FRIJOLES

Esparce los frijoles secos en una sola capa sobre una charola grande, límpialos para desechar cualquier piedra o residuo que puedan tener, y enjuágalos bien.

- **Método de remojo tradicional:** en un tazón grande, cubre los frijoles por más de 8 centímetros con agua, tápalos y déjalos en temperatura ambiente durante 8 horas o toda la noche.
- **Método de remojo rápido:** en una olla grande, cubre los frijoles por más de 8 centímetros con agua fría, tápalos y hiérvelos. Deja que hiervan un minuto, quita la olla del fuego y déjala reposar tapada 1 hora.

Cuela los frijoles remojados y pásalos a una olla grande. Cúbrelos por más de 5 centímetros con agua fría y añade un par de hojas de laurel. Retira la espuma que se haga en la superficie. Baja la flama, tapa la olla y déjalos hervir moviendo ocasionalmente hasta que los frijoles estén suaves, entre 1 y 1½ horas. Cuela los frijoles, descarta las hojas de laurel y sazona con sal. (*Nota: no añadas la sal antes de que estén cocidos porque puede evitar que los frijoles se ablanden.*)

Tazón de tacos Austin

Creada por Chad Sarno
Rinde 4-6 porciones

Austin no sólo es la capital de Texas, el lugar de nacimiento del Mercado de Alimentos Naturales. Los lugareños también la llaman la capital del taco de Estados Unidos. Este tazón es una comida completa muy nutritiva, pero también puedes servirlo con tus tortillas favoritas calientes.

2 tazas de elote fresco o descongelado desgranado
½ cucharadita de comino molido

1 cucharadita de chile en polvo

1 cucharadita de cebolla granulada

3 tazas de frijoles negros cocidos, frescos
(ve la técnica en la página 297) o 2 latas (de 400 gramos)
de frijoles negros sin sal añadida (colados y enjuagados)

3 tazas de arroz integral de grano corto, cocido
(ve la página 295)

½ cabeza de lechuga romana troceada

1 porción de pico de gallo con pimiento
(ve la receta en la página 299)

1 porción de crema de aguacate y jalapeño
(ve la receta en la página 299)

½ taza de pepitas de calabaza tostadas en seco

Salsa picante (opcional)

Tortillas de trigo entero o de maíz, calientes (opcional)

Precalienta el horno a 200 °C. En un tazón pequeño, añade el elote fresco, mézclalo con el comino, el chile en polvo y la cebolla granulada. Engrasa una charola para hornear o cúbrela con papel encerado y reparte el elote uniformemente. Hornéalo 5 minutos. Sácalo del horno, permite que se enfríe y reserva.

Para preparar los tazones: Distribuye uniformemente frijoles, arroz, elote horneado y lechuga en cada tazón. Acomoda encima pico de gallo con pimiento y crema de aguacate y jalapeño, y decora con pepitas de calabaza.

Sirve con tu salsa picante favorita si gustas, y tortillas calientes para preparar tus tacos.

Por porción: 530 calorías, 19 gramos de grasa total, 2.5 gramos de grasa saturada, 0 miligramos de colesterol, 50 miligramos de sodio, 78 gramos de carbohidratos totales (7 gramos de fibra dietética, 8 gramos de azúcar, 0 gramos de azúcares añadidos), 20 gramos de proteína, 3 miligramos de hierro.

Pico de gallo con pimiento

Rinde 1½ tazas aproximadamente

Además de ser guarnición del tazón de tacos Austin, puedes servirlo como salsa.

½ taza de pimiento rojo picado en cubos pequeños
¾ de taza de jitomates saladet sin semillas, picados en cubos pequeños
¼ de taza de cebolla morada picada en trozos pequeños
½ jalapeño sin semillas y picado finamente
1 cucharada de jugo de limón
1 diente de ajo picado finamente
3 cucharadas de cilantro fresco picado
Sal de mar, al gusto

En un tazón pequeño, revuelve bien todos los ingredientes.

Por porción: 5 calorías, 0 gramos de grasa total, 0 gramos de grasa saturada, 0 miligramos de colesterol, 0 miligramos de sodio, 1 gramo de carbohidratos totales (0 gramos de fibra dietética, 1 gramo de azúcar, 0 gramos de azúcares añadidos), 0 gramos de proteína, 0 miligramos de hierro.

Crema de aguacate y jalapeño

Rinde 1½ tazas aproximadamente

Úsala como guarnición ácida para el tazón de tacos Austin o sírvela como un dip cremoso.

2 aguacates
2 dientes de ajo
2 cucharadas de jugo de limón
1 jalapeño sin semillas
¼ de taza de cilantro picado
¼ de taza de leche de soya o de almendra, sin endulzar
Sal de mar, al gusto

Licua todos los alimentos hasta que adquieran una consistencia suave.

Por porción: 45 calorías, 4 gramos de grasa total, 0 gramos de grasa saturada, 0 miligramos de colesterol, 0 miligramos de sodio, 3 gramos de carbohidratos totales (1 gramo de fibra dietética, 0 gramos de azúcar, 0 gramos de azúcares añadidos), 1 gramo de proteína, 0 miligramos de hierro.

Entradas

Stroganoff de hongos

Rinde 4-6 porciones

Las variedades de hongos firmes y de mucho sabor, como champiñones, portobello, shiitake y setas, son ideales para esta deliciosa receta vegana. Es excelente si la acompañas con cebada.

⅔ de taza de nueces de la India crudas
2 cucharaditas de vinagre de vino tinto
1 pizca de sal de mar fina
700 gramos de hongos surtidos
3 chalotes rebanados finamente
2½ tazas de caldo de hongos o caldo de verduras bajo en sodio
1 cucharada de mostaza Dijon
1 cucharada de páprika
½ cucharadita de pimienta negra molida
3 cucharadas de perejil o eneldo fresco, picado, para decorar

Pasa las nueces de la India a un tazón pequeño y cúbrelas por más de 2 centímetros con agua hirviendo. Déjalos remojar 30 minutos. Cuélalos y tira el agua de remojo. Licua las nueces de la India, ¼ de taza de agua, el vinagre y la sal hasta que adquiera una consistencia suave; añade más agua, una cucharada a la vez, si es necesario, para que su textura sea cremosa (la consistencia debe ser similar a la crema agria).

Corta a la mitad o en cuartos los hongos pequeños, y corta en rebanadas gruesas los grandes. Acomoda los hongos y los chalotes en una olla pesada sobre fuego medio. Mueve constantemente hasta que los hongos empiecen a dorarse. Añade el caldo, unas cuantas cucharadas a la vez para evitar que los hongos se peguen al fondo de la olla. Cuécelos añadiendo más caldo conforme se necesite, hasta que los hongos estén dorados y suaves, 10 a 12 minutos.

Agrega el caldo restante, la mostaza, la páprika y la pimienta. Déjalo hervir, baja la flama y déjalo hasta que los hongos estén muy suaves y la salsa se haya espesado, alrededor de 25 minutos. Incorpora ½ taza de la crema de nuez de la India. Rocía perejil y sirve con el resto de la crema de nuez de la India aparte.

Por porción: 170 calorías, 9 gramos de grasa total, 1.5 gramos de grasa saturada, 0 miligramos de colesterol, 380 miligramos de sodio, 20 gramos de carbohidratos totales (2 gramos de fibra dietética, 5 gramos de azúcar, 0 gramos de azúcares añadidos), 9 gramos de proteína, 2.7 miligramos de hierro.

Curry de tempeh con camote y ejotes

Rinde 4 porciones

El tempeh absorbe las ricas especias y la leche de coco en este curry sencillo. Cuece el arroz y cuece el tempeh al vapor mientras preparas los demás ingredientes, y así podrás preparar este platillo rápidamente.

1 taza de arroz integral largo
¼ de kilogramo de tempeh
1½ tazas de caldo de verduras bajo en sodio
1 cebolla amarilla mediana, picada
2 dientes de ajo picados finamente
1 cucharada de jengibre fresco, rallado
1 cucharada de curry en polvo
2 cucharadas de comino molido
1 lata (de 400 gramos) de leche de coco light
1 camote grande, pelado y cortado en cubos pequeños
¼ de kilogramo de ejotes sin las puntas y cortados en trozos
  medianos
¼ de taza de cilantro fresco picado
¼ de taza de sal de mar fina

Hierve el arroz y 2 tazas de agua en una olla mediana. Baja la flama, tapa la olla y déjalo hervir hasta que el líquido se absorba completamente y el arroz esté suave, alrededor de 40 minutos. Mientras, coloca una rejilla de vapor en una olla. Añade suficiente agua para que toque el fondo de la rejilla. Hiérvela. Corta el tempeh a la mitad y acomódalo en la rejilla de vapor. Baja la flama a fuego medio-bajo, tapa la olla y déjalo cocer 15 minutos o hasta que esté suave. Saca el tempeh y reserva hasta que esté lo suficientemente frío para manipularlo. Córtalo en cubos pequeños.

Hierve ½ taza de caldo en una sartén honda grande sobre fuego medio-alto. Agrega la cebolla, el ajo y el jengibre, y cuécelos 5 minutos o hasta que la cebolla se transparente y esté suave, moviendo ocasionalmente. Agrega el curry y el comino, y cocina 1 minuto. Añade la leche de coco, el camote, el tempeh y el resto del caldo. Déjalo hervir. Baja la flama a fuego medio-bajo, tapa la olla y déjalo cocerse 10 minutos. Incorpora los ejotes y espera a que hierva, sin tapa. Cocina otros 5 minutos más o hasta que el camote y los ejotes estén suaves. Agrega 3 cucharadas de cilantro (guarda 1 cucharada para decorar) y sal. Para servir, vierte curry sobre el arroz y decora con la cucharada restante de cilantro.

Por porción: 530 calorías, 12 gramos de grasa total, 6 gramos de grasa saturada, 0 miligramos de colesterol, 210 miligramos de sodio, 85 gramos de carbohidratos totales (14 gramos de fibra dietética, 10 gramos de azúcar, 0 gramos de azúcares añadidos), 26 gramos de proteína, 6.3 miligramos de hierro.

Hamburguesas vegetarianas con especias de la India

Rinde 4 porciones

Sirve estas deliciosas hamburguesas con sabor a curry, con cilantro, salsa de mango o aguacate rebanado. Con su rica cremosidad por las nueces, son una comida densa calóricamente, así que considéralas un gusto ocasional si estás intentando perder peso.

1 taza de papas rojas peladas y cortadas en cubos
½ taza de floretes de coliflor pequeños
1½ tazas de nueces de la India sin sal
½ taza de chícharos descongelados
⅓ de taza de cebollitas de cambray picadas
2 cucharaditas de curry en polvo
1½ cucharaditas de cebolla granulada
¼ de cucharadita de sal de mar fina
¼ de cucharadita de pimienta negra molida

Cuece las papas en agua hirviendo hasta que estén muy suaves, alrededor de 15 minutos. Cuélalas y enfríalas un poco. Cocina la coliflor en agua hirviendo hasta que esté muy suave, alrededor de 6 minutos. Cuélala y deja que se enfríe un poco.

Precalienta el horno a 200 °C. Muele las nueces de la India en un procesador de alimentos hasta que estén finamente molidas. En un tazón grande, mezcla las papas, la coliflor, las nueces y los demás ingredientes. Usa tus manos para romper los trozos grandes de papa y coliflor, y presiona los ingredientes hasta que se incorporen bien. Con las manos húmedas, forma tortitas de 10 centímetros de diámetro más o menos, y 1.5 centímetros de grosor. Acomódalas en una charola para hornear cubierta con papel encerado. Hornea las hamburguesas 15 minutos, voltéalas y déjalas hasta que estén ligeramente doradas, alrededor de 15 minutos más.

Formar las hamburguesas: Humedece el interior de una taza medidora de ½ taza y llénala con la mezcla de hamburguesa, presionando firmemente. Voltea la taza y muévela para sacar la mezcla formada en la palma de tu mano, luego presiona con tu otra mano hasta que tenga 1.5 centímetros de grosor.

Congelar y recalentar hamburguesas cocidas: Enfría las hamburguesas cocidas y envuélvelas individualmente en plástico adherente, o mételas en bolsas de plástico resellables individuales y guárdalas en el congelador hasta 6 meses. Para recalentar, desenvuelve las hamburguesas, acomódalas en una charola para hornear con papel encerado y caliéntalas a 150 °C 20 o 25 minutos.

Por porción (1 hamburguesa): 340 calorías, 23 gramos de grasa total, 4 gramos de grasa saturada, 0 miligramos de colesterol, 180 miligramos de sodio, 26 gramos de carbohidratos totales (4 gramos de fibra dietética, 5 gramos de azúcar, 0 gramos de azúcares añadidos), 11 gramos de proteína, 4.5 miligramos de hierro.

CÓMO PREPARAR FRITURAS SIN ACEITE

- Precalienta el horno a 230 °C.
- Corta las papas o los camotes en bastones o gajos.
- Esparce un poco de sal encima y tus hierbas o especias favoritas (prueba con romero, tomillo, páprika ahumada, pimienta cayena o comino).
- Esparce los bastones o gajos en una sola capa sobre una charola para hornear cubierta con papel encerado y cocínalas en la parte de arriba del horno hasta que estén doradas y completamente cocidas, alrededor de 25 minutos.

Tallarines con ajonjolí y cacahuate

Rinde 4 porciones

Sirve este colorido platillo de tallarines a temperatura ambiente o frío.

¼ de kilogramo de tallarines soba de grano entero
2 tazas de chícharos sin vaina
2 cucharadas de mantequilla de cacahuates rostizados o crema de almendra, sin sal, sin azúcar, suave
2 cucharadas de vinagre de arroz
1 cucharada de salsa tamari baja en sodio
1 cucharada de tahini de ajonjolí
⅛ de cucharadita de hojuelas de chile de árbol
2 dientes de ajo picados o rebanados finamente
1½ tazas de zanahoria rallada
1 pimiento rojo rebanado finamente
1 manojo de cebollitas de cambray rebanadas finamente
3 cucharadas de ajonjolí tostado

Cuece los tallarines de acuerdo con las indicaciones del paquete. Agrega los chícharos 1 minuto antes de terminar la cocción. Cuela los tallarines y los chícharos muy bien.

Aparte, en un tazón grande, bate la mantequilla de cacahuate, el vinagre, la salsa tamari, el tahini, las hojuelas de chile y el ajo. Añade un poco de agua caliente si es necesario adelgazar la salsa para que cubra las verduras y los tallarines. Agrega los tallarines, los chícharos, las zanahorias, el pimiento, las cebollitas y el ajonjolí. Revuelve para cubrir completamente. Sirve a temperatura ambiente o frío.

Por porción: 400 calorías, 12 gramos de grasa total, 1.5 gramos de grasa saturada, 0 miligramos de colesterol, 230 miligramos de sodio, 59 gramos de carbohidratos totales (6 gramos de fibra dietética, 6 gramos de azúcar), 11 gramos de proteína, 7.2 miligramos de hierro.

Sofrito jap chae

Creada por Derek Sarno
Rinde 4 porciones

PARA LA SALSA

¼ de taza de vinagre de arroz integral sin condimentos
¼ de taza de salsa tamari baja en sodio
2 dátiles machacados (remójalos en agua caliente por una hora y machácalos para formar una pasta
1 cucharada de ajonjolí tostado
1 cucharada de hojuelas de nori (toma ¼ de hoja de nori y rómpela en trozos muy pequeños)
½ cucharadita de hojuelas de chile de árbol
¼ de cucharadita de páprika ahumada
1 diente de ajo picado finamente
¼ de cucharadita de sal de mar gruesa
½ cucharadita de pimienta negra molida

1 cebolla amarilla grande cortada a la mitad y rebanada en julianas delgadas
1 taza de coles de Bruselas picadas
2 tazas de hongos shiitake o setas cortados en julianas
Jugo de 1 naranja (o ¼ de taza de agua)
450 gramos de tofu firme
Salsa (receta de arriba)
¼ de kilogramo de tallarines de camote o de kelp o de vermicelli de arroz integral, preparados siguiendo las indicaciones del empaque, colados

2 zanahorias ralladas (moradas, naranjas o amarillas)

¼ de taza de hojas de cilantro frescas picadas

¼ de kilogramo de espinacas cocidas al vapor, frías, sin exceso de agua y picadas

Licua todos los ingredientes de la salsa durante 2 minutos.

Calienta un wok o una sartén honda sobre fuego medio-alto, agrega la cebolla y saltéalas en seco (ve la técnica en la página 277) durante 1 minuto, luego añade las coles de Bruselas y los hongos shiitake. En lugar de añadir aceite, vierte ¼ de agua o exprime el jugo de una naranja conforme lo necesites para evitar que se peguen al fondo de la sartén. Saltéalos entre 3 y 5 minutos, moviendo frecuentemente hasta que estén dorados y cocidos.

Añade el tofu y la salsa preparada, y cocina 3 minutos. Deja que hierva un poco y añade los tallarines. Mezcla bien y quita del fuego.

Sirve con zanahoria rallada y cilantro fresco, acompañando con las espinacas cocidas aparte.

Por porción: 400 calorías, 6 gramos de grasa total, 0.5 gramos de grasa saturada, 0 miligramos de colesterol, 950 miligramos de sodio, 69 gramos de carbohidratos totales (5 gramos de fibra dietética, 14 gramos de azúcar, 1 gramo de azúcares añadidos), 19 gramos de proteína, 7 miligramos de hierro.

Penne a la puttanesca con salsa de pimiento rojo asado

Creada por Chad Sarno
Rinde 4-6 porciones

Esta sencilla pasta tiene un picor sutil y un sabor estridente con la presencia de las aceitunas, las alcaparras y las hierbas frescas. Es una receta perfecta con penne de grano entero. También puedes esparcir esta salsa en pizzas de pan árabe (página 309).

¼ de kilogramo de penne de trigo entero

1 taza de cebolla blanca picada en trozos pequeños

Hojuelas de chile de árbol, al gusto

3 dientes de ajo picados finamente

½ taza de caldo de verduras bajo en sodio

3½ pimientos rojos asados, picados

¼ de taza de piñones tostados en seco

1 cucharada de vinagre balsámico

¼ de cucharadita de hojuelas de chile de árbol

3 cucharadas de aceitunas kalamata sin hueso, picadas

3 cucharadas de alcaparras coladas

¼ de taza de hojas de perejil fresco

3 cucharadas de hojas de albahaca fresca rebanadas

Calienta una olla grande con agua para hervir la pasta. Agrega la pasta, mueve frecuentemente y cocínala hasta que esté suave, entre 9 y 11 minutos. Cuela.

Calienta una sartén honda sobre fuego medio-alto. Cuando esté caliente, añade la cebolla y saltéala en seco (ve la técnica en la página 277), moviendo frecuentemente hasta que la cebolla empiece a pegarse; empezarás a ver un poco de color en el fondo de la sartén y la cebolla se transparentará ligeramente. Agrega el chile de árbol y el ajo, y cocínalos 2 minutos, mezclando bien. Agrega 2 o 3 cucharadas de caldo de verduras para despegar la cebolla y quita la sartén del fuego.

Licua la cebolla salteada y el ajo, el caldo de verduras restante, los pimientos, los piñones y el vinagre balsámico hasta que adquiera una consistencia suave. Vierte el puré de pimiento en una olla mediana sobre fuego medio-bajo y espera a que hierva, moviendo constantemente. Agrega el chile de árbol, las aceitunas, las alcaparras, el perejil y la albahaca (reserva algunas hierbas frescas para decorar). Integra bien y quita la olla del fuego. Añade el penne cocido e incorpora con movimientos envolventes para cubrir la pasta. Sirve caliente, decorado con el resto de perejil y albahaca fresca.

Por porción: 280 calorías, 10 gramos de grasa total,
1 gramo de grasa saturada, 0 miligramos de colesterol,
630 miligramos de sodio, 39 gramos de carbohidratos
totales (1 gramo de fibra dietética, 7 gramos de azúcar,
0 gramos de azúcares añadidos), 10 gramos de proteína,
4 miligramos de hierro.

Pizza con pan árabe, pesto de hierbas y hojas verdes

Creada por Chad Sarno
Rinde 4 porciones

¿Buscas una comida rápida que los niños amen preparar? La noche de pizza con pan árabe es una forma de ser creativo con salsas y verduras que tengas a la mano para una cena que toda la familia pueda disfrutar.

4-6 panes árabes de trigo entero, o tortillas de granos germinados o de arroz integral de Engine 2
1-1½ tazas de pesto de hierbas sin aceite (ve la receta en la página 310
1 cabeza de col rizada sin tallos, ligeramente cocida al vapor y troceada
1 pequeña calabaza rebanada con mandolina
1¼ tazas de floretes de brócoli pequeños ligeramente cocidos al vapor
1 taza de hojas de coles de Bruselas
½ taza de cebolla rebanada finamente
½ taza de aceitunas rebanadas (opcional)
½ taza de albahaca fresca picada
Pimienta negra recién molida
Glaseado de vinagre balsámico blanco (opcional, ve la técnica en la página 290), o salsa BBQ de tahini picante (ve la receta en la página 290)

Precalienta el horno a 200 °C. Engrasa ligeramente charolas para hornear con aceite o cúbrelas con papel encerado, y acomoda las tortillas o el pan árabe.

Unta cada uno con ¼ de taza del pesto de hierbas más o menos. Acomoda col rizada, calabaza, brócoli, hojas de coles de Bruselas, cebollas, aceitunas (si las usas) y albahaca encima de cada pizza. Hornéalas hasta que las orillas de los panes o las tortillas estén doradas y crujientes, alrededor de 12 o 15 minutos.

Sácalas del horno y corta cada una en 4 o 6 piezas. Esparce pimienta negra molida.

Rocía glaseado de vinagre balsámico blanco o salsa BBQ de tahini picante antes de servir.

Nota

¿Buscas más salsa para pizzas? Revisa la receta de penne a la puttanesca con salsa de pimiento rojo asado (ve la página 307) para una opción con mucho sabor.

Por porción: 270 calorías, 10 gramos de grasa total, 1.5 gramos de grasa saturada, 0 miligramos de colesterol, 600 miligramos de sodio, 39 gramos de carbohidratos totales (3 gramos de fibra dietética, 5 gramos de azúcar, 0 gramos de azúcares añadidos), 13 gramos de proteína, 4 miligramos de hierro.

Pesto de hierbas sin aceite

Rinde 2 tazas aproximadamente

2 tazas de hojas de albahaca ligeramente compactadas, picadas
¼ de taza de perejil picado
¼ de taza de poro picado
2 dientes de ajo
½ taza de piñones ligeramente tostados en seco
2 cucharadas de levadura nutricional
½ aguacate sin hueso y sin piel
½ cucharadita de sal de mar gruesa

Muele finamente todos los ingredientes en un procesador de alimentos, quitando la tapa y separando de los lados conforme lo necesites. Una vez que esté lista la mezcla, añade una pequeña cantidad de agua y muélela más, dejando un poco de textura para que la mezcla no esté totalmente suave. Puedes necesitar un poco más de agua para lograr la consistencia necesaria para las pizzas.

Úsalo con una pasta o en una pizza, o como untable para sándwiches y burritos.

Nota

Si estás usando pasta, tal vez necesites diluir la salsa un poco más con un poco de caldo de verduras, leche de soya o agua para adelgazarlo.

Por porción (¼ de taza): 60 calorías, 4.5 gramos de grasa total, 1 gramo de grasa saturada,

0 miligramos de colesterol, 150 miligramos de sodio, 3 gramos de carbohidratos totales (0 gramos de fibra dietética, 0 gramos de azúcar, 0 gramos de azúcares añadidos), 2 gramos de proteína, 1 miligramo de hierro.

Tacos de frijoles refritos y aguacate

Rinde 4 porciones

Los frijoles perfectamente sazonados están equilibrados con los sabores frescos del aguacate, la lechuga y el jitomate para una versión más saludable de un platillo de comida rápida favorito. ¡Aumenta la temperatura con tu salsa picante favorita!

1 cebolla blanca picada finamente
2 dientes de ajo picados finamente
1½ tazas de caldo de verduras bajo en sodio
2 latas (de 400 gramos) de frijoles pintos sin sal añadida
    (alrededor de 3 tazas), colados y enjuagados
1½ cucharaditas de comino
½ cucharadita de sal de mar fina
¼ de cucharadita de pimienta negra molida
8 tortillas de maíz
2 tazas de lechuga romana picada
3 jitomates saladet picados
1½ aguacates rebanados finamente

Calienta una sartén grande sobre fuego medio. Agrega la cebolla y el ajo, y ásalos 3 o 4 minutos, o hasta que empiecen a pegarse a la sartén (ve la técnica de salteado en seco en la página 277). Agrega ½ taza de caldo y cocínalos 6 u 8 minutos, o hasta que la cebolla se transparente y se suavice. Baja la flama a fuego medio-bajo y agrega los frijoles. Cocínalos 2 o 3 minutos para suavizarlos, moviendo frecuentemente. Machaca los frijoles. Agrega el caldo restante, el comino, la sal y la pimienta. Cocínalo 5 minutos más o hasta que esté caliente, moviendo ocasionalmente y añadiendo agua o más caldo conforme sea necesario para obtener la consistencia deseada.

En un comal seco sobre fuego medio, calienta cada tortilla hasta que se ablande. Sirve una porción generosa de la mezcla de frijoles en cada tortilla, añade lechuga, jitomate y aguacate. Dobla a la mitad y sirve con tu salsa favorita.

Por porción: 420 calorías (110 de grasa), 13 gramos de grasa total, 1.5 gramos de grasa saturada, 0 miligramos de colesterol, 340 miligramos de sodio, 64 gramos de carbohidratos totales (20 gramos de fibra dietética, 5 gramos de azúcar), 14 gramos de proteína.

Ensalada de pasta para picnic con verduras, hierbas y aderezo de tahini, miso y naranja

Creada por Derek Sarno
Rinde 6 porciones aproximadamente

Nosotros amamos esta bomba cremosa de sabor con delicias para cenar o comer, ¡y también las sobras al otro día! Es fácil de preparar y puede hacerse un día antes, así que está lista cuando la necesites.

2 calabacitas pequeñas, rebanadas finamente en medias lunas
2 tazas de floretes de brócoli chicos
1 taza de cebolla troceada
3 tazas de col rizada troceada, ligeramente compactada (enjuagada y limpia)
450 gramos de pasta fusilli sin gluten o de grano entero, cocida y colada
1 lata (de 400 gramos) de garbanzos colados y enjuagados
1 taza de jitomates cherry cortados a la mitad
¼ de taza de piñones ligeramente tostados
¼ de taza de perejil picado ligeramente compactado
¼ de taza de albahaca picada ligeramente compactada
1 cucharada de ajo picado finamente
1½ tazas de aderezo de tahini, miso y naranja (ve la receta en la página 313)

Llena tres cuartas partes de una olla mediana con agua, hiérvela y agrega las calabacitas, el brócoli y la cebolla. Cuécelas 3 minutos hasta que estén suaves y los colores sean vibrantes. Justo antes de colar las verduras, agrega la col rizada. Quita la olla de la flama, cuela las verduras y enjuágalas con agua fría hasta que se enfríen.

En un tazón grande, mezcla la pasta fría, enjuagada y colada, los garbanzos, las verduras crudas y cocidas, los piñones, las hierbas, el ajo y la mitad del aderezo. Agrega aderezo hasta que esté cremoso y tenga la consistencia que deseas. Guarda lo que sobre de aderezo para usarlo después, para refrescar la ensalada o sírvelo como acompañamiento aparte.

Por porción: 510 calorías, 18 gramos de grasa total, 2 gramos de grasa saturada, 0 miligramos de colesterol, 350 miligramos de sodio, 76 gramos de carbohidratos totales (5 gramos de fibra dietética, 9 gramos de azúcar, 1 gramo de azúcares añadidos), 22 gramos de proteína, 5 miligramos de hierro.

Aderezo de tahini, miso y naranja

Rinde 3 tazas aproximadamente

1 taza de tahini

½ taza de jugo de naranja fresco (de 2 o 3 naranjas)

½ taza de agua tibia

¼ de taza de miso blanco

Jugo de 1 limón

1 cucharadita de ajo picado finamente

½ cucharadita de hojuelas de chile de árbol

½ cucharadita de páprika ahumada

½ cucharadita de cebolla en polvo

¼ de taza de perejil picado finamente

Mezcla todos los ingredientes en un tazón o con una batidora, hasta incorporar. Puede hacerse una noche antes y conservarse en refrigeración hasta por 2 semanas.

Por porción (2 cucharadas): 70 calorías, 5 gramos de grasa total, 0.5 gramos de grasa saturada, 0 miligramos de colesterol, 80 miligramos de sodio, 4 gramos de carbohidratos totales (0 gramos de fibra dietética, 1 gramo de azúcar, 0.5 gramos de azúcares añadidos), 2 gramos de proteína, 1 miligramo de hierro.

Cacciatore de papa rellena

Creada por Derek Sarno
Rinde 4 porciones aproximadamente

El delicioso cacciatore puede prepararse un día antes o el mismo día en olla de cocción lenta.

4 papas rojas grandes
1 cebolla mediana, picada
1 calabacita mediana, rebanada en medias lunas gruesas
2 pimientos picados en trozos grandes
1 zanahoria grande, cortada en medias lunas gruesas
2 tallos de apio cortados en trozos grandes
300 gramos de champiñones blancos, cortados en cuartos
2 tazas de jitomates cherry cortados a la mitad
6 dientes de ajo picados
1 cucharadita de pimienta negra
1 hoja de laurel
½ cucharadita de sal gruesa
1 cucharada de comino
1 cucharadita de orégano seco o ¼ de taza de hojas frescas
    ligeramente compactadas
1 lata (de 400 gramos) de jitomates picados (sin sal añadida)
1 taza de albahaca fresca picada, ligeramente compactada
½ taza de hojas de perejil picado
2 tazas de crema agria de nuez de la India (ve la receta en
    la página 292; añade ¼ de taza de cebollín y omite el jalapeño)

Precalienta el horno a 190 °C. Limpia las papas y acomódalas en una charola para hornear. Hornéalas 45 minutos o hasta que estén bien cocidas (que puedas meter fácilmente una brocheta o un tenedor). Con cuidado, rebana cada papa a la mitad, dejando la piel intacta. Saca parte de la carne para mezclarla con el cacciatore.

En una olla o una sartén honda, saltea con agua la cebolla (ve la técnica en la página 277), agrega las verduras restantes (menos el ajo) y envuelve para incorporar. Saltéalas 5 minutos. Agrega la pimienta, el laurel, la sal, el comino y el orégano, y cocínalo otros 5 minutos. Añade los jitomates de lata, baja la flama a fuego medio-bajo y cocina 20 minutos, moviendo ocasionalmente. Agrega la carne de las papas.

Quita la olla del fuego, agrega la albahaca y el perejil.

Cubre cada mitad de papa con una buena porción de cacciatore y una cucharadita o dos de crema agria de nuez de la India, y hornéalas 15 minutos más.

Saca las papas del horno. Sirve con ensalada verde.

Por porción: 380 calorías, 9 gramos de grasa total, 1.5 gramos de grasa saturada, 0 miligramos de colesterol, 270 miligramos de sodio, 66 gramos de carbohidratos totales (8 gramos de fibra dietética, 13 gramos de azúcar, 0 gramos de azúcares añadidos), 13 gramos de proteína, 5 miligramos de hierro.

Postres y dulces

Galletas de avena y pasas

Rinde 2 docenas aproximadamente

Estas galletas clásicas, libres de gluten, obtienen su dulzura natural de las pasas rehidratadas. Para variar el sabor, añade nueces picadas u otras frutas secas.

1 taza de pasas
1 taza de hojuelas de avena sin gluten
1 cucharadita de polvo de hornear
1 cucharadita de canela molida
¼ de cucharadita de nuez moscada molida
¼ de cucharadita de sal de mar fina
½ taza de mantequilla de nuez de la India sin sal añadida
1 cucharadita de extracto de vainilla

Precalienta el horno a 175 °C. Cubre dos charolas para hornear con papel encerado. Remoja ½ taza de pasas en agua caliente al menos 10 minutos, dejando la otra ½ taza seca. Cuela y reserva ¼ de taza del agua de remojo. Muele ¾ de taza de avena en una licuadora o un procesador de alimentos hasta que sea un polvo fino, dejando aparte el otro cuarto de taza. (No laves el procesador de alimentos). En un tazón grande, bate la harina de avena, el polvo de hornear, la canela, la nuez moscada y la sal, y reserva. Mezcla las pasas y ¼ de taza del agua de remojo en el procesador de alimentos. Pulsa para trocear y luego hazlas puré. Agrega la mantequilla de nuez de la India y la vainilla, luego pulsa hasta formar un puré cremoso. Agrega la mezcla de pasas, el resto de las pasas enteras y el resto de las hojuelas de avena. Bate bien hasta que se absorba toda la harina.

Acomoda cucharadas de masa en las charolas preparadas, espaciándolas 2 centímetros. Aplana un poco cada una con una cuchara. Hornea las galletas hasta que estén ligeramente doradas de abajo, 10 o 12 minutos. Espera a que se enfríen 5 minutos en la charola, luego pásalas a una rejilla para que se enfríen completamente. Puedes conservar las galletas en un contenedor hermético a temperatura ambiente hasta por tres días, o en el congelador hasta por dos semanas.

Por porción (1 galleta): 70 calorías, 3 gramos de grasa total, 0.5 gramos de grasa saturada, 0 miligramos de colesterol, 45 miligramos de sodio, 9 gramos de carbohidratos totales (1 gramo de fibra dietética, 3 gramos de azúcar, 0 gramos de azúcares añadidos), 2 gramos de proteína, 0.6 miligramos de hierro.

Mousse de chocolate y camote

Rinde 4-6 porciones

Este rico mousse vegano obtiene su sedosa consistencia e irresistible dulzura del puré de camote. Si gustas, puedes sustituir el camote por plátanos machacados o puré de calabaza de lata. Usa este mousse como un relleno sencillo de pay o acomódalo en capas con fruta fresca para un parfait fácil.

¾ de taza de dátiles sin hueso, remojados en agua caliente 10 minutos para que se ablanden
2 tazas de puré de camote (fresco o de lata)
2 cucharadas de mantequilla de almendra sin sal ni azúcar añadidos
¾ de taza de leche de almendra sin endulzar
½ taza de cacao en polvo sin endulzar
½ cucharadita de canela molida
1 cucharadita de extracto de vainilla
3 cucharadas de linaza molida

Cuela los dátiles del agua de remojo, exprímelos para eliminar el exceso de líquido y pásalos a un procesador de alimentos o una licuadora de alta velocidad. Agrega el camote, la mantequilla de almendra, la leche de almendra, el cacao, la canela, la vainilla y la linaza molida, y muélelos hasta formar un puré suave y cremoso. Refrigera el mousse en un contenedor hermético hasta por tres días, o congélalo hasta por cinco días.

Si lo usas como relleno para pay, vierte el mousse en una costra horneada de pay. Tápalo bien y refrigéralo al menos 2 horas o durante toda la noche antes de servir.

Por porción (½ taza): 250 calorías, 6 gramos de grasa total, 1.5 gramos de grasa saturada, 0 miligramos de colesterol, 65 miligramos de sodio, 49 gramos de carbohidratos totales (10 gramos de fibra dietética, 24 gramos de azúcar, 0 gramos de azúcares añadidos), 6 gramos de proteína, 1.8 miligramos de hierro.

Nieve de frambuesa

Rinde 4 porciones

Con un poco de magia de la licuadora y el congelador, las frambuesas, los plátanos y las ricas nueces de la India se pueden volver una dulce y suculenta "nieve".

170 gramos de frambuesas frescas o descongeladas
½ taza de nueces de la India crudas, remojadas en agua caliente a temperatura ambiente durante 2 horas por lo menos, coladas
2 plátanos pelados, rebanados y congelados

Muele las frambuesas en una licuadora o un procesador de alimentos hasta que adquieran la consistencia de un puré suave, agregando hasta ¼ de taza de agua si es necesario. Agrega los plátanos y muele otra vez, limpiando los costados si es necesario, hasta que esté muy suave.

Pasa la mezcla a un contenedor hermético que puedas usar en el congelador, y congélalo hasta que esté sólido, alrededor de 4 horas. (Si lo preparas con antelación, suavízalo a temperatura ambiente 15 minutos antes de servir.)

Por porción (½ taza aproximadamente): 170 calorías, 8 gramos de grasa total, 1.5 gramos de grasa saturada, 0 miligramos de colesterol, 0 miligramos de sodio, 26 gramos de carbohidratos totales (2 gramos de fibra dietética, 11 gramos de azúcar, 0 gramos de azúcares añadidos), 4 gramos de proteína, 1.4 miligramos de hierro.

Héroes de los alimentos naturales: menciones honorarias

A lo largo de estas páginas hemos honrado a algunos de nuestros héroes de los alimentos naturales. Sin embargo, no había suficiente espacio para todas las personas que han influido en nosotros, que nos han inspirado y han ayudado a que crezca el movimiento de la alimentación natural vegetal. Éstos son algunos héroes más:

- Chef AJ, chef en pro de la dieta natural, anfitrión de *Healthy Living with Chef AJ*
- Nelson Campbell, creador y director de la película *PlantPure Nation*
- Doctora Linda Carney, médico en pro de la dieta natural y educadora
- Paul Chatlin, fundador del Plant-Based Nutrition Support Group
- Karen Dawn, activista de derechos de los animales, autora de *Thanking the Monkey: Rethinking the Way We Treat Animals*
- Ann Esselstyn, educadora natural y chef
- Gary Fraser, profesor de epidemiología, investigador en jefe de los estudios de salud de los adventistas
- Kathy Freston, experta en salud y bienestar, autora del libro *The Book of Veganish*
- Bruce Friedrich, activista de derechos de los animales, fundador del instituto Good Food
- Julieanna Hever, dietista en pro de la dieta natural, autora de *The Complete Idiot's Guide to Plant-Based Nutrition*
- Scott Jurek, ultraatleta, autor de *Eat and Run: My Unlikely Journey to Ultramarathon Greatness*

- Doctor Joel Kahn, cardiólogo en pro de la dieta natural, autor de *The Whole Heart Solution*
- Doctor Terry Mason, médico en pro de la dieta natural, servidor público de salud
- Doctor Craig McDougall, médico en pro de la dieta natural, Zoom+Prime
- Doctor Milton Mills, orador en pro de la dieta natural y educador
- Doctor Baxter Montgomery, cardiólogo en pro de la dieta natural, fundador de Montgomery Heart & Wellness
- Lani Muelrath, educadora en pro de la dieta natural, autora de *The Plant-Based Journey* y *The Mindful Vegan* (otoño de 2017)
- Marion Nestle, profesora de nutrición, autora de *Food Politics*
- Ocean Robbins, cofundador y director general de Food Revolution Network
- Rich Roll, atleta en pro de la dieta natural, autor, anfitrión del podcast *The Rich Roll*
- Will Tuttle, músico, educador, autor de *The World Peace Diet*
- Alice Waters, dueña de Chez Panisse, pionera de la gastronomía californiana
- Brian Wendel, creador de la franquicia *Forks over Knives*
- Doctora Akua Woolbright, educadora senior de alimentación saludable y bienestar, fundación Whole Cities

Agradecimientos

Queremos agradecer particularmente a Ellen Daly y Carter Phipps, quienes hicieron casi todo el trabajo pesado con este libro durante varios meses. Sin su ayuda, dedicación y espléndidas habilidades de redacción, dudamos que este libro fuera siquiera la mitad de bueno de lo que resultó ser.

Un agradecimiento especial al doctor Dean Ornish por escribir el prólogo y por el increíble trabajo que ha hecho, dándole al mundo el conocimiento para prevenir y revertir la enfermedad cardiaca por medio de cambios en el estilo de vida, incluyendo una dieta natural, vegetal, baja en grasa.

Les debemos mucho a nuestros héroes de los alimentos naturales por todo lo que nos han enseñado. Si hemos visto un horizonte más amplio que mucha gente, es sólo porque nos hemos apoyado sobre los hombros de estos gigantes. Un agradecimiento especial a quienes compartieron su tiempo para darnos consejos y entrevistas personales: T. Colin Campbell, Michael Pollan, John McDougall, Dean Ornish, Joel Fuhrman, Michael Greger, Rip Esselstyn, Neal Barnard, Dan Buettner, Kathy Freston, Joel Kahn, Garth Davis, Pam Popper, Lani Muelrath, Akua Woolbright, Paul Chatlin y Jeff Novick.

Queremos agradecer a Chad Sarno, Derek Sarno, Tien Ho, Molly Siegler y Jess Kolko por las maravillosas recetas incluidas en este libro, y a Derek de nuevo por su excelente fotografía de los alimentos.

También tienen nuestra gratitud el equipo del Mercado de Alimentos Naturales y los miembros del Plant-Based Nutrition Support Group, quienes compartieron sus historias inspiradoras con nosotros: Rebeca

Atkins, Russell Cartwright, Shannon Farrell, David Henderson, Marty Jenkins, Milan Ross, Debbie Schafer, Frank Schuck y Adam Sud.

Queremos agradecer a nuestro agente, Richard Pine, así como a Eliza Rothstein, de Inkwell, por su dedicada labor guiando nuestro libro. Sarah Pelz, nuestra editora de Grand Central, fue una excelente editora, que le dio un giro a nuestro libro increíblemente rápido, y demostró estar abierta y ser flexible ante nuestras peticiones.

Por supuesto, queremos agradecer a nuestros colegas del Mercado de Alimentos Naturales, quienes han apoyado nuestro trabajo de varias formas, incluyendo a Walter Robb, Glenda Flanagan, A. C. Gallo, Jim Sud, David Lannon, Ken Meyer, Jason Beuchel, Betsy Foster, Evening Galvin, Falesha Thrash, Bobby Covington, Brook Buchanan, Robin Rehfield Kelly, Martin Tracey y Sonya Gafsi Oblisk.

Finalmente, queremos agradecer a nuestras familias por darnos el apoyo y el amor que vuelven posible nuestro trabajo.

John: Especialmente quiero agradecer a mi esposa, Deborah, el gran amor de mi vida y quien se comprometió a compartir conmigo esta gran aventura llamada vida.

Matt y Alona: Queremos agradecer a nuestras hijas, Kylee y Jordan, por siempre inspirarnos a hacerlo mejor y ser mejores.

Notas

Introducción, por John Mackey

1 2015, "About the National Action Plan", National Fruit and Vegetable Alliance, consultado en septiembre de 2016, http://www.nfva.org/national_action_plan.html.

2 Servicio de Investigación Económica, Departamento de Agricultura de Estados Unidos: disponibilidad alimentaria ajustada a pérdidas, consultado en noviembre de 2016, https://www.ers.usda.gov/dataproducts/foodavailabilitypercapitadatasystem/summaryfindings.

3 2014, "Obesity and Overweight", Centros para el Control y la Prevención de Enfermedades, consultado en septiembre de 2016, http://www.cdc.gov/nchs/fastats/obesityoverweight.htm.

PARTE I
TODA LA VERDAD: LO QUE SABEMOS SOBRE DIETA Y SALUD

Capítulo 1. ¿Comes naturalmente? Definamos la dieta óptima

1 2014, "Obesity and Overweight", Centros para el Control y la Prevención de Enfermedades, consultado en septiembre de 2016, http://www.cdc.gov/nchs/fastats/obesityoverweight.htm.

2 Doctora Cynthia L. Ogden y maestra en ciencia de la salud pública Margaret D. Carroll, 2010, "Prevalence of Overweight, Obesity, and Extreme Obesity Among Adults: United States, Trends 1960–1962 through 2007–2008", Centros para el Control y la Prevención de Enfermedades, http://

www.cdc.gov/nchs/data/hestat/obesity_adult_07_08/obesity_adult_07_08.pdf.

3 2014, "Childhood Obesity Facts", Centros para el Control y la Prevención de Enfermedades, consultado en septiembre de 2016, http://www.cdc.gov/obesity/data/childhood.html.

4 *National Diabetes Statistics Report*, Centros para el Control y la Prevención de Enfermedades, http://www.cdc.gov/diabetes/pubs/statsreport14/nationaldiabetesreportweb.pdf.

5 OECD, *Health at a Glance 2015: OECD Indicators*, París, OECD Publishing, 2015.

6 Sharada Keats y Steve Wiggins, *Future Diets: Implications for Agriculture and Food Prices*, ODI, consultado en septiembre de 2016, https://www.odi.org/futurediets.

7 John Skell, "Lean Times for the Diet Industry", *Fortune*, 22 de mayo de 2015, http://fortune.com/2015/05/22/leantimesforthedietindustry/.

8 Marketdata Enterprises Inc., "Number of American Dieters Soars to 108 Million; Market to Grow 4.5% to $65 Billion in 2012", comunicado de prensa.

9 Margaret Sanger Katz, "America Starts to Push Away from the Plate", *The New York Times*, 26 de julio de 2015, A1.

10 *2012 Food & Health Survey*, Fundación del Consejo Internacional de Información Alimentaria, http://www.foodinsight.org/Content/3848/FINAL%20 2012%20Food%20and%20Health%20Exec%20Summary.pdf.

11 Patrick J. Skerrett y Walter C. Willett, "Essentials of Healthy Eating: A Guide", *Journal of Midwifery & Women's Health*, vol. 55, núm. 6, 2010, pp. 492-501, http://www.ncbi.nlm.nih.gov/pmc/articles/PMC3471136/pdf/nihms242610.pdf.

12 David Katz y Stephanie Meller, "Can We Say What Diet Is Best for Health?", *Annual Review of Public Health*, núm. 35, 2014, pp. 83-103.

13 "Oldways Common Ground Consensus Statement on Healthy Eating", Oldways, consultado en septiembre de 2016, http://oldwayspt.org/commongroundconsensus.

14 2015, "About the National Action Plan", National Fruit and Vegetable Alliance, consultado en septiembre de 2016, descargado desde http://www.nfva.org/national_action_plan.html.

15 Doctor David L. Katz, "Diets, Doubts, and Doughnuts: Are We TRULY Clueless?", *The Huffington Post*, 13 de agosto de 2016, http://www.huffingtonpost.com/entry/dietsdoubtsanddoughnutsarewetrulyclueless_us_57af2fe9e4b0ae60ff029f0d.

16 *Idem*.

17 Michael Greger, *How Not to Die: Discover the Foods Scientifically Proven to Prevent and Reverse Disease*, Nueva York, Macmillan, 2015, p. 263.

18 Michael Pollan, *Food Rules: An Eater's Manual*, Nueva York, Penguin, 2009, p. XV.

19 *Ibidem*, p. 41.

20 Megan Kimble, *Unprocessed: My City Dwelling Year of Reclaiming Real Food*, Nueva York, William Morrow, 2015, p. 2.

21 Greger, *How Not to Die*, p. 264.

22 T. Colin Campbell, *Whole: Rethinking the Science of Nutrition*, Dallas, Texas, BenBella Books, 2013, p. XIII.

23 G. Bjelakovic, D. Nikolova, R. G. Simonetti y C. Gluud, "Antioxidant Supplements for Prevention of Gastrointestinal Cancers: A Systematic Review and Meta Analysis", *Lancet*, vol. 364, núm. 9441, 2004, pp. 1219-1228, http://www.thelancet.com/journals/lancet/article/PIIS014067 36(04)17138 9/abstract.

24 Michael Pollan, "Unhappy Meals", *New York Times Magazine*, 28 de enero de 2007, http://www.nytimes.com/2007/01/28/magazine/28nutritio nism.t.html.

Capítulo 2. Rico en calorías, pobre en nutrientes: obesidad, enfermedades crónicas y el dilema dietético moderno

1 Danielle Dellorto, "Global Report: Obesity Bigger Health Crisis Than Hunger", CNN, 10 de diciembre de 2014, http://www.cnn.com/2012/12/13/health/globalburdenreport/, consultado en noviembre de 2016.

2 2014, "Obesity and Overweight", Centros para el Control y la Prevención de Enfermedades, consultado en septiembre de 2016, http://www.cdc.gov/nchs/fastats/obesityoverweight.htm.

3 2014, "Childhood Obesity Facts", Centros para el Control y la Prevención de Enfermedades, consultado en septiembre de 2016, http://www.cdc.gov/obesity/data/childhood.html.

4 Reporte de Estadísticas Nacionales de Diabetes, Centros para el Control y la Prevención de Enfermedades, http://www.cdc.gov/diabetes/pubs/statsreport14/nationaldiabetesreportweb.pdf.

5 Departamento de Agricultura de Estados Unidos, Servicio de Investigación Económica, Sistema de Información de Disponibilidad Alimentaria (per cápita), disponibilidad alimentaria ajustada a pérdidas, https://www.ers.usda.gov/dataproducts/foodavailabilitypercapitadatasystem/summary findings/, consultado en septiembre de 2016.

6 Departamento de Agricultura de Estados Unidos, Servicio de Investigación Económica, https://www.ers.usda.gov/dataproducts/foodavailabilitypercapitadatasystem/summaryfindings/, consultado en noviembre de 2016.

7 Servicio de Investigación Económica, Departamento de Agricultura de Estados Unidos: disponibilidad alimentaria ajustada a pérdidas, https://www.ers.usda.gov/dataproducts/foodavailabilitypercapitadatasystem/summaryfindings/, consultado en noviembre de 2016.

8 Brady Dennis, "Nearly 60 percent of Americans—the highest ever—are taking prescription drugs", *The Washington Post*, 3 de noviembre de 2015, https://www.washingtonpost.com/news/toyourhealth/wp/2015/11/03/mo reamericansthaneveraretakingprescriptiondrugs/.

9 Doctor Walter C. Willett, *Eat, Drink, and Be Healthy: The Harvard Medical School Guide to Healthy Eating*, Nueva York, Free Press, 2001, p. 35.

10 2016, "Obesity and Overweight", Organización Mundial de la Salud, consultado en septiembre de 2016, http://www.who.int/mediacentre/facts heets/fs311/en/.

11 J. H. Ledikwe *et al.*, "Dietary energy density is associated with energy intake and weight status in US adults", *American Journal of Clinical Nutrition*, vol. 83, núm. 6, 2006, pp. 1362-1368.

12 Doctor Joel Fuhrman, *The End of Dieting: How to Live for Life*, San Francisco, HarperOne, 2015, p. 30.

13 Joel Fuhrman, *Super Immunity: The Essential Nutrition Guide for Boosting Your Body's Defenses to Live Longer, Stronger, and Disease Free*, San Francisco, HarperOne, 2011, p. 12.

14 Doctor Joel Fuhrman, en entrevista con los autores, julio de 2016.

15 R. J. Joseph *et al.*, "The Neurocognitive Connection between Physical Activity and Eating Behavior", *Obesity Reviews*, vol. 12, núm. 10, 2011, pp. 800-812, doi:10.1111/j.1467789X.2011.00893.x.

16 J. Veleba, M. Matoulek, M. Hill, T. Pelikanova y H. Kahleova, "A Vegetarian Vs. Conventional Hypocaloric Diet: The Effect on Physical Fitness in Response To Aerobic Exercise in Patients with Type 2 Diabetes. A Parallel Randomized Study", *Nutrients*, núm. 8, 2016, p. E671.

Capítulo 3. Conectar dieta y enfermedad: la ciencia nutricional ve todo el panorama

1 A. Wolk, "Potential Health Hazards of Eating Red Meat", *Journal of Internal Medicine*, 2016, doi:10.1111/joim.12543, http://onlinelibrary.wiley.com/doi/10.1111/joim.12543/full.

2 W. B. Grant, "A Multicountry Ecological Study of Cancer Incidence Rates in 2008 with Respect to Various Risk Modifying Factors", *Nutrients*, vol. 6, núm. 1, 2013, pp. 163-189.

3 Susanna C. Larsson y Nicola Orsini, "Red Meat and Processed Meat Consumption and All Cause Mortality: A Meta Analysis", *American Journal of Epidemiology*, vol. 179, núm. 3, 2014, pp. 282-289, doi:10.1093/aje/kwt261; Morgan E. Levine *et al.*, "Low Protein Intake Is Associated with a Major Reduction in IGF 1, Cancer, and Overall Mortality in the 65 and Younger but Not Older Population", *Cell Metabolism*, vol. 19, núm. 3, 2014, pp. 407-417; M. Song *et al.*, "Association of Animal and Plant Pro-

tein Intake with All Cause and Cause Specific Mortality", JAMA *Internal Medicine*, vol. 176, núm. 10, 2016, pp. 1453-1463, doi:10.1001/jamainternmed.2016.4182.

4 *Red Meat, Processed Red Meats and the Prevention of Colorectal Cancer*, publicación del Consejo Superior de Salud, núm. 8858, 4 de diciembre de 2013.

5 2015, "Q&A on the Carcinogenicity of the Consumption of Red Meat and Processed Meat", Organización Mundial de la Salud, consultado en septiembre de 2016, http://www.who.int/features/qa/cancerredmeat/en/.

6 Fondo Mundial para la Investigación del Cáncer/Instituto Americano para la Investigación del Cáncer, "Food, Nutrition, Physical Activity, and the Prevention of Cancer: a Global Perspective", Washington, D. C., AICR, 2007, p. 11, http://www.aicr.org/assets/docs/pdf/reports/Second_Expert_Report.pdf, consultado en septiembre de 2016.

7 Jane E. Brody, "Huge Study of Diet Indicts Fat and Meat", *The New York Times*, 8 de mayo de 1990, http://www.nytimes.com/1990/05/08/science/hugestudyofdietindictsfatandmeat.html.

8 Doctor T. Colin Campbell y doctor Thomas M. Campbell II, *El estudio de China. Asombrosas implicaciones sobre la alimentación, la salud y la pérdida de peso a largo plazo*, Dallas, Texas, BenBella Books, 2005, p. 7.

9 Tara Parker Pope, "Nutrition Advice from the China Study", *Well* (blog), *The New York Times*, 7 de enero de 2011, http://well.blogs.nytimes.com/2011/01/07/nutritionadvicefromthechinastudy/.

10 *Idem.*

11 *Idem.*

12 Campbell y Campbell, *El estudio de China*, p. 7.

13 Dan Buettner, *El secreto de las zonas azules. Comer y vivir como la gente más sana del mundo*, Washington, D. C., National Geographic, 2015, p. 66.

14 Emily Esfahani Smith, "The Lovely Hill Where People Live Longer and Happier", *Atlantic*, 4 de febrero de 2013, http://www.theatlantic.com/health/archive/2013/02/thelovelyhillwherepeoplelivelongerandhappier/272798/.

15 Buettner, *El secreto de las zonas azules*, p. 65.

16 *Adventist Health Studies: An Overview*, Universidad de Loma Linda, https://publichealth.llu.edu/sites/publichealth.llu.edu/files/docs/sphahsoverview.pdf.

17 Buettner, *El secreto de las zonas azules*, p. 65.

18 M. J. Orlich *et al.*, "Vegetarian Dietary Patterns and Mortality in Adventist Health Study 2", JAMA *Internal Medicine*, vol. 173, núm. 13, 2013, pp. 1230-1238, doi:10.1001/jamainternmed.2013.6473.

19 David Blumenthal, "Academic Industrial Relationships in the Life Sciences", *New England Journal of Medicine*, vol. 25, núm. 349, 2003, pp. 2452-2459; y Agencia Francesa de Prensa (AFP), junio, 2006.

20 Serena Tonstad, Ru Yan, Terry Butler y Gary E. Fraser, "Type of Vegetarian Diet, Body Weight, and Prevalence of Type 2 Diabetes", *Diabetes Care*, vol. 32, núm. 5, 2009, pp. 791-796.

21 P. J. Tuso *et al.*, "Nutritional Update for Physicians: Plant Based Diets", *Permanente Journal*, vol. 17, núm. 2, 2013, pp. 61-66, doi:10.7812/TPP/12085; Kate Marsh, Carol Zeuschner y Angela Saunders, "Health Implications of a Vegetarian Diet: A Review", *American Journal of Lifestyle Medicine*, vol. 6, núm. 250, 2012, publicado originalmente en línea, 4 de noviembre de 2011, pp. 250-267, doi:10.1177/1559827611425762.

22 K. T. Khaw *et al.*, "Combined Impact of Health Behaviours and Mortality in Men and Women: The EPIC Norfolk Prospective Population Study", *PLOS Medicine*, vol. 5, núm. 1, 2008, p. e12, doi:10.1371/journal.pmed.0050012.

23 Doctor Garth Davis, en entrevista con los autores, febrero de 2016.

Capítulo 4. Aplicar ingeniería inversa para la longevidad: alimentos y cultura en las zonas azules

1 E. B. Rubin, A. E. Buehler y S. D. Halpern, "States Worse than Death among Hospitalized Patients with Serious Illnesses", *JAMA Internal Medicine*, publicado en línea, 1° de agosto de 2016, doi:10.1001/jamainternmed.2016.4362.

2 Dan Buettner, en entrevista con los autores, julio de 2016.

3 *Idem.*

4 A. M. Herskind *et al.*, "The Heritability of Human Longevity: A Population Based Study of 2872 Danish Twin Pairs Born 1870–1900", *Human Genetics*, vol. 97, núm. 3, 1996, pp. 319-323.

5 Buettner, *El secreto de las zonas azules*, p. 37.

6 *Ibidem*, p. 73.

7 Dan Buettner, en entrevista con los autores, julio de 2016.

8 *Idem.*

9 Luis Rosero Bixby, William H. Dow y David H. Rehkopf, "The Nicoya Region of Costa Rica: A High Longevity Island for Elderly Males", *Vienna Yearbook of Population Research/Vienna Institute of Demography, Austrian Academy of Sciences*, núm. 11, 2013, pp. 109-136.

10 Dan Buettner, en entrevista con los autores, julio de 2016.

11 Buettner, *El secreto de las zonas azules*, p. 179.

12 Dan Buettner, en entrevista con los autores, julio de 2016.

13 *Idem.*

14 *Idem.*

15 *Idem.*

16 J. Connor, "Alcohol Consumption as a Cause of Cancer", *Addiction*, 2016, doi:10.1111/add.13477, http://onlinelibrary.wiley.com/doi/10.1111/add.13477/ abstract.

Capítulo 5. Deja que los alimentos sean tu medicina: utiliza la dieta para prevenir y revertir la enfermedad cardiaca

1 "Heart Disease, Stroke and Research Statistics at a Glance", Asociación Americana del Corazón y Asociación Americana del Infarto, https://www.heart.org/idc/groups/ahamahpublic/@wcm/@sop/@smd/documents/downloadable/ucm_480086.pdf.

2 Paul Chatlin, en entrevista con los autores, mayo de 2016.

3 W. F. Enos, Jr., R. H. Holmes y J. Beyer, "Coronary Disease among United States Soldiers Killed in Action in Korea: Preliminary Report", *Journal of the American Medical Association*, vol. 152, núm. 12, 1953, pp. 1090-1093, doi:10.1001/jama.1953.03690120006002; J. P. Strong, "Landmark Perspective: Coronary Atherosclerosis in Soldiers. A Clue to the Natural History of Atherosclerosis in the Young", *Journal of the American Medical Association*, vol. 256, núm. 20, 1986, pp. 2863-2866; W. F. Enos Jr., J. C. Beyer y R. H. Holmes, "Pathogenesis of Coronary Disease in American Soldiers Killed in Korea", *Journal of the American Medical Association*, vol. 158, núm. 11, 1955, pp. 912-914.

4 J. P. Strong y H. C. McGill, "The Pediatric Aspects of Atherosclerosis", *International Journal for Research and Investigation on Atherosclerosis and Related Diseases*, vol. 9, núm. 3, 1969, pp. 251-265; C. Napoli *et al.*, "Fatty Streak Formation Occurs in Human Fetal Aortas and Is Greatly Enhanced by Maternal Hypercholesterolemia. Intimal Accumulation of Low Density Lipoprotein and Its Oxidation Precede Monocyte Recruitment into Early Atherosclerotic Lesions", *Journal of Clinical Investigation*, vol. 100, núm. 11, 1997, pp. 2680-2690; G. S. Berenson, S. R. Srinivasan y T. A. Nicklas, "Atherosclerosis: A Nutritional Disease of Childhood", *American Journal of Cardiology*, vol. 82, núm. 10B, 1998, pp. 22T-29T.

5 D. Ornish, "A Conversation with the Editor", *American Journal of Cardiology*, vol. 90, núm. 3, 2002, pp. 271-298.

6 D. M. Ornish, A. M. Gotto, R. R. Miller *et al.*, "Effects of a Vegetarian Diet and Selected Yoga Techniques in the Treatment of Coronary Heart Disease", *Clinical Research*, núm. 27, 1979, p. 720A.

7 Doctor Caldwell Esselstyn, *Prevent and Reverse Heart Disease: The Revolutionary, Scientifically Proven, Nutrition Based Cure*, Nueva York, Avery, 2008, p. 17.

8 D. Ornish *et al.*, "Can Lifestyle Changes Reverse Coronary Heart Disease?", *Lancet*, vol. 336, núm. 8708, 1990, pp. 129-133.

9 D. Ornish, L. W. Scherwitz, J. H. Billings *et al.*, "Intensive Lifestyle Changes for Reversal of Coronary Heart Disease", *Journal of the American Medical Association*, vol. 280, núm. 23, 1998, pp. 2001-2007, doi:10.1001/jama.280.23.2001; K. L. Gould, D. Ornish, L. Scherwitz *et al.*, "Changes in Myocardial Perfusion Abnormalities by Positron Emission Tomography

After Long Term, Intense Risk Factor Modification", JAMA, vol. 274, núm. 11, 1995, pp. 894-901.

10 Esselstyn, *Prevent and Reverse Heart Disease*, pp. 54-55.

11 C. B. Esselstyn, Jr., *et al.*, "A Way to Reverse CAD?", *Journal of Family Practice*, vol. 63, núm. 7, 2014, pp. 356-364.

12 Doctor Dean Ornish, en entrevista con los autores, junio de 2016.

13 Doctor Kim A. Williams, 2014, "Vegan Diet, Healthy Heart?", *MedPage Today* y la Asociación Americana del Corazón, http://www.medpagetoday.com/Blogs/CardioBuzz/46860.

14 Dean Ornish, en entrevista con los autores, junio de 2016.

15 Michael Greger, en entrevista con los autores, febrero de 2016.

16 Kai Kupferschmidt, "Scientists Fix Errors in Controversial Paper about Saturated Fats", *Science*, 24 de marzo de 2014, http://www.sciencemag.org/news/2014/03/scientistsfixerrorscontroversialpaperaboutsaturatedfats.

17 David Katz, "Is All Saturated Fat the Same?", *Huffington Post*, 14 de agosto de 2011, http://www.huffingtonpost.com/davidkatzmd/saturatedfat_b_875401.html.

18 David Katz, "My Milk Manifesto", *Huffington Post*, 2 de marzo de 2015, http://www.huffingtonpost.com/davidkatzmd/mymilkmanifesto_b_6786048.html.

19 Paul Chatlin, en entrevista con los autores, mayo de 2016.

20 Doctor Joel Kahn, en entrevista con los autores, mayo de 2016.

21 *Idem.*

22 Paul Chatlin, en entrevista con los autores, mayo de 2016.

23 *Idem.*

24 Akua Woolbright, en entrevista con los autores, mayo de 2016.

Capítulo 6. La epidemia de nuestro tiempo: desmitificando la diabetes

1 *National Diabetes Statistics Report*, Centros para el Control y la Prevención de Enfermedades, http://www.cdc.gov/diabetes/pubs/statsreport14/nationaldiabetesreportweb.pdf.

2 A. G. Tabak, C. Herder, W. Rathmann, E. J. Brunner y M. Kivimaki, "Prediabetes: A High Risk State for Developing Diabetes", *Lancet*, vol. 379, núm. 9833, 2012, pp. 2279-2290, http://doi.org/10.1016/S0140 6736(12) 602839.

3 Doctor Neal Barnard, *Dr. Neal Barnard's Program for Reversing Diabetes: The Scientifically Proven System for Reversing Diabetes without Drugs*, Nueva York, Rodale, 2006, p. 16.

4 B. Hemmingsen *et al.*, "Intensive Glycaemic Control for Patients with Type 2 Diabetes: Systematic Review with Meta Analysis and Trial Sequential

Analysis of Randomised Clinical Trials", *BMJ*, vol. 343, núm. d6898, 2011, doi:10.1136/bmj.d6898.

5 H. C. Gerstein *et al.*, "Effects of Intensive Glucose Lowering in Type 2 Diabetes", *New England Journal of Medicine*, vol. 358, núm. 24, 2008, pp. 2545-2559, doi:10.1056/NEJMoa0802743.

6 R. Rodríguez Gutiérrez y V. M. Montori, "Glycemic Control for Patients with Type 2 Diabetes Mellitus: Our Evolving Faith in the Face of Evidence", *Circulation: Cardiovascular Quality and Outcomes*, vol. 9, núm. 5, 2016, pp. 504-512, doi:10.1161/CIRCOUTCOMES.116.002901.

7 Doctor Neal Barnard, en entrevista con los autores, mayo de 2016.

8 *Idem.*

9 M. Roden *et al.*, "Mechanism of Free Fatty Acid Induced Insulin Resistance in Humans", *Journal of Clinical Investigation*, vol. 97, núm. 12, 1996, pp. 2859-2865; M. Krssak *et al.*, "Intramyocellular Lipid Concentrations Are Correlated with Insulin Sensitivity in Humans: A 1H NMR Spectroscopy Study", *Diabetologia*, vol. 42, núm. 1, 1999, pp. 113-116; A. V. Greco *et al.*, "Insulin Resistance in Morbid Obesity: Reversal with Intramyocellular Fat Depletion", *Diabetes*, vol. 51, núm. 1, 2002, pp. 144-151; L. M. Sparks *et al.*, "A High Fat Diet Coordinately Downregulates Genes Required for Mitochondrial Oxidative Phosphorylation in Skeletal Muscle", *Diabetes*, vol. 54, núm. 7, 2005, pp. 1926-1933.

10 A. T. Santomauro *et al.*, "Overnight Lowering of Free Fatty Acids with Acipimox Improves Insulin Resistance and Glucose Tolerance in Obese Diabetic and Nondiabetic Subjects", *Diabetes*, vol. 48, núm. 9, 1999, pp. 1836-1841, doi:10.2337/diabetes.48.9.1836; A. V. Greco *et al.*, "Insulin Resistance in Morbid Obesity: Reversal with Intramyocellular Fat Depletion", *Diabetes*, vol. 51, núm. 1, 2002, pp. 144-151; M. Roden *et al.*, "Mechanism of Free Fatty Acid–Induced Insulin Resistance in Humans", *Journal of Clinical Investigation*, vol. 97, núm. 12, 1996, pp. 2859-2865.

11 Neal Barnard *et al.*, "A Low Fat Vegan Diet and a Conventional Diabetes Diet in the Treatment of Type 2 Diabetes: A Randomized, Controlled, 74 Wk Clinical Trial", *American Journal of Clinical Nutrition*, vol. 89, núm. 5, 2009, pp. 1588S-1596S.

12 D. A. Snowdon y R. L. Phillips, "Does a Vegetarian Diet Reduce the Occurrence of Diabetes?", *American Journal of Public Health*, vol. 75, núm. 5, 1985, pp. 507-512.

13 S. Tonstad *et al.*, "Vegetarian Diets and Incidence of Diabetes in the Adventist Health Study 2", *Nutrition, Metabolism, and Cardiovascular Diseases*, vol. 23, núm. 4, 2013, pp. 292-299.

14 U. Smith, "Carbohydrates, Fat, and Insulin Action", *American Journal of Clinical Nutrition*, vol. 59, núm. 3, 1994, pp. 686S-689S; T. G. Kiehm, J. W. Anderson y K. Ward, "Beneficial Effects of a High Carbohydrate, High Fiber Diet on Hyperglycemic Diabetic Men", *American Journal of Clinical*

Nutrition, vol. 29, núm. 8, 1976, pp. 895-899; J. D. Brunzell *et al.*, "Improved Glucose Tolerance with High Carbohydrate Feeding in Mild Diabetes", *New England Journal of Medicine*, vol. 284, núm. 10, 1971, pp. 521-524; R. W. Simpson *et al.*, "Improved Glucose Control in Maturity Onset Diabetes Treated with High Carbohydrate Modified Fat Diet", *BMJ*, 1979, pp. 1753-1756; J. W. Anderson y K. Ward, "High Carbohydrate, High Fiber Diets for Insulin Treated Men with Diabetes Mellitus", *American Journal of Clinical Nutrition*, vol. 32, núm. 11, 1979, pp. 2312-2321.

15 Q. Sun *et al.*, "White Rice, Brown Rice, and Risk of Type 2 Diabetes in US Men and Women", *Archives of Internal Medicine*, vol. 170, núm. 11, 2010, pp. 961-969, doi:10.1001/archinternmed.2010.109.

16 Robert E. Post, Arch G. Mainous III, Dana E. King, Kit N. Simpson *et al.*, "Dietary Fiber for the Treatment of Type 2 Diabetes Mellitus: A Meta Analysis", *J Am Board FamMedJournal of the American Board of Family Medicine*, vol. 25, núm. 1, 2012, pp. 16-23.

17 S. H. Holt, J. C. Miller y P. Petocz, "An Insulin Index of Foods: The Insulin Demand Generated by 1000 kJ Portions of Common Foods", *American Journal of Clinical Nutrition*, vol. 66, núm. 5, 1997, pp. 1264-1276; D. Rabinowitz, T. J. Merimee, R. Maffezzoli y J. A. Burgess, "Patterns of Hormonal Release after Glucose, Protein, and Glucose Plus Protein", *Lancet*, vol. 2, núm. 7461, 1966, pp. 454-456.

18 Y. Yokoyama, N. D. Barnard, S. M. Levin y M. Watanabe, "Vegetarian Diets and Glycemic Control in Diabetes: A Systematic Review and Meta Analysis", *Cardiovascular Diagnosis and Therapy*, vol. 4, núm. 5, 2014, pp. 373-382, doi:10.3978/j.issn.22233652.2014.10.04.

19 Neal D. Barnard *et al.*, "A Low Fat Vegan Diet Improves Glycemic Control and Cardiovascular Risk Factors in a Randomized Clinical Trial in Individuals With Type 2 Diabetes", *Diabetes Care*, vol. 29, núm. 8, 2006, pp. 1777-1783, doi:10.2337/dc060606.

20 Riitta Törrönen *et al.*, "Postprandial Glucose, Insulin, and Free Fatty Acid Responses to Sucrose Consumed with Blackcurrants and Lingonberries in Healthy Women", *American Journal of Clinical Nutrition*, vol. 96, núm. 3, 2012, pp. 527-533, doi:10.3945/ajcn.112.042184; R. Törrönen *et al.*, "Berries Reduce Postprandial Insulin Responses to Wheat and Rye Breads in Healthy Women", *Journal of Nutrition*, vol. 143, núm. 4, 2013, pp. 430-436, doi:10.3945/jn.112.169771.

21 Allan S. Christensen, Lone Viggers, Kjeld Hasselstrom y Soren Gregersen, "Effect of Fruit Restriction on Glycemic Control in Patients with Type 2 Diabetes—A Randomized Trial", *Nutrition Journal*, vol. 12, núm. 29, 2013.

22 Amanda Fiegl, "Global Checkup: Most People Living Longer, but Sicker", *National Geographic News*, 14 de diciembre de 2012, http://news.nationalgeographic.com/news/2012/12/121213globalhealthdiseaselifeexpectancynutrition.

23 Doctor Neal Barnard, en entrevista con los autores, mayo de 2016.

24 Garth Davis y Howard Jacobson, *Proteinaholic: How Our Obsession with Meat Is Killing Us and What We Can Do about It*, Nueva York, HarperCollins, 2015, p. 63.

25 Carl B. Frederick, Kaisa Snellman y Robert D. Putnam, "Increasing Socioeconomic Disparities in Adolescent Obesity", *Proceedings of the National Academy of Sciences*, vol. 111, núm. 4, 2014, pp. 1338-1342, doi:10.1073/pnas.1321355110.

Capítulo 7. El gran robo de los granos: reconsiderando la tendencia baja en carbohidratos

1 *Health, United States, 2015: With Special Feature on Racial and Ethnic Health Disparities*, National Center for Health Statistics, http://www.cdc.gov/nchs/data/hus/hus15.pdf#056.

2 *Dietary Reference Intakes for Energy, Carbohydrate, Fiber, Fat, Fatty Acids, Cholesterol, Protein, and Amino Acids*, National Academies of Sciences, *https://www.nationalacademies.org/hmd/Reports/2002/DietaryReferenceIn takesforEnergyCarbohydrate Fiber Fat Fatty Acids Cholesterol Protein and Amino Acids.aspx*.

3 Teresa T. Fung *et al.*, "Low Carbohydrate Diets and All Cause and Cause Specific Mortality: Two Cohort Studies", *Annals of Internal Medicine*, vol. 153, núm. 5, 2010, pp. 289-298; A. Trichopoulou *et al.*, "Low Carbohydrate–High Protein Diet and Long Term Survival in a General Population Cohort", *European Journal of Clinical Nutrition*, vol. 61, núm. 5, 2007, pp. 575-581; Hiroshi Noto, Atsushi Goto, Tetsuro Tsujimoto y Mitsuhiko Noda, "Low Carbohydrate Diets and All Cause Mortality: A Systematic Review and Meta Analysis of Observational Studies", PLOS ONE, vol. 8, núm. 1, 2013, p. e55030.

4 Doctor John McDougall, "For the Love of Grains", *McDougall Newsletter*, enero, 2008, https://www.drmcdougall.com/misc/2008nl/jan/grains.htm.

5 John A. McDougall y Mary McDougall, *The Starch Solution: Eat the Foods You Love, Regain Your Health, and Lose the Weight for Good!*, Nueva York, Rodale Books, 2013, p. 8.

6 John McDougall, en entrevista con los autores, septiembre, 2016.

7 Philip Klemmer, Clarence E. Grim y Friedrich C. Luft, "Who and What Drove Walter Kempner? The Rice Diet Revisited", *Hypertension*, vol. 64, núm. 4, 2014, pp. 684-688, doi:10.1161/HYPERTENSIONAHA.114.03946.

8 John McDougall *et al.*, "Effects of 7 Days on an Ad Libitum Low Fat Vegan Diet: The McDougall Program Cohort", *Nutrition Journal*, vol. 13, núm. 99, 2014, https://www.ncbi.nlm.nih.gov/pmc/articles/PMC4209065/#__ffn_sectitle, doi:10.1186/147528911399.

9 David Perlmutter, *Cerebro de pan*, Nueva York, Little, Brown and Company, 2013, p. 32.

10 A. Rubio Tapia, J. F. Ludvigsson, T. L. Brantner, J. A. Murray y J. E. Everhart, "The Prevalence of Celiac Disease in the United States", *American Journal of Gastroenterology*, vol. 107, núm. 10, 2012, pp. 1538-1544, doi:10.1038/ajg.2012.219.

11 D. V. DiGiacomo, C. A. Tennyson, P. H. Green y R. T. Demmer, "Prevalence of Gluten Free Diet Adherence Among Individuals Without Celiac Disease in the USA: Results from the Continuous National Health and Nutrition Examination Survey 2009-2010", *Scandinavian Journal of Gastroenterology*, vol. 48, núm. 8, 2013, pp. 921-925, doi:10.3109/00365521.2013.809598.

12 The NPD Group, Inc., *Percentage of U.S. Adults Trying to Cut Down or Avoid Gluten in Their Diets Reaches New High in 2013, Reports NPD*, comunicado de prensa, https://www.npd.com/wps/portal/npd/us/news/pressreleases/percentageofUSadultstryingtocutdownoravoidglutenintheirdietsreaches newhighin2013reportsnpd/.

13 A. Capannolo *et al.*, "Non Celiac Gluten Sensitivity among Patients Perceiving Gluten Related Symptoms", *Digestion*, vol. 92, núm. 1, 2015, pp. 8-13.

14 E. Q. Ye *et al.*, "Greater Whole Grain Intake Is Associated with Lower Risk of Type 2 Diabetes, Cardiovascular Disease, and Weight Gain", *Journal of Nutrition*, vol. 142, núm. 7, 2012, pp. 1304-1313, doi:10.3945/jn.111. 155 325.

15 D. Aune *et al.*, "Whole Grain Consumption and Risk of Cardiovascular Disease, Cancer, and All Cause and Cause Specific Mortality: Systematic Review and Dose Response Meta Analysis of Prospective Studies", *BMJ*, vol. 353, núm. i2716, 2016, doi:10.1136/bmj.i2716.

16 Geng Zong, Alisa Gao, Frank B. Hu y Qi Sun, "Whole Grain Intake and Mortality from All Causes, Cardiovascular Disease, and Cancer", *Circulation*, vol. 133, núm. 24, 2016, pp. 2370-2380.

17 P. Tighe *et al.*, "Effect of Increased Consumption of Whole Grain Foods on Blood Pressure and Other Cardiovascular Risk Markers in Healthy Middle Aged Persons: A Randomized Controlled Trial", *American Journal of Clinical Nutrition*, vol. 92, núm. 4, 2010, pp. 733-740, doi:10.3945/ ajcn.2010.29417.

18 A. D. Liese *et al.*, "Whole Grain Intake and Insulin Sensitivity: The Insulin Resistance Atherosclerosis Study", *American Journal of Clinical Nutrition*, vol. 78, núm. 5, 2003, pp. 965-971.

19 Nicola M. McKeown *et al.*, "Whole and Refined Grain Intakes Are Differentially Associated with Abdominal Visceral and Subcutaneous Adiposity in Healthy Adults: the Framingham Heart Study", *American Journal of Clinical Nutrition*, vol. 92, núm. 5, 2010, pp. 1165-1171.

20 Michael Lefevre y Satya Jonnalagadda, "Effect of Whole Grains on Markers of Subclinical Inflammation", *Nutrition Reviews*, vol. 70, núm. 7, 2012, pp. 387-396, doi:10.1111/j.17534887.2012.00487.x.

21 Robert A. Vogel *et al.*, "Effect of a Single High Fat Meal on Endothelial Function in Healthy Subjects", *American Journal of Cardiology*, vol. 79, núm. 3, 1997, pp. 350-354; Jukka Montonen *et al.*, "Consumption of Red Meat and Whole Grain Bread in Relation to Biomarkers of Obesity, Inflammation, Glucose Metabolism and Oxidative Stress", *European Journal of Nutrition*, vol. 52, núm. 1, 2013, pp. 337-345.

22 Michael Greger, en entrevista con los autores, febrero de 2016.

Capítulo 8. La llegada del cavernícola: promesas e inconvenientes de la dieta paleo

1 Loren Cordain, *La dieta paleolítica*, Nueva York, John Wiley & Sons, 2010, p. 10.

2 Loren Cordain, 2014, "Dairy: Milking It for All It's Worth", consultado en octubre de 2016, http://thepaleodiet.com/dairymilkingworth.

3 Doctor Hongyu Wu *et al.*, "Association between Dietary Whole Grain Intake and Risk of Mortality: Two Large Prospective Studies in US Men and Women", JAMA *Internal Medicine*, vol. 175, núm. 3, 2015, pp. 373-384, doi:10.1001/jamainternmed.2014.6283.

4 I. Darmadi Blackberry *et al.*, "Legumes: The Most Important Dietary Predictor of Survival in Older People of Different Ethnicities", *Asia Pacific Journal of Clinical Nutrition*, vol. 3, núm. 2, 2004, pp. 217-220.

5 Fondo Mundial para la Investigación del Cáncer/Instituto Americano para la Investigación del Cáncer, "Food, Nutrition, Physical Activity, and the Prevention of Cancer: A Global Perspective", Washington, D. C., AICR, 2007.

6 Marlene Zuk, *Paleofantasy: What Evolution Really Tells Us about Sex, Diet, and How We Live*, Nueva York, WW Norton & Company, 2013, p. 120.

7 Christina Warriner, "Debunking the Paleo Diet", cátedra en TedX OU, http://tedxtalks.ted.com/video/DebunkingthePaleoDietChrist.

8 Nathaniel J. Dominy, en entrevista con el doctor John McDougall, Fin de Semana de Estudios Avanzados McDougall, 10 de septiembre de 2011, https://www.youtube.com/watch?v=ufNEoLeVplc.

9 Ann Gibbons, "Evolution of Diet", National Geographic, consultado en octubre de 2016, http://www.nationalgeographic.com/foodfeatures/evolutionofdiet.

10 Amanda G. Henry, Alison S. Brooks y Dolores R. Piperno, "Microfossils in Calculus Demonstrate Consumption of Plants and Cooked Foods in Neanderthal Diets (Shanidar III, Iraq; Spy I and II, Belgium)", *Proceedings of the*

National Academy of Sciences, vol. 108, núm. 2, 2011, pp. 486-491, doi:10. 1073/pnas.1016868108.

11 Melvin Konner, "Confessions of a Paleo Pioneer", *Wall Street Journal*, 20 de enero de 2016, http://www.wsj.com/articles/anevolutionaryguiderevisedon whattoeat1453306447.

12 *Idem*.

13 David Katz, "Humanity's Fishy Origins", *Huffington Post*, 8 de septiembre de 2016, http://www.huffingtonpost.com/entry/humanitysfishyoriginsorthe paleoelephantin_us_57d1b639e4b0f831f7071735.

14 Susanna C. Larsson y Nicola Orsini, "Red Meat and Processed Meat Consumption and All Cause Mortality: A Meta Analysis", *American Journal of Epidemiology*, vol. 179, núm. 3, 2014, pp. 282-289, doi:10.1093/aje/kwt261.

PARTE II. EL ESTILO DE VIDA DE LOS ALIMENTOS NATURALES

Capítulo 9. Entonces, ¿qué debo comer? Opciones alimentarias cotidianas

1 Trisha Ward, 2016, "Dean Ornish in Defense of the Dietary Fat Heart Disease Link", Medscape, 12 de mayo de 2016, consultado en septiembre de 2016, http://www.medscape.com/viewarticle/862903.

2 Pam Popper, en entrevista con los autores, mayo de 2016.

3 Davis, *Proteinaholic*, p. 273.

4 Michael Pollan, *In Defense of Food: An Eater's Manifesto*, Nueva York, Penguin, 2009, pp. 156-157.

5 2015, "Q&A on the Carcinogenicity of the Consumption of Red Meat and Processed Meat", Organización Mundial de la Salud, consultado en septiembre de 2016, http://www.who.int/features/qa/cancerredmeat/en/.

6 M. Song *et al.*, "Association of Animal and Plant Protein Intake with All Cause and Cause Specific Mortality", JAMA *Internal Medicine*, vol. 176, núm. 10, 2016, pp. 1453-1463, doi:10.1001/jamainternmed.2016.4182.

7 Jennifer J. Otten, Jennifer Pitzi Hellwig y Linda D. Meyers (eds.), *National Academy Dietary reference intakes: the essential guide to nutrient requirements*, Washington, D. C. The National Academies Press, 2006, p. 144.

8 Departamento de Agricultura de Estados Unidos, Servicio de Investigación de Agricultura, 2008, "Nutrient Intakes from Food: Mean Amounts and Percentages of and Alcohol, One Day, 2005-2006", https://www.ars.usda. gov/ARSUserFiles/80400530/pdf/1314/Table_1_NIN_GEN_13.pdf.

9 Davis, *Proteinaholic*, p. 74.

10 *Ibidem*, p. 7.

11 W. J. Craig y A. R. Mangels, "Position of the American Dietetic Association: Vegetarian Diets", *Journal of the American Dietetic Association*, vol. 109, núm. 7, 2009, pp. 1266-1282.

12 A. P. Simopoulos, "The Importance of the Ratio of Omega 6/Omega 3 Essential Fatty Acids", *Biomedicine & Pharmacotherapy*, vol. 56, núm. 8, 2002, pp. 365-379.

13 R. Pamplona y G. Barja, "An Evolutionary Comparative Scan for Longevity Related Oxidative Stress Resistance Mechanisms in Homeotherms", *Biogerontology*, núm. 12, 2011, pp. 409-435, doi:10.1007/s1052201193481.

14 C. V. Felton *et al.*, "Dietary Polyunsaturated Fatty Acids and Composition of Human Aortic Plaques", *Lancet*, vol. 344, núm. 8931, 1994, pp. 1195-1196, doi:http://dx.doi.org/10.1016/S01406736(94)905118; D. H. Blankenhorn *et al.*, "The Influence of Diet on the Appearance of New Lesions in Human Coronary Arteries", *Journal of the American Medical Association*, vol. 263, núm. 12, 1990, pp. 1646-1652.

15 J. Connor, "Alcohol Consumption as a Cause of Cancer", *Addiction*, 2016, doi:10.1111/add.13477, http://onlinelibrary.wiley.com/doi/10.1111/add.13477/ abstract.

16 R. Reiss, J. Johnston, K. Tucker, J. M. DeSesso y C. L. Keen, "Estimation of Cancer Risks and Benefits Associated with a Potential Increased Consumption of Fruits and Vegetables", *Food and Chemical Toxicology*, vol. 50, núm. 12, 2012, pp. 4421-4427, doi:10.1016/j.fct.2012.08.055.

17 C. M. Weaver y K. L. Plawecki, "Dietary calcium: adequacy of a vegetarian diet". *Am J Clin Nutr*, mayo, vol. 59, núm. 4, 1994, pp. 1238S-1241S.

18 E. Madry, A. Lisowska, P. Grebowiec y J. Walkowiak, "The Impact of Vegan Diet on B 12 Status in Healthy Omnivores: Five Year Prospective Study", *Acta Scientiarum Polonorum Technologia Alimentaria*, vol. 11, núm. 2, 2012, pp. 209-212; M. S. Donaldson, "Metabolic Vitamin B12 Status on a Mostly Raw Vegan Diet with Follow Up Using Tablets, Nutritional Yeast, or Probiotic Supplements", *Annals of Nutrition and Metabolism*, vol. 44, núms. 5-6, 2000, pp. 229-234; I. Elmadfa e I. Singer, "Vitamin B 12 and Homocysteine Status among Vegetarians: A Global Perspective", *American Journal of Clinical Nutrition*, vol. 89, núm. 5, 2009, pp. 1693S-1698S, doi:10.3945/ajcn.2009.26736Y; A. M. Gilsing *et al.*, "Serum Concentrations of Vitamin B12 and Folate in British Male Omnivores, Vegetarians and Vegans: Results from a Cross Sectional Analysis of the EPIC Oxford Cohort Study", *European Journal of Clinical Nutrition*, vol. 64, núm. 9, 2010, pp. 933-939, doi: 10.1038/ejcn.2010.142.

19 Roman Pawlak *et al.*, "Understanding Vitamin B12", *American Journal of Lifestyle Medicine*, publicado en línea, 20 de junio de 2012, doi:10.11 77/1559827612450688; C. Chalouhi *et al.*, "Neurological Consequences

of Vitamin B12 Deficiency and Its Treatment", *Pediatric Emergency Care*, vol. 24, núm. 8, 2008, pp 538-541, doi:10.1097/PEC.0b013e3 18180ff32; T. Kwok *et al.*, "Vitamin B 12 Supplementation Improves Arterial Function in Vegetarians with Subnormal Vitamin B 12 Status", *Journal of Nutrition, Health and Aging*, vol. 16, núm. 6, 2012, pp. 569-573; D. K. Dror y L. H. Allen, "Effect of Vitamin B12 Deficiency on Neurodevelopment in Infants: Current Knowledge and Possible Mechanisms", *Nutrition Reviews*, vol. 66, núm. 5, 2008, pp. 250-255, doi:10.1111/j.17534887.2008.00031.x.

20 I. Volkov *et al.*, "Modern Society and Prospects of Low Vitamin B12 Intake", *Annals of Nutrition and Metabolism*, vol. 51, núm. 5, 2007, pp. 468-470; L. H. Allen, "How Common is Vitamin B 12 Deficiency?", *American Journal of Clinical Nutrition*, vol. 89, núm. 2, 2009, pp. 693S-696S, doi:10.3945/ajcn.2008.26947A; M. van Dusseldorp *et al.*, "Risk of Persistent Cobalamin Deficiency in Adolescents Fed a Macrobiotic Diet in Early Life", *American Journal of Clinical Nutrition*, vol. 69, núm. 4, 1999, pp. 664-671.

21 Joanne L. Slavin y Beate Lloyd, "Health Benefits of Fruits and Vegetables"m *Advances in Nutrition*, vol. 3, núm. 4, 2012, pp. 506-516, doi:10.3945/an.112.002154.

22 J. R. Hunt, "Bioavailability of Iron, Zinc, and Other Trace Minerals from Vegetarian Diets", *American Journal of Clinical Nutrition*, vol. 78, núm. 3, 2003, pp. 633S-639S; P. J. Tuso, M. H. Ismail, B. P. Ha y C. Bartolotto, "Nutritional Update for Physicians: Plant Based Diets", *Permanente Journal*, vol. 17, núm. 2, 2013, pp. 61-66, doi:10.7812/TPP/12085; Kate Marsh, Carol Zeuschner y Angela Saunders, "Health Implications of a Vegetarian Diet: A Review", *American Journal of Lifestyle Medicine*, vol. 6, núm. 250, 2012, pp. 250-267, doi:10.1177/1559827611425762.

23 D. R. Jacobs Jr., J. Ruzzin y D. H. Lee, "Environmental Pollutants: Downgrading the Fish Food Stock Affects Chronic Disease Risk", *Journal of Internal Medicine*, vol. 276, núm. 3, 2014, pp. 240-242, doi:10.1111/joim.12205; J. Ruzzin y D. R. Jacobs, "The Secret Story of Fish: Decreasing Nutritional Value Due to Pollution?", *British Journal of Nutrition*, vol. 108, núm. 3, 2012, pp. 397-399, doi:10.1017/S0007114512002048; W. J. Crinnion, "Polychlorinated Biphenyls: Persistent Pollutants with Immunological, Neurological, and Endocrinological Consequences", *Alternative Medicine Review*, vol. 16, núm. 1, 2011, pp. 5-13.

24 D. F. Rawn *et al.*, "Persistent Organic Pollutants in Fish Oil Supplements on the Canadian Market: Polychlorinated Biphenyls and Organochlorine Insecticides", *Journal of Food Science*, vol. 74, núm. 1, 2009, pp. T14-T19, doi:10.1111/j.17503841.2008.01020.x; E. Hoh *et al.*, "Simultaneous Quantitation of Multiple Classes of Organohalogen Compounds in Fish Oils with Direct Sample Introduction Comprehensive Two Dimensional Gas Chromatography and Time of Flight Mass Spectrometry", *Journal of Agricultural*

and Food Chemistry, vol. 57, núm. 7, 2009, pp. 2653-2660, doi:10.1021/jf900462p.

25 A. A. Welch *et al.*, "Dietary Intake and Status of n-3 Polyunsaturated Fatty Acids in a Population of Fish Eating and Non Fish Eating Meat Eaters, Vegetarians, and Vegans and the Product Precursor Ratio [Corrected] of Linolenic Acid to Long Chain n-3 Polyunsaturated Fatty Acids: Results from the EPIC Norfolk Cohort", *American Journal of Clinical Nutrition*, vol. 92, núm. 5, 2010, pp. 1040-1051, doi:10.3945/ajcn.2010.29457.

26 A. V. Witte *et al.*, "Long Chain Omega 3 Fatty Acids Improve Brain Function and Structure in Older Adults", *Cerebral Cortex*, vol. 24, núm. 11, 2014, pp. 3059-3068, doi:10.1093/cercor/bht163; *Fats and fatty acids in human nutrition. Report of an expert consultation*, Roma, Organización de Agricultura y Alimentación de Estados Unidos, 2010, pp. 1-166.

27 B. Sarter, K. S. Kelsey, T. A. Schwartz y W. S. Harris, "Blood Docosahexaenoic Acid and Eicosapentaenoic Acid in Vegans: Associations with Age and Gender and Effects of an Algal Derived Omega 3 Fatty Acid Supplement", *Clinical Nutrition*, vol. 34, núm. 2, 2015, pp. 212-218, doi:10.1016/j.clnu.2014.03.003.

28 *Idem.*

29 K. Lane, E. Derbyshire, W. Li y C. Brennan, "Bioavailability and Potential Uses of Vegetarian Sources of Omega 3 Fatty Acids: A Review of the Literature", *Critical Reviews in Food Science and Nutrition*, vol. 54, núm. 5, 2014, pp. 572-579, doi:10.1080/10408398.2011.596292.

30 M. Narce, J. P. Poisson, J. Bellenger y S. Bellenger, "Effect of Ethanol on Polyunsaturated Fatty Acid Biosynthesis in Hepatocytes from Spontaneously Hypertensive Rats", *Alcoholism: Clinical and Experimental Research*, vol. 25, núm. 8, 2001, pp. 1231-1237; D. F. Horrobin, "A Biochemical Basis for Alcoholism and Alcohol Induced Damage Including the Fetal Alcohol Syndrome and Cirrhosis: Interference with Essential Fatty Acid and Prostaglandin Metabolism", *Medical Hypotheses*, vol. 6, núm. 9, 1980, pp. 929-942.

31 B. Lands, "Dietary Omega 3 and Omega 6 Fatty Acids Compete in Producing Tissue Compositions and Tissue Responses", *Military Medicine*, vol. 179, núm. 11, 2014, pp. 76S-81S, doi:10.7205/MILMEDD1400149.

32 James V. Pottala *et al.*, "Higher RBC EPA + DHA Corresponds with Larger Total Brain and Hippocampal Volumes: WHIMS MRI Study", *Neurology*, vol. 82, núm. 5, 2014, pp. 435-442.

33 A. Veronica Witte *et al.*, "Long Chain Omega 3 Fatty Acids Improve Brain Function and Structure in Older Adults", *Cerebral Cortex*, vol. 24, núm. 11, 2014, pp. 3059-3068, doi:10.1093/cercor/bht163.

Capítulo 10. Los ocho grupos esenciales: alimentos promotores de salud que puedes comer diario

1 Monica H. Carlsen *et al.*, "The Total Antioxidant Content of More than 3100 Foods, Beverages, Spices, Herbs and Supplements Used Worldwide", *Nutrition Journal*, vol. 9, núm. 3, 2010.

2 George H. Perry, Nathaniel J. Dominy, Katrina G. Claw *et al.*, "Diet and the Evolution of Human Amylase Gene Copy Number Variation", *Nature Genetics*, vol. 39, núm. 10, 2007, pp. 1256-1260.

3 Aune Dagfinn *et al.*, "Whole Grain Consumption and Risk of Cardiovascular Disease, Cancer, and All Cause and Cause Specific Mortality: Systematic Review and Dose Response Meta Analysis of Prospective Studies", *BMJ*, vol. 353, núm. i2716, 2016.

4 Y. Papanikolaou y V. L. Fulgoni III, "Bean Consumption Is Associated with Greater Nutrient Intake, Reduced Systolic Blood Pressure, Lower Body Weight, and a Smaller Waist Circumference in Adults: Results from the National Health and Nutrition Examination Survey 1999–2002", *Journal of the American College of Nutrition*, vol. 27, núm. 5, 2008, pp. 569-576.

5 Vanessa Ha *et al.*, "Effect of Dietary Pulse Intake on Established Therapeutic Lipid Targets for Cardiovascular Risk Reduction: A Systematic Review and Meta Analysis of Randomized Controlled Trials", *Canadian Medical Association Journal*, vol. 186, núm. 8, 2014, pp. 252-262, doi:10.1503/cmaj.131727.

6 Dan Buettner, en entrevista con los autores, julio de 2016.

7 I. Darmadi Blackberry *et al.*, "Legumes: The Most Important Dietary Predictor of Survival in Older People of Different Ethnicities", *Asia Pacific Journal of Clinical Nutrition*, vol. 3, núm. 2, 2004, pp. 217-220.

8 A. H. Wu, M. C. Yu, C. C. Tseng y M. C. Pike, "Epidemiology of Soy Exposures and Breast Cancer Risk", *British Journal of Cancer*, vol. 98, núm. 1, 2008, pp. 9-14; X. O. Shu *et al.*, "Soy Food Intake and Breast Cancer Survival", *Journal of the American Medical Association*, vol. 302, núm. 22, 2009, pp. 2437-2443.

9 L. Yan y E. L. Spitznagel, "Soy Consumption and Prostate Cancer Risk in Men: A Revisit of a Meta-Analysis", *American Journal of Clinical Nutrition*, vols. 8-9, núm. 4, 2009, pp. 1155-1163.

10 Doctor Neal Barnard, "Settling the Soy Controversy", *Huffington Post*, 26 de abril de 2010, http://www.huffingtonpost.com/nealbarnardmd/settlingthesoycontrove_b_453966.html.

11 Hong Mei Zhang *et al.*, "Research Progress on the Anticarcinogenic Actions and Mechanisms of Ellagic Acid", *Cancer Biology & Medicine*, vol. 11, núm. 2, 2014, pp. 92-100.

12 E. E. Devore, J. H. Kang, M. M. B. Breteler y F. Grodstein, "Dietary Intakes of Berries and Flavonoids in Relation to Cognitive Decline", *Annals of Neurology*, vol. 72, núm. 1, 2012, pp. 135-143, doi:10.1002/ana.23594.

13 Iris Erlund *et al.*, "Favorable Effects of Berry Consumption on Platelet Function, Blood Pressure, and HDL Cholesterol", *American Journal of Clinical Nutrition*, vol. 87, núm. 2, 2008, pp. 323-331; M. L. McCullough *et al.*, "Flavonoid Intake and Cardiovascular Disease Mortality in a Prospective Cohort of US Adults", *American Journal of Clinical Nutrition*, vol. 95, núm. 2, 2012, pp. 454-464.

14 Monica H. Carlsen *et al.*, "The Total Antioxidant Content of More than 3100 Foods, Beverages, Spices, Herbs and Supplements Used Worldwide", *Nutrition Journal*, vol. 9, núm. 3, 2010.

15 Isao Muraki *et al.*, "Fruit Consumption and Risk of Type 2 Diabetes: Results from Three Prospective Longitudinal Cohort Studies", BMJ, vol. 347, núm. f5001, 2013.

16 Fuhrman, *Super Immunity*, p. 69.

17 G. Murillo y R. G. Mehta, "Cruciferous Vegetables and Cancer Prevention", *Nutrition and Cancer*, vol. 41, núms. 1-2, 2001, pp. 17-28.

18 H. C. Hung *et al.*, "Fruit and Vegetable Intake and Risk of Major Chronic Disease", *Journal of the National Cancer Institute*, vol. 96, núm. 21, 2004, pp. 1577-1584.

19 P. Carter *et al.*, "Fruit and Vegetable Intake and Incidence of Type 2 Diabetes Mellitus: Systematic Review and Meta Analysis", BMJ, vol. 341, núm. c4229, 2010.

20 Latetia Moore, Jordana Turkel y Joy Dubost, "Adults Meeting Fruit and Vegetable Intake Recommendations—United States, 2013", *Morbidity and Mortality Weekly Report*, vol. 64, núm. 26, 2015, pp. 709-713.

21 Científicos Conscientes Unidos, *Extra Daily Serving of Fruits or Vegetables Can Save Lives and Billions in Health Care Costs*, comunicado de prensa, 7 de agosto de 2013, http://www.ucsusa.org/news/press_release/produce saveslivesmoney0398.html#.V2wgrFeHClw.

22 Doctor Joel Fuhrman, 2016, "The Healthiest, Anti Cancer Foods: G BOMBS", consultado en octubre de 2016, https://www.drfuhrman.com/learn/libra ry/articles/29/thehealthiestanticancerfoodsgbombs.

23 Emilio Ros, "Health Benefits of Nut Consumption", *Nutrients*, vol. 2, núm. 7, 2010, pp. 652-682; doctor Ying Bao *et al.*, "Association of Nut Consumption with Total and Cause Specific Mortality", *New England Journal of Medicine*, vol. 369, núm. 21, 2013, pp. 2001-2011, doi:10.1056/ NEJ Moa1307352; Emilio Ros y Frank B. Hu, "Consumption of Plant Seeds and Cardiovascular Health", *Circulation*, vol. 128, núm. 5, 2013, pp. 553-565, publicado originalmente el 29 de julio, 2013, http://dx.doi.org/10.1161/ CIRCULATIONAHA.112.001119.

24 "The Adventist Health Study: Findings for Nuts", Universidad de Loma Linda, consultado en octubre de 2016, http://publichealth.llu.edu/adven tisthealthstudies/findings/findingspaststudies/adventisthealthstudyfin dings nuts.

25 J. Sabate, "Nut Consumption and Body Weight", *American Journal of Clinical Nutrition*, vol. 78, núm. 3, 2003, pp. 647S-650S.

Capítulo 11. Más sano y más feliz: la psicología y la fisiología de los alimentos y el placer

1 Douglas J. Lisle y Alan Goldhamer, *The Pleasure Trap: Mastering the Hidden Force That Undermines Health and Happiness*, Summertown, Tennessee, Healthy Living Publications, 2006, p. 15.

2 *Ibidem*, p. 21.

3 V. Bassareo y G. Di Chiara, "Differential Responsiveness of Dopamine Transmission to Food Stimuli in Nucleus Accumbens Shell/Core Compartments", *Neuroscience*, vol. 89, núm. 3, 1999, pp. 637-641.

4 A. Drewnowski, D. D. Krahn, M. A. Demitrack, K. Nairn y B. A. Gosnell, "Taste Responses and Preferences for Sweet High-Fat Foods: Evidence for Opioid Involvement", *Physiological Behavior*, vol. 51, núm. 2, 1992, pp. 371-379.

5 E. Hazum, J. J. Sabatka, K. J. Chang, D. A. Brent, J. W. Findlay y P. Cuatrecasas, "Morphine in Cow and Human Milk: Could Dietary Morphine Constitute a Ligand for Specific Morphine (Mu) Receptors?", *Science*, vol. 213, núm. 4511, 1981, pp. 1010-1012; H. Meisel, R. J. FitzGerald, "Opioid Peptides Encrypted in Intact Milk Protein Sequences", *British Journal of Nutrition*, vol. 84, núm. 1, 2000, pp. 27S-31S.

6 Lisle y Goldhamer, *Pleasure Trap*, p. 89.

7 Ciara Rooney, Michelle C. McKinley y Jayne V. Woodside, "The Potential Role of Fruit and Vegetables in Aspects of Psychological Well-Being: A Review of the Literature and Future Directions", *Proceedings of the Nutrition Society*, vol. 72, núm. 4, 2013, pp. 420-432, doi:10.1017/S00296651 13003388.

8 B. A. White, C. C. Horwath y T. S. Conner, "Many Apples a Day Keep the Blues Away—Daily Experiences of Negative and Positive Affect and Food Consumption in Young Adults", *British Journal of Health Psychology*, vol. 18, núm. 4, 2013, pp. 782-798, doi:10.1111/bjhp.12021.

9 T. S. Conner, K. L. Brookie, A. C. Richardson y M. A. Polak, "On Carrots and Curiosity: Eating Fruit and Vegetables Is Associated with Greater Flourishing in Daily Life", *British Journal of Health Psychology*, vol. 20, núm. 2, 2015, pp. 413-427, doi:10.1111/bjhp.12113.

10 Michael Greger, 2016, "Which Foods Increase Happiness?", Nutrition-Facts.org, consultado en octubre, 2016, http://nutritionfacts.org/video/foodsincreasehappiness.

11 B. A. White, C. C. Horwath y T. S. Conner, "Many Apples a Day Keep the Blues Away—Daily Experiences of Negative and Positive Affect and Food

Consumption in Young Adults", *British Journal of Health Psychology*, vol. 18, núm. 4, 2013, pp. 782-798, doi:10.1111/bjhp.12021.

Capítulo 12. Comienza el cambio: estrategias probadas para transiciones exitosas

1 Doctor Thomas Campbell, *The China Study Solution: The Simple Way to Lose Weight and Reverse Illness, Using a Whole Food, Plant Based Diet*, Nueva York, Rodale Books, 2016, p. 140. (Ed. en español: *El estudio de China. Asombrosas implicaciones sobre la alimentación, la salud y la pérdida de peso a largo plazo*, Madrid, Sirio.)

2 Kathy Freston, *The Book of Veganish*, Nueva York, Pam Krauss/Avery, 2016, p. 113.

3 J. Holt Lunstad, T. B. Smith y J. B. Layton, "Social Relationships and Mortality Risk: A Meta Analytic Review", PLOS *Medicine*, vol. 7, núm. 7, p. e1000316, doi:10.1371/journal.pmed.1000316.

4 Pam Popper, en entrevista con los autores, mayo de 2016.

5 Doctor Matthew Lederman y doctora Alona Pulde, *The Forks over Knives Family: Every Parent's Guide to Raising Healthy, Happy Kids on a Whole Food, Plant Based Diet*, Nueva York, Touchstone, 2016, p. 45.

6 *Ibidem*, p. 48.

7 *Ibidem*, p. 50.

8 *Ibidem*, p. 51.

9 *Idem*.

10 Pam Popper, en entrevista con los autores, mayo de 2016.

Capítulo 13. Cambia tu plato, cambia el mundo.
John Mackey

1 "Farm Animal Statistics: Slaughter Totals", Sociedad Humana de Estados Unidos, consultado en octubre de 2016, http://www.humanesociety.org/news/resources/research/stats_slaughter_totals.html?referrer=https://www.google.com.

2 Paul McCartney, narrando el video *Glass Walls* de PETA, http://www.peta.org/videos/glass walls 2/.

3 Wayne Pacelle, *The Humane Economy: How Innovators and Enlightened Consumers Are Transforming the Lives of Animals*, Nueva York, William Morrow, 2016, p. 280.

4 Colin Spencer, *Vegetarianism: A History*, Nueva York Four Walls Eight Windows, 2002, p. 43.

5　Jeremy Bentham, *An Introduction to the Principles of Morals and Legislation*, Minneola, Nueva York, Dover Publications, 2007, p. 311.

6　Peter Singer, *Liberación animal*, Nueva York, Harper Perennial, 2009, p. 163.

7　Laura Wellesley, Catherine Happer y Antony Froggatt, *Changing Climate, Changing Diets: Pathways to Lower Meat Consumption*, reporte de Chatham House, noviembre de 2015, https://www.chathamhouse.org/sites/files/chathamhouse/publications/research/CHHJ3820%20Diet%20and%20climate%20change%2018.11.15_WEB_NEW.pdf.

8　The Facts, Cowspiracy.com, consultado en octubre, 2016, http://www.cowspiracy.com/facts.

9　David Tilman y Michael Clark, "Global Diets Link Environmental Sustainability and Human Health", *Nature*, vol. 515, núm. 27, 2014, pp. 518-522, doi:10.1038/nature13959.

10　The Facts, Cowspiracy.com, consultado en octubre de 2016, http://www.cowspiracy.com/facts.

11　Peter Singer (ed.), *In Defense of Animals*, Nueva York, Basil Blackwell, 1985, p. 10.

12　Albert Schweitzer, "The Evolution of Ethics", *Atlantic Monthly*, noviembre, 1958, pp. 69-73.

PARTE III
EL PLAN DE 28 DÍAS DE ALIMENTOS NATURALES

Capítulo 14. Transforma tu salud en 28 días

1　Lani Muelrath, *The Plant-Based Journey*, Dallas, Texas, BenBella Books, 2015, p. 58.

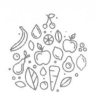

Sobre los autores

John Mackey, cofundador y director general del Mercado de Alimentos Naturales, llevó una tienda natural y orgánica hasta convertirse en una empresa de 16 000 millones de dólares, parte de las 500 empresas de *Fortune*, con más de 470 tiendas y 90 000 miembros de su equipo en tres países. La empresa fue incluida en la lista de "las 100 mejores empresas para trabajar de la revista *Fortune* durante 20 años consecutivos y quedó en primer lugar entre las industrias de alimentos y farmacia como parte de la lista de "las empresas más admiradas" de la revista en 2016.

Además de dedicar su carrera a ayudar a los compradores a satisfacer las necesidades de su estilo de vida con alimentos naturales orgánicos y de calidad, Mackey también se ha enfocado en construir una forma más consciente de hacer negocios. Fue visionario en la fundación Whole Planet para ayudar a terminar con la pobreza en los países en desarrollo, en el Local Producer Loan Program para ayudar a los productores de alimentos locales a expandir su negocio, en la Global Animal Partnership pugnando por un tratamiento humano en las granjas de animales, y en la iniciativa "La salud empieza aquí" para promover la salud y el bienestar.

Mackey ha sido reconocido como uno de "los 50 líderes más grandes del mundo", de *Fortune*; "ganador del emprendedor del año en Estados Unidos", de Ernst & Young; "director general del año", de MarketWatch; "empresario del año", de *Fortune*, y como "el director general más inspirador", de *Esquire*.

Como fuerte creyente de los principios del mercado libre, Mackey cofundó el movimiento Conscious Capitalism (www.consciouscapita

lism.org) y coescribió el bestseller de *The New York Times* y del *Wall Street Journal*, *Conscious Capitalism: Liberating the Heroic Spirit of Business* (Harvard Business Review Press, 2013) (*Capitalismo consciente: libera el espíritu heroico de los negocios*) para defender audazmente y reinventar el capitalismo, así como inspirar una forma de hacer negocios que esté basada en una conciencia ética. Mackey redujo su sueldo a un dólar en 2006, no recibe bonos ni repartos de utilidades, y sigue trabajando para el Mercado de Alimentos Naturales por la pasión de ver que la empresa alcance su potencial dentro de un propósito más profundo, por la alegría de liderar una gran empresa y para actuar sobre la vocación que siente en su corazón.

La doctora Alona Pulde es una practicante certificada de acupuntura y medicina oriental, así como médico familiar. El doctor Matthew Lederman es médico certificado de medicina interna. Los doctores Pulde y Lederman, quienes se especializan en revertir las enfermedades usando nutrición y la medicina "de estilo de vida", crearon el programa para mejorar el estilo de vida que se aplica en su centro médico y en los centros de salud y de bienestar del Mercado de Alimentos Naturales. Aparecieron en la película *Forks over Knives* y coescribieron los bestsellers de *The New York Times*, *The Forks over Knives Plan*, *Forks over Knives Family* y *Keep It Simple, Keep It Whole*. Los doctores Pulde y Lederman viven en Los Ángeles, con sus dos hijas, y trabajan con el Mercado de Alimentos Naturales para dirigir varios proyectos de salud y bienestar.

La fuente de la longevidad de John Mackey
se terminó de imprimir en febrero de 2019
en los talleres de
Litográfica Ingramex, S.A. de C.V.
Centeno 162-1, Col. Granjas Esmeralda, C.P. 09810,
Ciudad de México.